Bibliografische Information der Deutschen Nationalbibliothek
Die deutsche Nationalbibliothek verzeichnet diese Publikation in der Deutschen Nationalbibliographie; detaillierte bibliographische Daten sind im Internet über http://dnb.d-nb.de abrufbar.

Für Katharina

Dritte Auflage 2023

www.bussert-stadeler.de
Layout und Covergestaltung: Kreativagentur DIESEDREI | Luise Bussert, www.diesedrei.de
ISBN 978-3-942115-96-4
Coverabbildung: Johanniskranz (Ausschnitt)

»Der respektvolle Umgang mit Pflanzen an sich hat schon eine Heilwirkung: die Erkenntnis, daß alles Leben miteinander verbunden und voneinander abhängig ist, hilft, sich selbst als Mensch im Universum wiederzufinden; hilft, das Leben, woher es auch kommen mag, mit einem Sinn zu belegen – nämlich der Gegenseitigkeit.« Christian Rätsch

Altes Kräuterwissen aus dem Harz – wie und wo kann ich mit diesem umfangreichen Thema beginnen und wo aufhören? Mit meinem Buch möchte ich nicht nur den an Kräutern Interessierten ansprechen, sondern den Schwerpunkt dreidimensional setzen: auf die Quellen unseres Kräuterwissens, auf die umfassende Naturheilkunde und auf den Harz selbst.

Ich möchte davon erzählen, daß die Heilkunde im Spiegel der Geschichte immer dem Heil-machen des ganzen Menschen verpflichtet war und verpflichtet sein sollte und daß es in der Phytotherapie immer auch um die ganze Pflanze geht.

Die lange Geschichte der europäischen traditionellen Medizin wird von den ältesten Quellen bis zu denen der Neuzeit von mir in Erinnerung gerufen, um uns gewahr werden zu lassen, daß wir mit unseren Kenntnissen auf den Schultern Weiser Frauen, von Botanikern, Ärzten und in der Tradition von Klöstern stehen und deren Erfahrungen nutzen.

Unsere Vorfahren hatten zur Natur eine weitaus innigere Einstellung; sie wußten die Eigenarten der Natur besser zu erkennen, zu unterscheiden und sie zu sich selbst in Beziehung zu setzen; denn Pflanzen gehören nicht zu unserer Umwelt, sondern zu unserer Mitwelt, weil wir mit ihnen den Rätseln des Lebens selbst gegenüberstehen. Alles wirkliche Leben ist Begegnung.

Der Harz steht im Zentrum des Buches! Es ist die Einmaligkeit der exponierten Lage des Harzgebirges, das es zu einem besonderen Ort macht.

Das Buch informiert ausführlich über eine größere Anzahl harztypischer Heilpflanzen mit ihren Anwendungsmöglichkeiten. Zusammen mit der alphabetisch geordneten Harzkräuterapotheke stellt es so auch ein kleines Nachschlagewerk dar. Es werden von mir zusätzlich einfache Hausmittel empfohlen, wie sie unsere Großmütter noch kannten. Auf homöopathische Empfehlungen habe ich jedoch verzichtet, weil eine Selbstbehandlung mit Homöopathie gewisse Grundkenntnisse voraussetzt. In einer spezialisierten Apotheke kann man sich beraten lassen oder fachkundige Unterstützung bei einem Arzt oder Heilpraktiker einholen.

Mein Buch will die Liebe zur Natur wecken und einladen, den wieder ungeteilten Harz mit seinen unterschiedlichen Landschafts- und Vegetationszonen, deren Pflanzenvielfalt und klimatischen Besonderheiten kennenzulernen. Es ist ein Genuß, den Harz zu erwandern!

Deshalb schlage ich einige besonders schöne Kräuterexkursionen vor. Die Auswahl der Wanderrouten lockt den Leser in Bachtäler, auf Hügel mit Trocken- und Halbtrockenrasen, in das südliche Karstgebiet, in den größten Kräuterpark Deutschlands und in den heilklimatischen Wald. Der Höhepunkt ist sicherlich der Gipfel des Brockens mit einem Rundweg auf der Kuppe und dem Besuch des Brockengartens.

Beim Wandern sollte der Blick auf den Wegesrand nicht vergessen werden, um hier und da eine schöne, seltene oder gar besondere Pflanze nicht zu übersehen. Ein unvergleichlicher Moment ist dabei der des unverhofften Findens. Dieser beglückende Augenblick allein kann schon einen Heilerfolg bedeuten!

Im letzten Abschnitt verweise ich auf besonders interessante Kräutergärten und Adressen von Kräuterkundigen im Harz, über die zum Beispiel die Möglichkeit besteht, an einer geführten Kräuterwanderung teilnehmen zu können.

Alle Wanderrouten sind Naturschutzgebiete und erfordern diszipliniertes Verhalten. Sie gehören zum Nationalpark Harz – ein länderübergreifendes Großschutzgebiet. Diesem Schutz hat sich alles unterzuordnen. Er legt sich als vierte Dimension wie ein grüner Gürtel um Natur und Landschaft, damit die Vielfalt, Eigenart und Schönheit aller Kräuter sowie die Zusammenhänge in ungestörten Lebensräumen bewahrt bleiben. Aus der ehemaligen deutsch-deutschen Grenze, dem »Grünen Band«, entstand wie eine Lebensader eine wenig berührte Pflanzen- und Tierwelt.

Die Pflanze braucht uns nicht, wir hingegen sind auf sie zum Leben angewiesen und stehen als ihre Hüter in der Pflicht. Der Harz – ein überaus wertvolles Naturreservoir – ist ein Erbe, das auch für nachfolgende Generationen erhalten werden muß!

Ich wünsche Ihnen genußvolle und anregende Lesemomente! Das Lesen allein kann jedoch die unmittelbar erfahrbare Schönheit und die persönlichen Erlebnisse mit den Farben und Düften, mit den Geräuschen am Bach, den wiegenden Halmen bei Wind auf den Wiesen und das Gezwitscher der Vögel im Wald nicht ersetzen.

Ich wünsche allen meinen Lesern für ihre Begegnungen in dem großen Garten Natur zauberhafte Augenblicke, wenn Sie staunend eine Pflanze entdeckt haben, die Sie vorher nicht suchten – es sind Glücksmomente, die Sie nie vergessen können.

Hilde Thoms

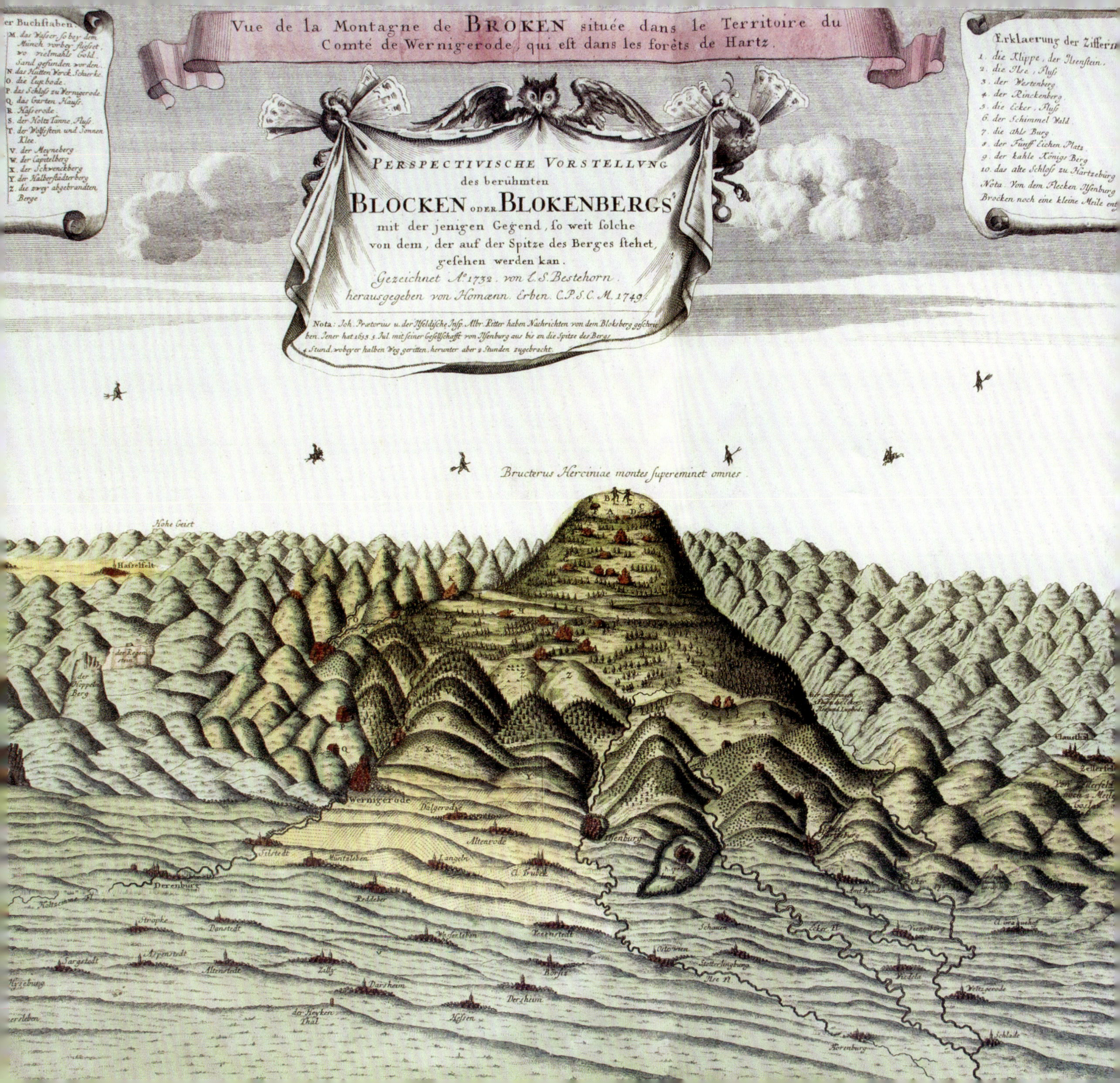
Vue de la Montagne de BROKEN située dans le Territoire du
Comté de Wernigerode, qui est dans les forêts de Hartz.
PERSPECTIVISCHE VORSTELLUNG
des berühmten
BLOCKEN ODER BLOKENBERGS
mit der jenigen Gegend, so weit solche
von dem, der auf der Spitze des Berges stehet,
gesehen werden kan.
Gezeichnet A°. 1732. von L. S. Bestehorn.
herausgegeben von Homænn. Erben. C.P.S.C.M. 1749.
Nota: Joh. Prætorius u. der Ilfeldische Insp. Albr. Ritter haben Nachrichten von dem Bloksberg geschrieben. Jener hat 1653. 5. Jul. mit seiner Gesellschafft von Ilsenburg aus bis an die Spitze des Bergs 4 Stund, wobey er halben Weg geritten, herunter aber 2 Stunden zugebracht.
er Buchstaben.
M. das Wasser, so bey dem Münch vorbey fliesset, wo vielmahls Gold Sand gefunden worden.
N. das Hütten Werck Schiercke.
O. die Eupbode.
P. das Schloss zu Wernigerode.
Q. das Garten Hauss.
R. Hasserode.
S. der Holtz Tanne, Fluss.
T. der Wolfsstein und Sonnen Klee.
V. der Meyneberg
W. der Capitelberg
X. der Schwenckeberg
Y. der Halberstädterberg
Z. die zwey abgebrandten Berge
Erklaerung der Ziffern
1. die Klippe, der Ilsenstein.
2. die Ilse, Fluss
3. der Wertenberg
4. der Rinckenberg
5. die Ecker, Fluss
6. der Schimmel Wald
7. die ahls Burg
8. der Funff Eichen Platz
9. der kahle Königs Berg
10. das alte Schloss zu Hartzeburg
Nota. Von dem Flecken Ilsenburg
Brocken noch eine kleine Meile ent
Bructerus Herciniae montes supereminet omnes
Hohe Geist
Hasselfelt
Wernigerode
Ilsenburg
Derenburg
Altenrode
Langeln
Reddeber
Danstedt
Zilly
Dardsheim
Schauen
Osterwiek
Vienenburg
Veltzgerode
Schlade
Harenburg
Clausthal
Zellerfeld

Der Harz – ein besonderer Ort

Der Harz – bis zum Mittelalter Hart = Bergwald genannt – ist das höchste Gebirge Mitteldeutschlands und ragt mit seinem höchsten Granitfelsen, dem Brocken mit 1141 Metern, einer Insel gleich als isolierter Gebirgskomplex schroff aus den ihn umgebenden Hügelländern heraus.
Am weitesten ist das Gebirge nach Norden vorgeschoben, nach Osten geht es ohne erkennbare Grenze ins Vorland über. Es liegt am Schnittpunkt von Niedersachen, Sachsen-Anhalt und Thüringen.

Die große Anzahl archäologischer Funde belegt, daß die Harzregion eines der bevorzugten Gebiete menschlicher Siedlung und Kultur im mitteleuropäischen Raum war. Das günstige Klima mit relativ zeitigem Frühlingsbeginn im östlichen Vorharzgebiet, eine genügende Anzahl von Wasserläufen und die Wälder als Jagdgebiet waren die wichtigsten Ursachen für diese frühe Ansiedlung. Viele Siedlungen aus dem Innern des Harzes werden im 9. und 10. Jahrhundert erstmals mit Namen urkundlich belegt, so zum Beispiel die Siedlung »Egininskirod«, im Mittelalter »Engerode« – ein bedeutender Hüttenort –, heute Eggeröder Brunnen zwischen Hüttenrode und Elbingerode. Später wird der Ort Wirtschaftshof des Klosters Michaelstein.

Nach alter Anschauung war jede Erhebung des Bodens auch eine Kraftquelle der Erde, die zu kultischer Verehrung Anlaß gab. Auch der Wald selbst galt als ein Heiligtum. Es waren Weiheorte, die zu bestimmten Göttern in Beziehung gesetzt wurden und die ihnen eine gewisse Heiligkeit verliehen.
Ein Beleg dafür sind unter anderem die zwölf Naturdenkmäler von Blankenburg. Dieser Götterhimmel – vermutlich ein neolithischer Kulturkreis – ist ein Phänomen, das sich als einmalig herausgestellt hat.
Kultische Bräuche und religiöse Handlungen ließen sich in der Folgezeit nicht trennen.

Sammler und Jäger bahnten sich die ersten Wege in den Harz. Erst als sich das nacheiszeitliche Klima stabilisierte, begannen sie seßhaft zu werden. Dieser Prozeß war im Harzgebiet vor etwa 6.000 Jahren abgeschlossen.
Wissenschaftler der Universität Göttingen und die Denkmalpflege des Kreises Osterode haben im Harzvorland bei Osterode ein rund 7.200 Jahre altes Wohnhaus entdeckt – Keramikfunde belegen die Kultur, die den Übergang vom Jäger und Sammler zum seßhaften Ackerbauern schaffte. Der fruchtbare Lößboden bot die günstige Voraussetzung dafür. Dazu mußten allerdings die Wälder gerodet werden.

Auch die ehemals geschlossene Walddecke des Harzgebirges hat der Mensch tiefgreifend verändert. Als Karl der Große im Zuge der Sachsenkriege [772-804] auch den Harz eroberte, erklärte er um 800 n. Chr. den Harz zum Reichsbannforst, also zum alleinigen Jagdgebiet des Kaisers. Für die Landesfürsten entstanden Burgen, und zur Ausbreitung des Christentums in den östlichen Landesteilen hat Karl die Gründung von Klöstern stark gefördert. Aus den königlichen Jagdhöfen wurden Kaiserpfalzen.
Das älteste Kloster im Harzgebiet ist vermutlich St. Wiperti aus dem Anfang des 9. Jahrhunderts in Quedlinburg. Der Oberharz wurde seit dem 13. Jahrhundert besiedelt.

Der Harz zählt zu den an Burgen, Schlössern und Klöstern reichsten Landschaften Europas und sogar der Erde.

Die Geländeformen des Harzgebirges sind heute sehr abwechslungsreich und lassen sich in subalpine Felsspalten, Brockenbergkuppe, Zwergstrauchheiden, Hochmoore, Wälder und Hügel zusammenfassen. Hinzu kommen noch die Berg-Mähwiesen und die mageren Flachland-Mähwiesen, die mit ihrem Blütenreichtum entscheidend das Landschaftsbild des Harzes prägen. Sie sind über Jahrhunderte durch landwirtschaftliche Nutzung als Weideland für das Harzer Rotvieh entstanden und ein interessanter Kontrast zu den Wäldern.
Die Harzer Bergwiesen gehören zu den besonders wertvollen und schutzwürdigen Lebensräumen mit zahlreichen seltenen und gefährdeten Pflanzen.
Auch in der Bodenregion der Buchenwälder gibt es eine Vielzahl auffälliger Pflanzen, die in den Kalkgebieten in großer Mannigfaltigkeit gedeihen. Ebenso artenreich sind auch die Hügel mit Trocken- und Halbtrockenrasen.
Die Harzer Moore zählen zu den besterhaltenen Mooren Mitteleuropas. Wesentlichen Anteil an der Vegetation der Hochmoore haben die Torfmoore. Die feuchten Bereiche und die höher liegenden Bulten, das sind feste, grasbewachsene Moorstellen, werden von unterschiedlichen Arten besiedelt und die Torfmoospolster von Zwergsträuchern durchwachsen.

Schlucht-, Au- und Quellwälder treten nur kleinflächig in Erscheinung. Ihre nährstoffreiche Krautschicht weist auffällige Vertreter der hier beheimateten Pflanzengesellschaften auf. Viele Pflanzen sind selten geworden und damit schutzbedürftig.
Die geologisch-klimatischen Verhältnisse innerhalb des Harzgebietes sind sehr unterschiedlich. Vom Atlantik werden feuchte Luftmassen an die Westseite des Gebirges herangeführt, die zum Aufsteigen und Abregnen gezwungen werden. Der Oberharz ist sommerkühl und regenreich, der Unterharz, hinter dem das Regenschattengebiet beginnt, ist warm und trocken. Durch diese wechselklimatischen Faktoren und die Reliefenergie wird vorwie-

gend die Gliederung der Lebensräume der Pflanzen hervorgerufen. Die Höhenunterschiede vom Harzrand bis zum Brocken betragen über 900 Meter.
Auch die Temperaturschwankungen zwischen Tag und Nacht und der Übergang zum Kontinentalklima auf der Ostseite des Harzes haben Einfluß auf den Artenreichtum an Pflanzen und Heilkräutern in der Harzregion. Diese besonderen klimatischen Bedingungen haben letztlich auch die einst weltberühmte Pflanzenzüchtung in Quedlinburg ermöglicht.

Wandern wir heute durch den Harz, gehen wir höchstwahrscheinlich auf den gleichen Wegen wie seinerzeit der Stolberger Stadtphysikus und Arzt Johannes Thal [1542-1583], der die erste systematische Zusammenstellung aller Pflanzen des Harzes verfaßte. 1588 wurde diese botanische Zusammenstellung unter dem Titel »Sylva Hercynia« gedruckt. Sie gilt als erste Flora überhaupt.
Mitte des 18. Jahrhunderts war es wieder ein Stadtphysikus, der sich für alle Kräuter des Harzes interessierte, Ferdinand Heinrich Germar [1707-1790] zu Wernigerode. Er war auch Botaniker, der für das Naturalienkabinett des Grafen Christian Ernst zu Stolberg-Wernigerode alle Pflanzen der Grafschaft wissenschaftlich erfaßte und das erste Herbarium [Sammlung gepreßter Pflanzen] des Harzgebietes mit 1.250 Blättern erstellte – eine für die damalige Zeit einmalige Leistung. Dabei entdeckte er viele, die damals gar nicht oder wenig bekannt waren.
Der Harz und vor allem der Brocken sind für viele Liebhaber von Flora und Fauna zum Symbol für eine einmalige Naturlandschaft geworden.

Zauberpflanzen und Kräuterhexen

Die Beziehung des Menschen zur Pflanze als Träger heilender und damit auch heiliger Kräfte war von Anfang an eine geheimnisvolle, weil man die pharmakologischen Zusammenhänge nicht kannte. Vorwiegend stark aromatischen Kräutern wurden Zauberkräfte zugesprochen.
Die klassische Giftmischerin und Zauberin der griechischen Sage war Medea. Eines ihrer Zauberkräuter war das »Kolchikon«, dessen Name bei uns im Norden für die Herbstzeitlose [Colchicum] übernommen worden ist.
Denn auch die Druiden, Kelten und Germanen hatten ein erstaunliches Wissen von der Heilwirkung der Pflanzen. Es waren die Hagzissen [Zaunreiterinnen] – »Hexen« und Priesterinnen – die abseits ihres Stammes im Hag oder heiligen Hain lebten und besonders im Harz eine Rolle spielten.
Der Begriff Hexe ist ein Sammelbegriff, der auf altem volkstümlichen Zauberglauben beruht und in seiner be-

sonderen Bedeutung im Zusammenhang mit den großen Hexenverfolgungen und Hexenprozessen durch die Theologie der mittelalterlichen Kirche entstanden ist.
Die sogenannten »Kräuterhexen« waren hingegen die Hüterinnen der Volksmedizin und oftmals auch die Bewahrerinnen des pflanzlichen Geheimwissens des Altertums. Erd- und naturverbunden, machten sie ihre eigenen Erfahrungen im Umgang mit den Kräutern und gaben diese von Generation zu Generation mündlich weiter.
Sie wußten aber auch um die Giftwirkung einiger Pflanzen.
So mixten sie zum Beispiel Tollkirsche, Bilsenkraut, Schierling, Eisenhut und Stechapfel und andere Kräuter und bereiteten daraus die Hexensalbe, die auch in den Hexenprozessen eine Rolle spielte. Die Salbe erzeugte eine Rauschwirkung mit Halluzinationen. Durch Sinnestäuschung entstanden Traumszenen: Man flog meilenweit durch die Luft, verwandelt als Tier; Reigentänze gesellten sich hinzu und das Ende war ein orgiastisches Fest mit sinnlichen grotesken Ausschweifungen und der Buhlschaft mit dem Teufel. Das sollte auf dem Brocken geschehen, später auch Blocksberg genannt, der durch Karl den Großen als Tanzplatz festgelegt war.
In Wirklichkeit fanden diese Tanzorgien aber gar nicht statt. Der pharmakologische Nachweis der bewußtseinsverändernden Substanzen der Hexensalbe ist im 19. und 20. Jahrhundert erbracht worden.
In geringen Dosen sind diese Wirkstoffe heute in der Schulmedizin unverzichtbar.
Kundige Frauen sind als böse Weiber, als Kräuterhexen verteufelt worden. Im 16. und 17. Jahrhundert endeten viele Unschuldige auf dem Scheiterhaufen. Dafür gibt es reichlich Zeugnisse aus verschiedenen Gebieten des Harzes, in denen der Hexenkult fest beheimatet war. Aus dem Jahre 1555 ist ein Flugblatt überliefert, das die Verbrennung dreier Frauen und die Hinrichtung eines Mannes in der Grafschaft Regenstein bei Blankenburg darstellt.
Ein düsteres Kapitel unserer Vergangenheit!

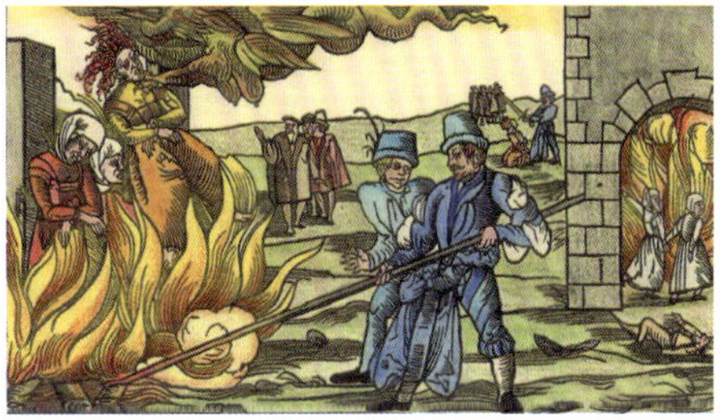

Hexenverbrennung zu Derenburg, Grafschaft Reynstein am Harz

Im Harz sind die Hexen und Teufel lebendig geblieben: In vielen volkstümlichen Pflanzennamen [Hexenkraut, Hexendorn, Hexenhasel, Teufelskralle] kommt der Bezug heute noch zum Ausdruck; auch in Ortsbezeichnungen [Teufelsmauer, Teufelsstieg, Teufelsbrücke, Teufelsbad, Hexentanzplatz, Hexenstieg], als Maskottchen und in der Kunst [Hexenring bei Thale]. Am deutlichsten wird das jedoch in der Walpurgisnacht auf dem Brocken, wenn in der Nacht vom 30. April zum 1. Mai vermummte Gestalten den berühmten Hexensabbat als Maskerade begehen.
Dabei ist das Wissen um die Wurzeln dieser »Feier« weitgehend verdrängt

worden. Das uralte Brauchtum beanspruchte die Freude über das Ende des Winters und den Beginn der fruchtbaren Jahreszeit. Das Walpurgisfeuer galt dem Gedeihen von Mensch und Tier sowie dem Ackersegen.
Der Name Walpurgisnacht geht zurück auf die heilige Walpurga, eine Äbtissin von Heidenheim bei Eichstätt [gestorben 779], deren Gedenktag im Mittelalter am 1. Mai gefeiert wurde. Das Läuten der Glocken an den Tagen vorher sollte die angeblichen Hexenumtriebe abwehren.
Durch Blockes-Berges Verrichtung 1668 von Johannes Praetorius und später durch Goethes »Faust, Der Tragödie erster Teil« wurde die Walpurgisnacht populär und bekam so einen komplexeren Sinn.
Im germanischen Kultbereich haben Magie und Zauberkraft eine reiche Tradition. Von altnordischen Runenzeichen über die »Merseburger Zaubersprüche«, die Märchen und die volkstümliche Überlieferung von Dr. Faustus ist das Wirken geheimnisvoller Kräfte im Volksglauben bis heute erhalten geblieben.

Pioniere in der Erschließung der Harzer Pflanzenwelt

Mit dem Aufkommen von Apotheken wurde die Harzer »Kräuterhexe« eine offizielle Person, der jedoch das Image als Zauberin und Giftmischerin immer noch anhaftete. Nun sammelte sie als Kiepenfrau in ihrer Umgebung Heilkräuter und wurde zur Lieferantin der Apotheke, denn sie kannte sich aus und wußte um die Standorte und auch um den günstigen Zeitpunkt zum Sammeln der Heilpflanzen.
»Als Kräuterfrau trat sie ab dem 13. und insbesondere ab dem 16. Jahrhundert durch die zweite Besiedlung des Gebirges zunehmend in das Bild des Harzes. Das hatte seine Gründe. Schließlich war es die Hausfrau, Mutter oder Anverwandte, denen zu Vorzeiten in der familiären Rollenverteilung allein die Gesunderhaltung der Familie zugeschrieben war. Die männlichen Familienmitglieder waren zu damaligen Zeiten über längere Zeitabschnitte des Jahres in verschiedenen Gewerken wie der Erzgewinnung, der Metallverhüttung oder als Waldarbeiter und Köhler über längere Zeitabschnitte des Jahres weitab vom häuslichen Herd im Gebirge tätig. Sie mußten nun durch die weiblichen Mitglieder ihrer Sippe entsprechend mit Nahrung und frischer Wäsche versorgt werden. Die geleerte Kiepe füllten diese auf ihrem Rückweg mit Pflanzenteilen des Waldes und der Bergwiesen. Zu Hause angekommen, wußten sie diese für gesundheitliche Zwecke entsprechend aufzuarbeiten und für Heilzwecke in Anwendung zu bringen. Erst um 1930 verlieren sich die Spuren der Harzer Kräuterfrauen.« [Jürgen Schwarzl: Die Kräuterfrauen des Harzes. Unveröffentlichtes Manuskript]
Aus den Kräuter- und Kiepenfrauen wurden im 19. Jahrhundert die Landgängerinnen, die vor 200 Jahren von einem Harzreisenden als die »Kamele des Oberharzes« bezeichnet worden sind.

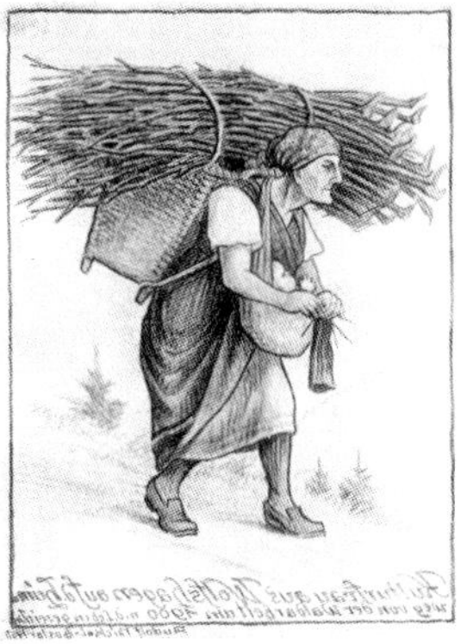

Kulturfrau aus Wolfshagen

Diese Frauen nannte man auch »Grüne-Waren-Weiber«. Sie versorgten den Oberharz mit frischen Lebensmitteln, Gemüse, Gewürzen und sicher auch mit Heilkräutern. Singend und strickend waren sie auf den langen Wegen unterwegs.

Dann gab es auch die Boten- oder Kulturfrauen, die für die Bevölkerung lebensnotwendig waren, besonders im Winter, wenn die Harzorte von der Außenwelt abgeschnitten waren. Aber sie gingen trotzdem, wenn auch immer zu mehreren.
Eine Botenfrau mußte auf vielen Gebieten Bescheid wissen, da die Wünsche vom Knopf bis zum Kochtopf reichten. Sie konnte so ihre wirtschaftlichen Verhältnisse aufbessern und übte ihre Tätigkeit dabei gerne aus. Von der letzten Kiepenfrau in Clausthal erzählte man sich, daß sie an einem Winterabend auf spiegelglattem Wege gestürzt war mit ihrer Last – zeitweise waren das 15-20 Brote.
Mit ihr ging ein Stück Brauchtum für immer verloren.

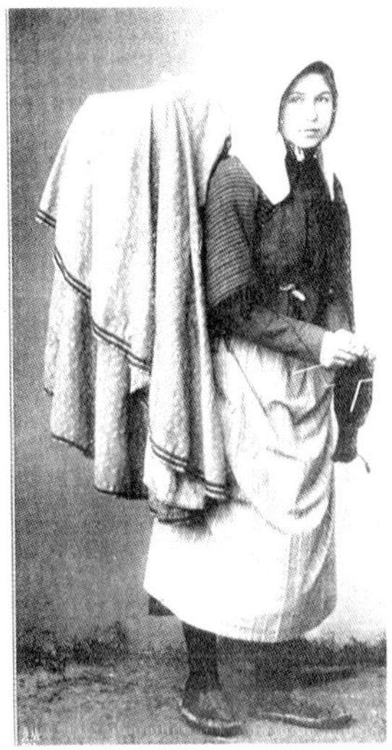

Vorbild für das Kiepenfrauendenkmal

Genannt zu werden verdienen aber auch die Baldrianbäuerinnen. Ein Bericht aus dem Jahre 1933 gibt Nachricht, daß zwei junge Männer auf ihrer Fahrt durch den südöstlichen Harz den Baldriananbau in Pansfelde, einem Ortsteil von Falkenstein, entdeckten, weil Baldrianzöpfe an den Hauswänden hingen. Hier ist der beste Baldrian an dem einzigen Ort seinerzeit in Deutschland angepflanzt, geerntet und verkauft worden. Von 1892 bis 1940 wurde Baldrian feldmäßig angebaut und gezüchtet. Er bildete die Existenzgrundlage für die Bauern. Der Anbau erwies sich als sehr mühsam. Wie sich herausstellte, lag die Hauptlast der Arbeit und die Pflege des Baldrianfeldes bei den Bäuerinnen.

Im Auftrag der Wernigeröder Pharma-Werke ist im Gebiet um Wernigerode Baldrian von einer Gärtnerei bis in die 60-er Jahre angebaut worden. Hier wurde besonders versucht, den Baldrian aus Samen zu züchten. Als die Bearbeitung per Hand durch maschinellen Einsatz ersetzt wurde, ging die Qualität zunichte und der Verkauf kam zum Stillstand.
Die Kräuter-, Kiepen- und Botenfrauen waren Pioniere bei der Erschließung des Harzes; ihr Leben auch als Hausfrau und Mutter oft zahlreicher Kinder war mehr als ausgefüllt.

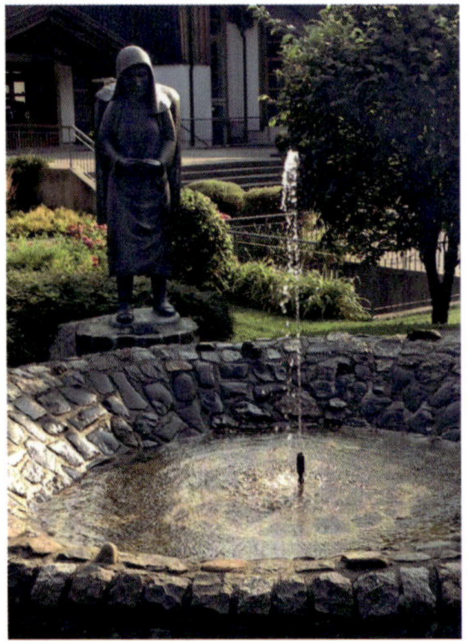

Kiepenfrauendenkmal, Kurpark Altenau

Aus dem Bild des Oberharzes sind sie nicht wegzudenken. Im Kurpark Altenau ist den Kiepenfrauen ein Denkmal gesetzt worden; an einem kleinen Brunnen mit einer Gedenktafel.

Erschließung Harzer Kräuter als Arzneimittel

*Es war der Apotheker Johannes Bürger aus der Uckermark, der sich zunächst der Erforschung des im Harz wachsenden Roten Fingerhutes [*DIGITALIS PURPUREA*] für die Herztherapie widmete. Es ging um die Herstellung eines im Wirkstoffgehalt an herzwirksamen Inhaltsstoffen konstanten und somit zuverlässig wirksamen Digitalis-Frischpflanzen-Auszuges. Er war bis zu diesem Zeitpunkt in den Händen der Ärzte ein unzuverlässiges Präparat.*

Nachdem Johannes Bürger zu wissenschaftlich fundierten und somit in die Praxis umsetzbaren Forschungserfolgen kam, ging er 1903 nach Wernigerode. Dort begann er im Labormaßstab mit der Herstellung des Herzmittels »Digitalysat« und stellte es einer breiten Ärzteschaft zur Verfügung. Auf der Basis seines entwickelten »Ysat-Verfahrens« [griechisch: lysis, lysat = Lösung, Auszug], und den dabei gewonnenen Erfahrungen in der Aufarbeitung von Frischpflanzen, erweiterte er dieses bald auf weitere im Harz vorkommende Pflanzen.

Seine durch Qualität und zuverlässige Wirkung gefragten Präparate fanden zu einer schnellen fabrikatorischen Fertigung. Das kam dann auch in der Firmierung als Johannes Bürger Ysatfabrik zum Ausdruck. Das bedeutete aber auch, daß man aus den engen räumlichen Möglichkeiten eines Labors in eine angemessene Fabrikanlage zog, die man noch bis in die 90er Jahre im Mühlental kannte. Bedeutsam wurde auch, daß das üblich gewordene Suffix »Ysat« im Namen der Präparate ab 1914 als Markenschutz eingeführt wurde. Somit wurde dieses als Identitätsmerkmal ein fester Bestandteil der Präparate-Namen und im Firmennamen.

Auf der Basis umfangreicher Forschungsarbeit erweiterte sich ab 1919 die therapeutische Breite der Präparate zunehmend. Da gab es für die Herz-Kreislauf-Therapie den Weißdorn, den Bärlauch, die Mistel oder das Maiglöckchen. Hinzu kamen mit dem Sonnentau und der Schlüsselblume Mittel gegen den Husten. Gegen das Blutungsgeschehen das Mutterkorn und das Hirtentäschel. Da kamen an hochwirksamen Therapeutika solche aus Eisenhut, die Tollkirsche oder der Herbstzeitlose hinzu, die ansonsten als Giftpflanzen bekannt sind. Nach dem Zweiten Weltkrieg wurde neben der Fabrikationsstätte in Wernigerode vorsorglich zunächst in Oker bei Goslar, später dann

in Bad Harzburg eine Zweigstelle der Johannes Bürger Ysatfabrik GmbH gegründet. Das Stammwerk in Wernigerode wurde 1953 enteignet und firmierte als VEB Ysat-Bürger. Innerhalb kurzer Zeit verringerte sich die Palette der Präparate auf sieben Ysate. Um die Kapazität auszulasten, erfolgten Präparate-Verlagerungen aus anderen verstaatlichten Pharma-Unternehmen im östlichen Deutschland. Mit der Verstaatlichung des Wernigeröder Betriebsteils gingen alle Rechte und Patente der Ysate nach Bad Harzburg über. Bis zur Wende wurde in Bad Harzburg so die Ysat-Reihe in vollem Umfang unter modernsten Standards und intensiver Forschungstätigkeit weiter produziert. 1992 erfolgte in Wernigerode die Reprivatisierung. Das hatte eine Umfirmierung in Pharma Wernigerode zur Folge. Die Ysatfabrik in Bad Harzburg wurde damit Alleinhersteller der Ysate.
Durch die Chemiehörigkeit unserer Zeit sind viele Ysate heutigentags dem Rotstift der Behörden zum Opfer gefallen. Dennoch lassen sich einige durch ihre Spezifizität nicht vom Markt verdrängen. Als Beispiel seien hier die zwei Präparate aus der Herbstzeitlose genannt. Aus der Gichttherapie sind sie nicht mehr wegzudenken und zunehmend nutzt man sie wegen ihrer zuverlässigen Entzündungshemmung bei anderen bedrohlichen Krankheitsbildern, die sich auf Niere und Herz beziehen.« [Jürgen Schwarzl, Die Kräuterfrauen des Harzes]
Das Motto des Unternehmens, dessen erste Forschungsergebnisse den Weg zur erfolgreichen Herztherapie geebnet haben, lautet unverändert: Gesundheit liegt uns am Herzen!

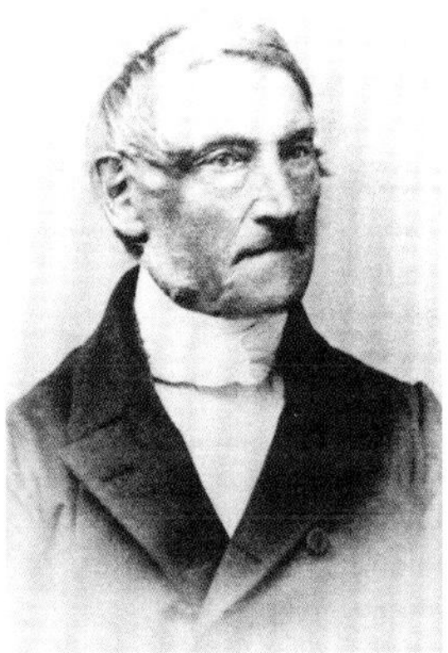

Apotheker Ernst Hampe aus Blankenburg

Vor Johannes Bürger war es der Blankenburger Apotheker Ernst Hampe [1795-1880], der vor allem Digitalis-Präparate in so feiner Güte herstellte, daß die Blankenburger Apotheke über einen gewissen Zeitraum die einzige Bezugsquelle selbst bis nach Übersee bildete. Hampe pachtete zum Lagern des Fingerhuts und anderer Heilkräuter in der Stadt Dachspeicherräume, beschäftigte Kräutersammlerinnen und legte medizinische Gärten an. Außerdem war er der Begründer der Brunnenkuren und versorgte die Patienten mit *»vorzüglichsten«* Mineralwässern. Hampes »Flora Hercynica«, die 1.330 Pflanzenarten enthält, war weit bis in das 20. Jahrhundert hinein ein Standardwerk für den Harz und ist eines der wichtigsten Meilensteine der botanischen Erforschung dieses Mittelgebirges. Eine Rose, die Hampe im Bodetal fand, ist übrigens nach ihm als Entdecker benannt: ROSA HAMPEANA.
Zur Legende im Nordharz entwickelte sich eine Persönlichkeit aus Goslar, die unter dem Namen »Kräuterdoktor« zu Ansehen bis in den europäischen Hochadel und beim Zaren kam: Friedrich Lampe.

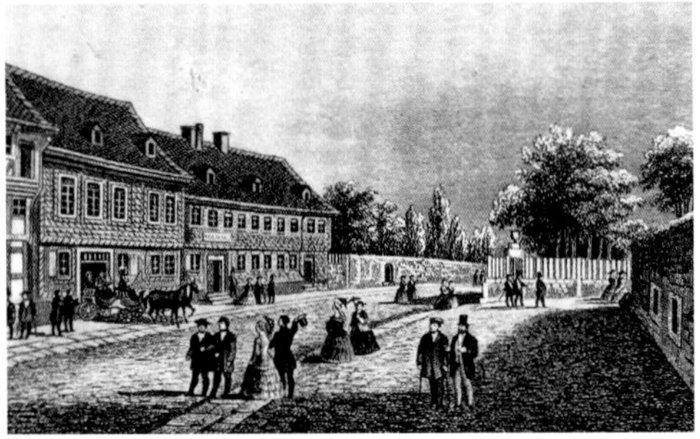

Direktor Lampes Heilanstalt

Lampe [1794-1866] erhielt nach ersten Heilerfolgen mit Kräutermedizin nach eigener Rezeptur die Erlaubnis zum Heilberuf. Aus kleinsten Anfängen machte er seine Heilanstalt in der Bäringerstraße in kurzer Zeit zu einem Unternehmen von internationalem Ruf. Hunderte kurten in seinen Häusern. Allein seine Neigung, die Gäste im Schlafrock zu empfangen und »Heulung« – eine sprachliche Eigenart Lampes – von praktisch jedem beliebigen Leiden durch Genuß seines Kräutertrankes zu versprechen, provozierte seine Gegner. – Als Lampe starb, trauerte eine ganze Stadt; ein Nachfolger fand sich nicht.

Eine weitere verdienstvolle Persönlichkeit mit Wirkungsstätte im Harz war Adolf Just [1859-1936], der Gründer der Heilerde-Gesellschaft und Wiederentdecker der Heilerde. Heilende Erde war seit uralten Zeiten bekannt, aber zwischenzeitlich in Vergessenheit geraten. Als Just selber schwer erkrankte und Schulmedizin ihm nicht helfen konnte, unternahm er ausgedehnte Wanderungen durch den Harz und lebte in einer Laubhütte im Wald. In Licht, Luft, Wasser und naturgemäßer Ernährung sah er wie Kräuter-Vater Kneipp die wichtigsten Heilmittel. Aufgrund seiner guten Erfahrungen gründete er den »Jungborn«, eine Naturheilanstalt zwischen Stapelburg und Eckertal – und damit die Jungborn-Bewegung. Später entdeckte er in Derenburg in der Nähe von Blankenburg eiszeitliches Lößvorkommen, das er für den innerlichen und äußerlichen Gebrauch für geeignet hielt. So gründete er 1918 in Blankenburg am Harz die Heilerde-Gesellschaft, produzierte und vertrieb »Adolf Justs Heilerde« im In- und Ausland. Nach dem 2. Weltkrieg verlegte das Familienunternehmen die Produktion nach Hessen und stellt in fast 100-jähriger Tradition bis heute verschiedene Produkte von Luvos Heilerde her.

Ein anderes Unternehmen wagte mit der Veredelung von Kräutern und pflanzlichen Rohstoffen den Neustart im Harz nach Krieg und Vertreibung aus Schlesien: Hedwig und Alfred Galke legten unter großen Schwierigkeiten einen Grundstein für das Familienunternehmen mit heute über 90jähriger Geschichte in Gittelde bei Bad Grund.

Damals, in den 50ern, sammelten Familien noch am Rande des Harzes Heil- und Arzneipflanzen, trockneten diese auf Dachböden und lieferten sie gegen Entgelt ab. Sammlung und Anbau pflanzlicher Rohstoffe waren von entscheidender Bedeutung für die Firma. Heute werden Rohstoffe aus aller Welt bezogen; aber das über Generationen gewonnene Pflanzen- und Kräuterwissen interessiert wiederum Kunden in aller Welt und ermöglicht

durch ein europaweit nahezu einzigartiges Sortiment auch die Chance, ausgefallene Spezialitäten anzubieten.
Die Galke GmbH aus dem Harz ist damit eines der wenigen Unternehmen in Deutschland, das mit Kräutern, Gewürzen und pflanzlichen Rohstoffen für Unternehmen, nicht für Privatkunden handelt, diese in allen Formen verarbeitet und veredelt und dazu entsprechende Dienstleistungen anbietet.

Kräuterliköre und Kräuterschnäpse gehören ebenso zur Tradition des Harzes wie die pharmazeutischen Pflanzenauszüge.
Mit 28 Jahren erhält der Gründer, Apotheker Willy Drube, die Konzession für die »Apotheke zum Roten Fingerhut« in Schierke. Neben allerlei Tinkturen und Arzneien mischt Willy Drube auch ein Elixier, das die Kurgäste in Schierke von Magenbeschwerden befreien soll. Die Geburtsstunde vom Schierker Feuerstein hatte geschlagen... Es begann mit edlen Kräutern und Wurzeln und hält immer noch erfolgreich an. Und seit mehr als 100 Jahren wird der Schierker Feuerstein mit gleicher Sorgfalt und natürlich immer noch nach dem Original-Rezept von Apotheker Willy Drube hergestellt.
Die Nordhäuser Nordbrand-Brennerei hat einen nach geheimer Rezeptur traditionell hergestellten Kräuterlikör aus über 40 feinen Kräutern entwickelt. Die Likörfabrik Gernrode pflegt seit jeher die Tradition harztypischer Produkte und produziert seit über 50 Jahren eine breite Palette von Kräuterlikören.
Die kleinste Spirituosen-Manufaktur des Harzes und von ganz Mittel- und Norddeutschland ist die Hammerschmiede in Zorge. Seit 1985 wird ausschließlich natürlich gearbeitet und produziert. Der »Harzer Schmiedefeuer Kräuterliqueur« ist kräftig, aber weich im Geschmack mit feiner Anis-Zimt-Note.

Der Harz ist ein Kleinod unter den Mittelgebirgen der Erde. Mit seinem Vorland stellt er geographisch und geologisch eine selbständige Einheit dar mit einem Reichtum ungewöhnlicher Dichte an Naturschätzen. Durch die Gründung der Natur- und Geoparks wird die Schutzbedürftigkeit des Harzes leichter verständlich und erlebbar. Er ist ein Natur- und Erholungsraum mit vielen Geschichten.
Namhafte Persönlichkeiten fanden hier ihr Betätigungsfeld und hinterließen Spuren, die Geschichte offenbaren. Sie legten auch den Grundstein für die heutige Vielfalt an wirtschaftlichen und kulturellen Angeboten.

»Wer nicht von 3000 Jahren sich weiß Rechenschaft zu geben,
bleib im Dunkeln unerfahren, mag von Tag zu Tage leben.« Johann Wolfgang von Goethe

Quellen und Einflüsse der europäischen traditionellen Medizin

Die Pflanzenheilkunde ist so alt wie die Menschheitsgeschichte. Über den Nahrungsweg sind die verschiedenen Wirkungen der Pflanzen erfahren und ermittelt worden, verbunden mit dem Wunsch, aus den Gaben der Natur auch Wohlbefinden und Heilung bei allerlei Krankheiten und Beschwerden zu gewinnen.

In allen Hochkulturen der Frühzeit finden sich verschiedene Belege für die Verwendung von Kräutern und Pflanzen als Heilmittel mit erstaunlich vielen Gemeinsamkeiten, ob in Mesopotamien, Ägypten, China oder Indien.

Besonders das Wohlriechende gewann für die Kulturgeschichte eine große Bedeutung. Über die aromatischen Stoffe entstand schon sehr früh eine Verbindung der östlichen mit der westlichen Welt. Die traditionellen Heilmethoden der Hochkulturen berücksichtigen alle die Elemente, erklären mit Hilfe von Zahlen die Zusammenhänge und führen Krankheiten auf das Ungleichgewicht dieser Elemente zurück.

In Indien kennt man fünf Elemente: Feuer, Wasser, Luft, Erde und Raum als Basis einer Dreisäftelehre. Für ein gesundes Leben ist nach Auffassung des Ayurveda [Wissen vom Leben] ein ausgewogenes Gleichgewicht der sogenannten Bioenergien erforderlich, die sich wie eine Lotosblüte, die rund ist, öffnen und schließen können.

Die ältesten Aufzeichnungen sind mehr als 3.000 Jahre alt.

Aus der Schatzkammer der Gewürze und Drogen gelangten indische Heilmittel über Handelsstraßen in das westliche Asien. Europa verdankt dieser Verbindung unter anderem Kümmel, Ingwer, Kardamom, Gewürznelken, Aloe, Rizinus und Hanf.

Auch in China denkt man in fünf archetypischen Grundkräften, aber mit einer eigenen Philosophie. Die fünf Elemente sind Feuer, Wasser, Erde, Holz und Metall mit je eigener Bedeutung. Zu den vier Himmelsrichtungen zählt der Chinese noch die »Mitte«, auf die besonderer Wert gelegt wird. Es ist auch die Mitte des Kreuzes, der Kreuzungspunkt, auf den es im »Reich der Mitte« ankommt. Das Yin-Yang-Prinzip in China besagt, daß allem Existierenden ein Gegenpol gegenüber steht; das Ungleichgewicht bedeutet gesundheitliche Störung, die zum

Beispiel durch Akupunkturanwendung in Waage gebracht werden kann. Erste Aufzeichnungen der traditionellen chinesischen Medizin sind aus der Zeit einige Jahre vor Christus überliefert, wobei die Anwendungen selbst vermutlich 10.000 Jahre zurückgehen. Die moderne Heilwissenschaft verdankt den Chinesen unter anderem Rhabarber, Kampfer, Ephedra und die Ginseng-Wurzel. Das Pharmakologie-Kompendium »Pen-to' ao kang-um« in der endgültigen Fassung aus dem Jahr 1597 enthält 8.160 Rezepte, davon etliche aus Substanzen pflanzlichen Ursprungs.

Die traditionelle europäische Medizin hat ihre erste Wurzel jedoch in der assyrisch-babylonischen Kultur, die sich von den östlichen Kulturen durch das »Göttliche« im Menschen unterscheidet.
Als in Indien bereits Kräutergärten angelegt wurden, sind etwa zeitgleich 5.000 v. Chr. in Mesopotamien von den Sumerern zahlreiche Rezepturen auf etwa 600 Keilschrifttafeln aufgezeichnet worden. Viele davon werden auch beim Ayurveda genannt. Man geht davon aus, daß die Sumerer ursprünglich Inder waren und in Sumer einen eigenen Stadtstaat errichteten. Durch straffe Organisation der Be- und Entwässerung zwischen Euphrat und Tigris sowie durch die Keilschrift schufen sie sich die Grundlage für eine eigene Kulturentwicklung.
Von den Sumerern, »dem Volk am Anfang der Geschichte«, ist die erste schriftlich faßbare Religion überliefert, die in den nachfolgenden Zeitepochen die Assyrer und Babylonier beeinflußte. Die Medizin wird in ein von der Weltanschauung abhängiges System gebracht: Götter und Dämonen galten als Krankheitsursachen; Opfer, Heilgebete, Beschwörungen, Amulette zählten zur Therapie. Ausschlaggebend bei der Behandlung von Krankheiten war der Stand der Sterne, und in den Rezepturen wurde die Zahl bewertet – die Rezeptur wurde also nach der Anzahl ihrer Bestandteile bewertet.
In Babylonien gab es wie in Indien Baum- und Kräutergärten mit 64 gezüchteten Arten, darunter Knoblauch, Zwiebeln, Fenchel, Kümmel und Thymian, wobei die alten Kräuterverzeichnisse von den Sumerern stammten und sogar die stark wirksamen Drogen wie Opium, Hanf und Bilsenkraut beinhalteten.
Die Verkehrswege der Kontinente Asien, Süd-Europa und Ostafrika trafen im fruchtbaren Zweistromland zusammen. Es entstand in diesem Gebiet ein reger Austausch von Waren und Technologien. Damit ging auch wechselseitig religiöse und kulturelle Beeinflussung einher. Und dadurch konnten sich auch die ersten Hochkulturen in dieser Region entwickeln.
Auch bei den Israeliten sind Parallelen zu den östlichen Kulturen zu erkennen, wenn auch mit anderer Interpretation, die später in das Christentum Eingang fanden. Das Wesentliche, die unteilbare Einheit als Absolutheit, das All-Eine, kommt im Alten Testament wiederholt im Schöpfergott zum Ausdruck. Maleachi 3, 6: »*Denn ich bin der Herr und wandle mich nicht*«. Oder 5. Mose 6,4: »*Unser Gott ist ein einiger Gott*«. Das Verhältnis des Menschen

zum Schöpfergott ist entscheidend an der Heilswirkung, an der Ganzheitlichkeit, beteiligt. *»Letzten Endes gilt man nur wegen des Wesentlichen, und wenn man das nicht hat, ist das Leben vertan«*, so hat es ein uns Unbekannter zum Ausdruck gebracht.

Das Alte Testament berichtet auch vom Handel zu Zeiten des Königs Salomo. So ist das Land der Sabäer an der Südspitze der arabischen Halbinsel als der Stolz alles irdischen Glückes verherrlicht worden.

Im Pentateuch, den fünf Büchern Mose, wird der Anbau und Gebrauch von Kräutern beschrieben. So kann man von Zwiebeln, Lauch, Dill, Koriander, Knoblauch lesen. Beim Pessachmahl sind Bitterkräuter vorgeschrieben. Außerdem werden Gewächse erwähnt, die nicht nur in Palästina heimisch sind, sondern von weit her kamen. Dazu gehören Oleander, Lilie, Granatapfel, Papyrus.

Im Allgemeinen wurde Krankheit als Strafe Gottes betrachtet, wenn das Verhältnis des Menschen zu ihm gestört war. Das dritte Buch Moses berichtet von Gesundheitsvorschriften, die von den orthodoxen Juden heute noch eingehalten werden.

Die zweite Wurzel der traditionellen europäischen Medizin ist die ägyptische aus dem Land der Pyramiden. Von Heilmethoden und medizinischen Praktiken der Ägypter erfahren wir aus den ärztlichen Papyri. So wissen wir von dem ägyptischen Priester, Baumeister und Arzt Imhotep, ein Gelehrter am Hofe des Pharaos Djoser, daß er etwa 2.600 v. Chr. beim Bau der Stufenpyramide von Sakkura den Arbeitern zum Schutz vor Infektionskrankheiten Knoblauch, Zwiebeln und Rettich verordnete.

Imhotep entwickelte auch die Technik der Mumifizierung, bezogen auf die inneren Organe, weiter. Imhotep, vielleicht mit der biblischen Figur des Josef identisch, wurde in der ägyptischen Spätzeit als Gott des Heilwesens verehrt.

Die bekannteste und für die traditionelle europäische Medizin wichtigste Schrift ist der Papyrus Ebers – die Arbeit eines unbekannten ägyptischen Schreibers. Mit Sorgfalt sind auf der über 20 Meter langen Schriftrolle 877 Heilpflanzenrezepturen neben zahlreichen Krankheiten und deren Symptomen und Diagnosen festgehalten. Beschrieben werden beispielsweise Wacholder, Myrrhe, Thymian, Anis, Kümmel, Leinsamen, Mohn, Lattich, Weinrebe, Bohne, Zuckerrohr, Zwiebel, Knoblauch. Man verwendete Blätter, Blüten, Wurzeln, Hölzer, Harze, Säfte, Öle, auch Asche und den Rauch der Pflanzen.

Aufgezeichnet wahrscheinlich um 1600 v. Chr. – aber der Text geht vermutlich auf noch ältere Quellen zurück – gehört dieser Papyrus zu den ältesten noch erhaltenen Texten überhaupt und ist außerdem einer der ältesten Texte mit medizinischem Inhalt. Es werden etliche Handlungsanweisungen angegeben, die mit magischen Sprü-

chen und Formeln begleitet sind. Beschwörungen zur Vertreibung krankheitsverursachender Dämonen stehen Beweise empirischer Behandlung und Beobachtung gegenüber. Mit der Erwähnung der Staublunge der Steinmetze ist der Papyrus auch eines der ältesten Zeugnisse der Arbeitsmedizin.
Typisch für die ägyptische Medizin war die »Dreckapotheke«. Diese enthielt beispielsweise eine an Streptomyces-Arten reiche Friedhofserde, die erfolgreich zur Behandlung von Wunden eingesetzt worden ist.
Der Papyrus Ebers ist nach dem deutschen Ägyptologen Georg Ebers benannt, der die Rolle 1872 in Theben von Grabräubern kaufte und später auch veröffentlichte. Sie wird heute in der Universitätsbibliothek Leipzig aufbewahrt.

Die Griechen erkannten in Imhotep ihren Heilgott Asklepios und nannten ihn Imuthes. Asklepios wurde mit einem von einer Schlange umwundenen Stab, dem Äskulapstab, dargestellt, der zum Sinnbild der europäischen Heilkunde wurde. Die vordergründige Bedeutung kommt dabei der Schlange zu, mit ihrer Scharfsichtigkeit, ihrem Wachstum durch Häutung, ihrer Wachsamkeit und Heilkraft, denn aus Schlangenfleisch wurden Heilmittel hergestellt.
Diesem Zeichen sind auch die Hebräer in der ägyptischen Gefangenschaft begegnet. Sie eigneten es sich an und deuteten es für sich um, nachzulesen im 4. Buch Moses Kapitel 21, Vers 4-9. Dort heißt es: »*Da sprach der Herr zu Mose: Mache dir eine eherne Schlange und richte sie als Zeichen auf, wer gebissen ist und sieht sie an, der soll leben. Da machte Mose eine eherne Schlange und richtete sie auf zum Zeichen; und wenn jemanden eine Schlange biß, so sah er die eherne Schlange an und blieb leben.*«
Dieses Zeichen wurde zum Symbol für den Glauben an die göttliche Heilkraft.

Medizin im antiken Griechenland

In Griechenland waren es die Naturphilosophen Pythagoras, Heraklit, Demokrit und andere, die versuchten, die Natur als Gesamtheit zu erfassen. Die Medizin wurde als Wissenschaft betrachtet. Großen Wert maß man der Harmonie als Voraussetzung für Gesundheit bei. In Tempeln, die dem Gott Asklepios geweiht waren, erwarteten Patienten Heilung und Wiedergeburt.

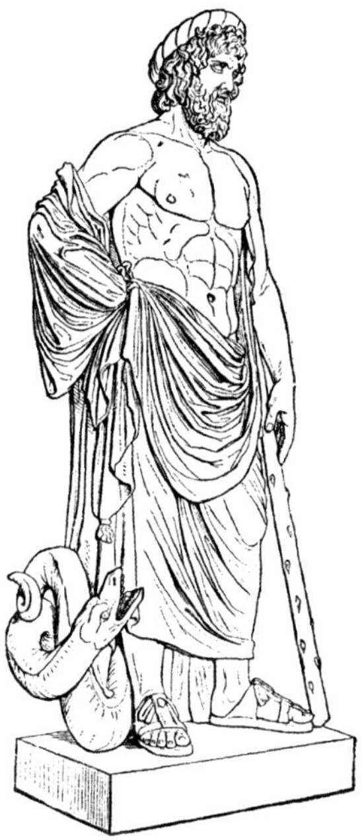

Asklepios und die Schlange

Pythagoras [um 570-510 v. Chr.] gründete die religiös-politische Lebensgemeinschaft der Pythagoräer, für die die göttliche Weltordnung mathematischer Natur war. Harmonien beruhen ihrer Lehre nach auf Zahlenverhältnissen. Das Symbol für Gesundheit war das Pentagramm – ein regelmäßiger Fünfzackstern, der im 16. und 17. Jahrhundert zu einem eigenständigen Emblem für medizinische und pharmazeutische Werke wurde. Es ist eines der Ur- und Natursymbole, das seit Jahrtausenden auf allen Kontinenten in Verwendung ist. Um 3.500 v. Chr. taucht es auch in der sumerischen Kultur Mesopotamiens als Piktogramm auf. Bei den Juden war es ein Zeichen für die göttliche Wahrheit [5 Bücher Mose], später offizielles Siegel Jerusalems.
Pythagoras war sich sicher, daß die darin enthaltenen Proportionen und Zahlenverhältnisse der ganzen Schöpfung zugrunde lägen. Es repräsentiert absolute Harmonie und Schönheit und wurde so zum Symbol für das Erscheinungsbild des Menschen mit seinen fünf Sinnen, fünf Tugenden und beidseitig je fünf Extremitäten. Die Fünf wurde die Zahl der Erkenntnis, die Quinta essentia. Sie ist universal vieldeutig.
In Goethes »Faust« begegnet uns das Pentagramm im Drudenfuß als heiliges Schutzzeichen.

Auf dem Gebiet der Medizin waren nach Pythagoras bedeutende Persönlichkeiten wie Hippokrates und Theophrast, Plinius der Ältere, Dioskurides und Galen tätig, die das medizinische Wissen weitgehend von Magie und Mythos befreiten.

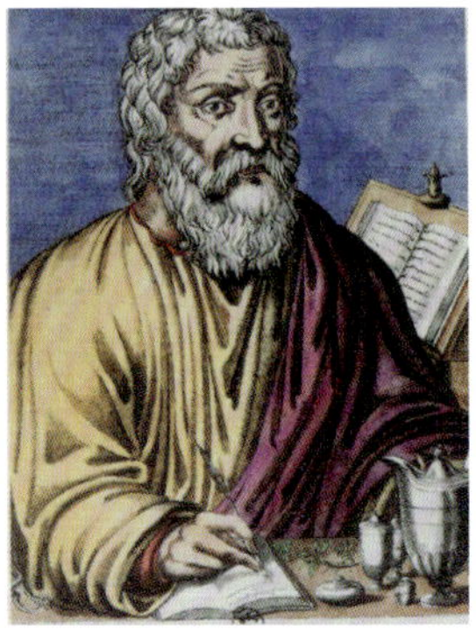

Hippokrates von Kos

Hippokrates von Kos [460-370 v. Chr.] gilt als der erste moderne Arzt, der schon zu seinen Lebzeiten hoch verehrt wurde. Er war der berühmteste Arzt des Altertums und der Begründer der Medizin als Wissenschaft, die auf der vernunftgemäßen Naturbeobachtung basiert. Die Magie hatte für ihn keine Bedeutung mehr. Aber da er aus dem Geschlecht der Asklepiaden stammte, führte er sich selbst auf den Heilgott Asklepios zurück. Er suchte nach einer rationalen Erklärung von Krankheiten. Seiner Meinung nach erkranken nicht einzelne Organe, sondern immer auch der ganze Mensch als Persönlichkeit. Die Körperfunktionen seien vom Gleichgewicht der vier Elemente Erde, Wasser, Feuer und Luft abhängig. Im menschlichen Körper entsprächen diese den vier wichtigen Körpersäften, die für die Körperfunktionen zuständig sind: weiße Galle, schwarze Galle, Blut und Schleim. Bei Ungleichgewicht verordnete er als Therapie Lebensumstellung, Diät, Arzneimittel und operative Eingriffe – Behandlungsmethoden, wie sie bis heute ihre Gültigkeit haben. »Medicus curat, natura sanat« – »*Der Arzt behandelt, die Natur heilt.*«

Gesundung erfolgt demnach durch Stärkung der Heilungskräfte: Umstellen der Lebensweise, gesunde Umwelt und Heilpflanzen. Schlafen und Wachen sollten ihr Maß nicht überschreiten, damit nicht beide Unheil stiften, denn alles was zuviel ist, wird der Natur zuwider. »*Unsere Nahrungsmittel sollten Heilmittel und unsere Heilmittel unsere Nahrungsmittel sein.*« Des Menschen beste Medizin sei das Gehen, meint Hippokrates, und den Leib solle man nicht schlechter behandeln als die Seele.

In der Schriftensammlung »Corpus Hippocraticum« sind auch genaue Anleitungen über die Anwendung von Giftpflanzen als Heilpflanzen enthalten, bei denen die Dosis ausschlaggebend für die Wirkung ist. Zur Zeit des Hippokrates entstand ebenso die Lehre von den Drogen und Pflanzen, die mit ihrer Gestalt auf die Krankheit hinweisen, die sie heilen – die Lehre von den Signaturen. Die hippokratische Lehre war auf sorgfältige Beobachtung, Befragung und Untersuchung ausgerichtet, um Diagnose und Therapie erarbeiten zu können.
Der Eid des Hippokrates ist das erste bekannte Grundgesetz des Arztberufes – die bis heute gültige grundlegende Formulierung einer ärztlichen Ethik. So wurde Hippokrates zum Symbol der ärztlichen Tugenden und Moralgrundsätze und gilt als Vater der Heilkunde.
Theophrast von Eresos [371-287 v. Chr.], ein Schüler von Aristoteles, war griechischer Philosoph und Naturforscher. Sein Augenmerk richtete sich auf die Botanik, die er systematisch bearbeitete. Seine umfangreichen Werke begründeten seinen Ruf als Vater der Botanik. Bis ins 16. Jahrhundert gehörten seine Bücher über »Pflanzenkunde« und »Pflanzenphysiologie« zum verbindlichen Kanon!
Etwa 300 Jahre nach seinem Tode war es Plinius der Ältere [23- 79 n. Chr.] aus Norditalien, Offizier, Wissenschaftler und Schriftsteller, der das gesamte naturkundliche Wissen seiner Zeit in seiner »Naturalis historia« – einem gewaltigen naturkundlichen Sammelwerk in 37 Bänden – zusammenstellte, wobei er eigene Beobachtungen mit einbezog. Er war zwar ein Römer, schildert aber größtenteils griechisches Wissen. Band 12 bis 19 behandelt die Pflanzen, Band 20 bis 27 die Heilmittel aus pflanzlichen Stoffen. Dieses Werk ist eine unschätzbare Quelle für das antike Wissen im Allgemeinen und für die mittelalterlichen Kräuterbuchautoren im Besonderen, die auch heute immer noch zitiert wird. Bereits ein Jahr nach Erfindung des Buchdrucks ist es in Venedig als Erstdruck aufgelegt worden. Besonders wertvoll ist die deutsche Übersetzung von 1567mit 200 feinen Holzschnitten.

Eines der einflußreichsten Werke in der Geschichte der Medizin und Pharmakologie überhaupt ist die Arzneimittellehre des Pedanios Dioskurides [1. Jh. n. Chr.]. Dioskurides stammte aus Anazarbos im südwestlichen Kleinasien. Seine praktischen Erfahrungen machte er als Militärarzt unter den römischen Kaisern Claudius und Nero. Er kam mit dem römischen Heer nach Ägypten, Spanien, Gallien, Italien und Syrien und lernte so die

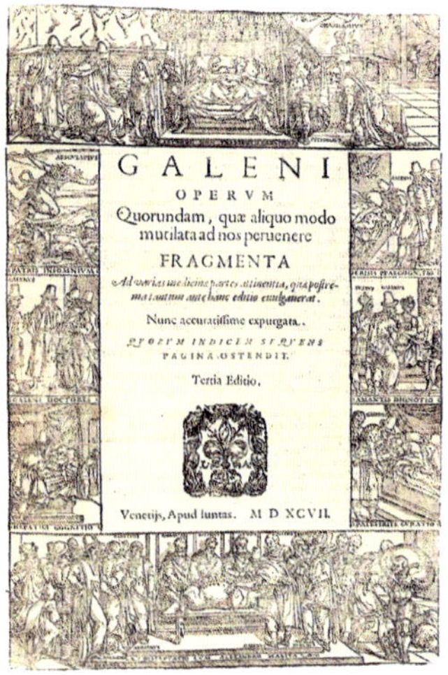
GALENI
OPERVM
Quorundam, quæ aliquo modo mutilata ad nos peruenere
FRAGMENTA
Ad varias medicinæ partes attinentia, quæ postrema tantum ante hanc editio euulgauerat.
Nunc accuratissime expurgata.
QVORVM INDICEM SEQVENS PAGINA OSTENDIT.
Tertia Editio.
Venetijs, Apud Iuntas. M D XCVII.

Galenos: Titelseite der »Opera«, Venedig 1547

verschiedenen exotischen Drogen kennen. Nach naturwissenschaftlichen Gesichtspunkten schrieb er sein Wissen und seine Erfahrungen vorwiegend in griechischer Sprache nieder.
Sein Hauptwerk über die Arzneistoffe ist die »Materia medica«, die um 78 n. Chr. in lateinischer Sprache erschien. Es ist das älteste Standardwerk der Arzneimittellehre, das über 1.600 Jahre die uneingeschränkte Autorität in der Pharmazie, der Pflanzen- und Drogenkunde behielt, weil es mit den durch Erfahrung gewonnenen Aussagen über Wirkungen und Toxizität aktuell blieb. Über 800 pflanzliche, etwa 100 tierische und ebenso viele mineralische Arzneimittel werden hinsichtlich Aussehen, Heilkräfte, Zubereitung und Anwendung ausführlich beschrieben. Ein kostbarer Pergamentkodex aus dem Jahre 512 n. Chr. enthält 400 ganzseitige farbenprächtige Bilder. Dieser sogenannte Wiener Prachtkodex gilt als älteste und wichtigste Dioskurides-Handschrift. Später wurde sie im Kloster Monte Cassino ins Lateinische übertragen und neu herausgegeben.

Der wichtigste Lehrer und Theoretiker der sogenannten alten Medizin war Galen von Pergamon [129-200], der Dioskurides als den besten Autor schätzte, weil er dessen Lehre am vollkommensten vortragen konnte. Er war nach Hippokrates der bedeutendste Arzt der Antike. Galen war Grieche, verbrachte aber den Großteil seines Lebens als Arzt der Aristokratie in Rom. Er nahm die Vierelementenlehre des Hippokrates auf, knüpfte in dem Zusammenhang auch an die Viersäftelehre an. Er war der Erste, der die pharmakologische Wirkung der Pflanzen nach ihren bestimmten Qualitäten definierte: beispielsweise warm-kalt, feucht-trocken; bitter-salzig-süß, und die Wirkungen in Intensitätsgrade einteilte. Die vier Säfte verknüpfte er mit den vier Lebensphasen des Menschen. Krankheit war für ihn eine fehlerhafte Mischung der Säfte. Um das Mißverhältnis aufzuheben, empfahl er die Diätetik, die die Ernährung, die gesamte Lebensführung und die Anwendung von Bädern, Klistiere, Schröpfen und Aderlaß betraf. Für die Zubereitung von Arzneimitteln aus Pflanzen und Mineralien stellte er Regeln auf, die heute noch – als Galenik benannt – Anwendung finden. Galen ergänzte die empirische Tradition mit der alexandrinischen Medizin aus dem 3. Jh. v. Chr., die sich mit Anatomie befaßte. Er verfaßte etwa 400 Schriften, die über das 17. Jahrhundert hinaus als medizinische Lehrgrundlage an Universitäten dienten. Seine Humoralpathologie [humor = Saft, pathologia = Krankheit] hatte bis ins 19. Jahrhundert Gültigkeit.
Die Werke von Dioskurides und Galen waren die Hauptgrundlage von Ärzten, die sich in Konstantinopel [Byzanz] mit der Aufarbeitung des überlieferten antiken Wissens beschäftigten. Diesen Ärzten ist hauptsächlich

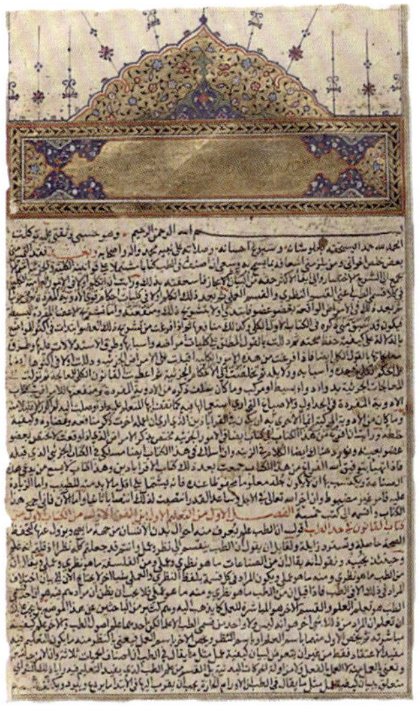

Avicenna: Kanon der Medizin, erste Seite

die Verbreitung und Bewahrung griechisch-römischen Wissens auf dem heilkundigen Sektor zu verdanken. Durch Alexander den Großen war die griechische Kultur zur Weltkultur geworden. Von entscheidender Bedeutung für die Verbreitung der antiken Wissenschaft war dabei die Alexandrinische Bibliothek [ca. 300 v. Chr.] mit ihrem enormen Bestand an Schriftrollen und wissenschaftlicher Literatur.

Der berühmteste arabische Arzt war Avicenna [Abu Ali ibn Sina, 980-1037] aus Persien, ein begabter Schüler aller Wissenschaften, der zu den berühmtesten Persönlichkeiten seiner Zeit gehörte. Er hat die Geschichte und Entwicklung der modernen Medizin wesentlich geprägt. In seinem bedeutendsten Werk, dem »Kanon der Medizin« beschreibt er über 800 Drogen und Mineralien und erklärt gleichzeitig ihre Wirkung auf den menschlichen Organismus. Er verwendete als Behandlungsmethode auch Wickel, Umschläge, Klistiere und Massagen. Und er war der Erste, der Regeln aufstellte, wie ein neues Medikament zu prüfen sei, bevor es verabreicht wird. Vor allem bemerkte er den Zusammenhang von Körper und Seele und wird daher auch der Vorbereiter der Psychoanalyse und Psychotherapie des Mittelalters genannt.
In dem Gedicht »Verpönt im Leben« nennt er zehn unterlassenswerte Unarten:

»Für wahrhaft Edle sind verpönt der Dinge zehn im Leben,
sechs derselben wird sich stets der Freie selbst entheben:
Das Neidischsein, der niedre Sinn und die gemeine Lüge;
Des Grams, der Schwäche Äußerung und allzu gierig Streben.
Ergeht dir's wohl, so sollst stets die Hand den Freunden öffnen,
genießen sollst du selbst dein Gut und sollst auch andern geben!
Und drückt dich's hart, tu niemand kund dein inneres Geheimnis
und laß des Schmerzes Blässe nie an deiner Wange kleben!
Nicht wert ist diese ganze Welt nur einer einz'gen Frage,
wozu denn nur ein einzig Mal im Seufzer fröstelnd beben?
Das Schicksal ist der Spieler, wir Figuren nur, der Himmel
das Würfelpaar, diese Welt das Spielbrett, drauf wir weben.«

Medizin im Mittelalter

Das Mittelalter, das »mittlere Alter«, umfaßt ein ganzes Jahrtausend zwischen 500 und 1500 n. Chr. – eine faszinierende Übergangs- und Neuorientierungsphase, die sich zwischen Antike und Moderne erstreckt, wobei das Jahr 1500 nicht als Grenze, sondern als Übergang in eine neue Zeit anzusehen ist. Oft wird diese Epoche grau und düster vermutet, in Wirklichkeit gab es ständigen Umbruch und Aufbruch; vieles war in Bewegung. Die Heilkunde stellte im Mittelalter kein geschlossenes System dar. Die Erstversorgung der Bevölkerung lag vornehmlich in nichtakademischen Händen der Frauen. Wundpflege und Geburtshilfe haben ihre Wurzeln in der Volksmedizin, man schöpfte aus mündlichen Überlieferungen, die auch unser Wissen um die Heilwirkung von Pflanzen bereichert haben. Der Klosterarzt wirkte im Allgemeinen als Internist, Chirurg und Pharmazeut. Das Bildungssystem verstand der mittelalterliche Mensch wie einen Garten, eine konkrete Kultur: ein »Hortus sanitatis«, mit dem nicht nur die dem Menschen anvertraute Natur gemeint war, sondern auch die Wissenschaften.

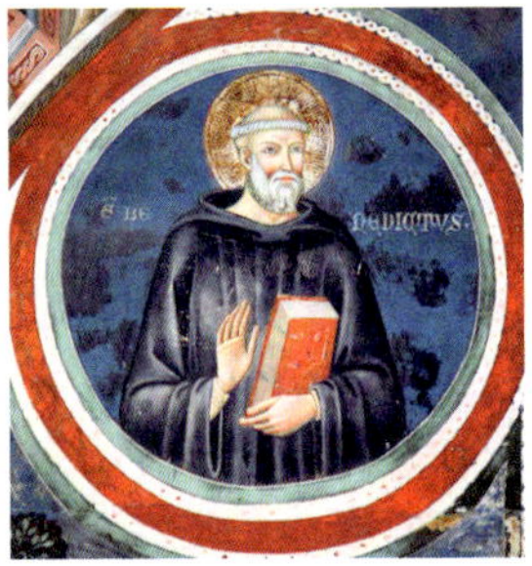

Benedikt von Nursia. Fresko, Umbrien, 15. Jhdt

Nach dem Zusammenbruch des römischen Reiches und durch die sich neu bildende christliche Kultur in Europa kam es jedoch zunächst zu Umbrüchen auch in der Medizin, die auf der Medizin der Antike aufbaute.
In der Zeit der Völkerwanderung, als die Germanen auch in Italien einfielen und die »Justinianischen Pestwellen« vom 6. bis ins 8. Jahrhundert wüteten, brach die antike Hochkultur des Mittelmeerraumes zusammen, damit auch die medizinische Versorgung des römischen Reiches. In diesem Chaos des Niedergangs erwies es sich als großes Glück, daß noch vor Mitte des 6. Jahrhunderts ein Mann sein Lebenswerk vollbringen konnte: Benedikt von Nursia, der Vater des abendländischen Mönchtums. In einem Dutzend Klöstern hatte er auf die Ordnung und Erhaltung des religiösen Lebens geachtet und dann um 530 sein eigenes Kloster auf dem Monte Cassino in Süditalien gegründet, das zum Mutterkloster des Benediktinerordens wurde. Seine Ordensregel war so umfangreich und überzeugend, daß der Papst und Kirchenvater Gregor der Große [540-604] sie für alle Klöster und die gesamte römische Kirche als verbindlich erklärte und auf die Formel *»ora et labora«* brachte.
Zentrales Anliegen des Klosterlebens war die Sorge für Körper und Seele. Die Versorgung der Kranken sollte über allen Pflichten stehen. Man sah in der Betreuung der Schwachen und Kranken einen Dienst an Christus selbst. Außerdem sollten einzelne Mönche dazu speziell ausgebildet werden; so entstand die Klosterheilkunde. Vor allem

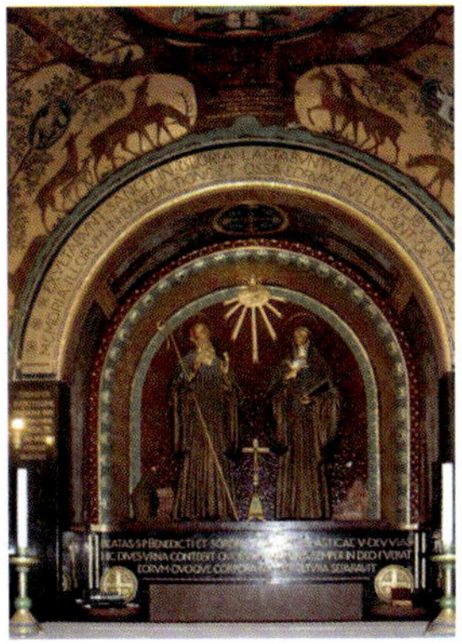

Grabstätte des Hl. Benedikt; Abtei von Montecassino

sollten Mönche die Eigenschaften der Kräuter und die Mischung der Arzneien kennenlernen. Außerdem waren die Werke von Hippokrates, Dioskurides und Galen zu studieren. Für die Folgezeit wurde die Naturenzyklopädie »Natura historia« des Cajus Plinius Secundus des Älteren [77 n. Chr.] bedeutsam, die zu einem neuen umfangreichen Kompendium, dem medizinischen Standardwerk seiner Zeit, komprimiert worden war. Daneben konnte man auch noch auf einige Übersetzungen von spätantiken, ursprünglich griechischen Werken aus Alexandria und Byzanz zurückgreifen.

Mit der Neuorganisation des Franken-Reiches durch Karl den Großen fielen umfangreiche Verwaltungsaufgaben den Klöstern und dem Klerus zu, da nur dort Urkunden, Briefe und Schriften geschrieben, kopiert und gelesen werden konnten. So begann der gesellschafts- und bildungspolitische Auftrag der Klöster. Die anfangs noch relativ einfache Volksmedizin wurde letztendlich zu einer »facultas«, zu einem akademischen Fach an den entstehenden Universitäten, zum Eckpfeiler, der Theorie und Praxis miteinander verband. Die sieben freien Künste waren die vorbereitende Grundschule der Medizin. Die herausragendste Ausbildungsstätte für Heilkundige war die sogenannte Schule von Salerno, an der vor allem Mönche aus dem Kloster Monte Cassino als Lehrer und Ärzte wirkten.

Zu dieser Zeit gab es auch bereits einige Benediktiner-Klöster im Harzgebiet. Die notwendige Literatur, so auch die medizinische Literatur, konnte nur durch Abschreiben der Bücher weitergegeben werden.

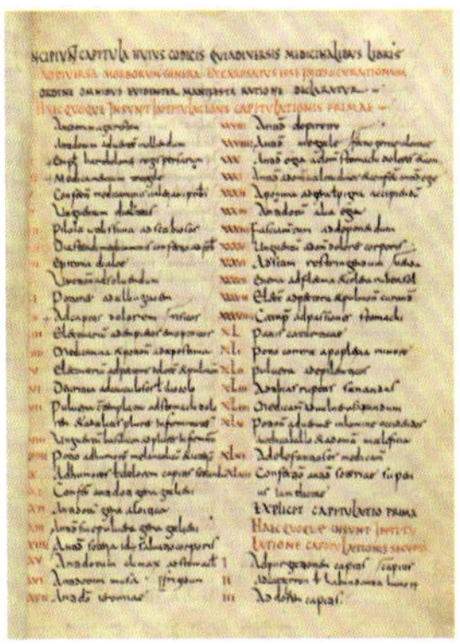

Lorscher Arzneibuch: Inhaltsverzeichnis

Das älteste erhaltene Werk der Klostermedizin und Medizin überhaupt ist das Lorscher Arzneibuch oder auch Bamberger Kodex [ca. 795] – das erste Zeugnis der erstarkenden Wissenschaft des Heilens, von der sich erst die moderne Medizin zunehmend zu distanzieren scheint; da die Medizin im Mittelalter eine hohe Schule der Heilkräuter war. Das Lorscher Arzneibuch ist ein einzigartiges Zeugnis medizinischer Lehrinhalte und Wissensvermittlung des 8. Jahrhunderts, das zur Regierungszeit Karls des Großen in der Abtei Lorsch verfaßt worden ist. Sein Inhalt ist breit gefächert. Es umfaßt Auszüge aus zahlreichen Schriften verschiedener griechischer und römischer Autoren neben Arzneimittelrezepten, die während des 5. und 6. Jahrhunderts gebräuchlich waren, und Drogenaustauschlisten. Von besonderer Bedeutung sind die diätetischen Monatsregeln und der nahrungsmitteldiätetische Traktat an den Frankenkönig mit Ernährungsregeln, die teilweise bis heute noch ihre Gültigkeit haben. Die wichtigsten Heilmittel, heißt es, seien

die Nahrungsmittel, wenn sie verträglich sind und richtig zubereitet werden. *»Wer in der Weise auf sich achtet, braucht sonst keine Heilmittel.«*
Das Lorscher Arzneibuch ist programmatisch angelegt, umfassender ausgerichtet als antike Schriften und hatte die Rolle eines Lehrbuches. Es spiegelt auch den Konflikt wider, ob die Ausübung der Medizin gottgefällig sei oder nicht, zumal sich die Klostermedizin aus den nicht christlichen antiken Quellen speiste. Erstmals wird ärztliches Handeln als christliche Nächstenliebe gewertet. Bisherige Rezeptsammlungen sind zusammengeführt zu über 560 Rezepten, ergänzt durch die Diätetik [diaita = Lebensordnung] im Rahmen einer ganzheitlichen Betrachtung des Menschen. Neu war seinerzeit die Ausrichtung auf eine »Medizin für jedermann«.
Der Kodex wird heute in der Staatsbibliothek Bamberg aufbewahrt.

Durch die Reformen Karls des Großen vom 8. und 9. Jahrhundert veränderte sich das Leben in den Klöstern. In klostereigenen Gärten wurden Heilpflanzen angebaut. In der Reichsgüterordnung Karls, dem »Capitulare de villis«, wurde nun festgelegt, welche Pflanzen auch in den Krongütern des Heiligen Römischen Reiches angebaut werden sollten. Damit entwickelten sich die Grundlagen für die medizinische Versorgung der Kranken nicht nur in den Klöstern.
Das älteste erhaltene Dokument über die Anlage eines Klostergartens ist der St. Gallener Klosterplan, ein Idealplan mit drei typischen Gärten, dem Obst- und Gemüsegarten und dem Arzneipflanzengarten, der hinter dem Spital angegeben war. Nach diesem Musterplan haben sich in Folge alle Klöster weitgehend gerichtet.
Zu den bedeutendsten poetisch-botanischen Meisterwerken seiner Zeit zählt der »Hortulus« des Walahfrid Strabo, eines Mönches aus dem Kloster Reichenau aus dem 9. Jahrhundert. Das ist eine Ode an einen idealen Garten mit Pflanzen, die auch im Capitulare und dem St. Gallener Klosterplan stehen. Neben dem therapeutischen Nutzen wird poetisch die Schönheit der Pflanzen beschrieben, die als Teil der ganzheitlichen Betrachtung der Kräuter verstanden werden sollte. Den Pflanzen in diesem Gedicht wird in ihrer Beschreibung auch Duft und Würze verliehen. Auffällig ist die Geometrie in der Anlage der Beete, die in ihrer Bedeutung über den Rechenweg hinausgeht.
Die kultische Bedeutung der vier Elemente war bereits in das Bewußtsein der Menschen eingegangen. Durch die Vierteilung der Gartenfläche entstanden nun 4 × 4 Quartiere, also viereckige Beete für die Pflanzen. Man orientierte sich an vier Tageszeiten, vier Jahreszeiten, vier Himmelsrichtungen, vier Ausdehnungen. In der Zahl Vier wurde das Unermeßliche, das Unbegreifliche der Natur greifbar. *»Alle Wesen haben Gestalten, weil sie Zahlen haben. Nimm ihnen diese, und sie werden nichts sein«.* [Augustinus]

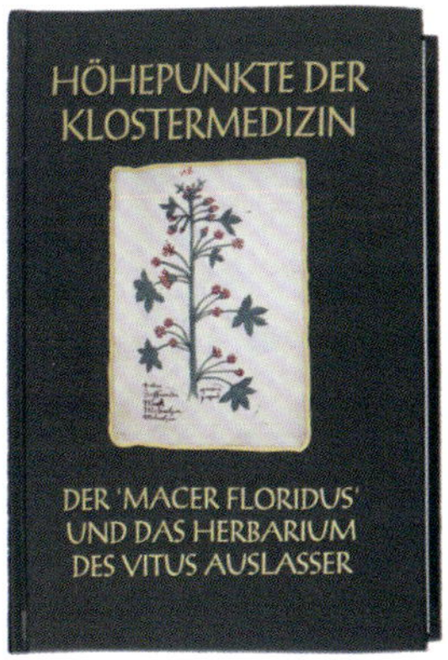

Der Macer Floridus: Titelcover

Das erfolgreichste Werk der Epoche der Klostermedizin war der »Macer floridus«, der vermutlich zur Selbsthilfe innerhalb wie außerhalb des Klosters herangezogen wurde. Es ist das erste Werk der Klostermedizin, das die Humoralpathologie, also die Viersäftelehre beinhaltet. Es ist etwa in der Zeit von 1086 bis 1100 geschrieben worden. 77 Pflanzen werden von dem Mönch Odo Magdunensis beschrieben, der sich von Walahfrid Strabo inspirieren ließ, der aber auch als Quellen die Werke von Plinius dem Älteren, Dioskurides, Galenos und von Aemilius Macer - danach ist sein Werk benannt - benutzte. Der »Macer floridus« [der erblühte Macer] oder auch »De viribus herbarum« [über die Kräfte der Pflanzen] war das Standardwerk der Kräuterheilkunde des Mittelalters und gilt als eines der Vorbilder für die späteren gedruckten Kräuterbücher. Zu einem Großteil der in diesem Werk empfohlenen Anwendungen fehlen uns heute allerdings die Erfahrungen, sie dürfen deshalb keineswegs unkritisch übernommen werden.

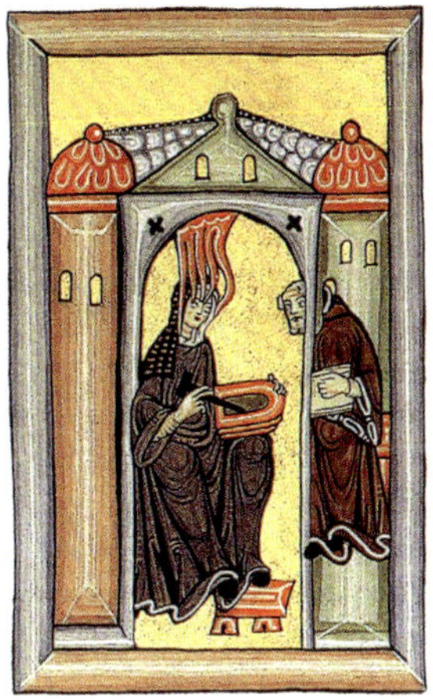

Hildegard von Bingen: Scivias; Miniatur: Inspiration

Das trifft auch für die Empfehlungen der Äbtissin Hildegard von Bingen [1098-1179] zu. Sie kennt zwar auch die Viersäftelehre und die Pflanzeneigenschaften warm-kalt, trocken-feucht, aber sie entwickelt ganz andere Vorstellungen. Das medizinisch-naturkundliche Schaffen Hildegards als eigenständiges Werk muß im Kontext ihrer Zeit gesehen werden.

Die Bildung medizinischer Schultheorien an den ersten Universitäten Europas führte zu einer Spaltung zwischen akademischer Medizin und der heilkundlichen Anwendung praktischer Erfahrungen; zu einer Trennung der theoretisch-wissenschaftlichen Ausbildung auf Grundlage griechisch-arabischer Medizin und der oft von Frauen praktizierten volkstümlichen Heilkunde, die daraus resultierend zunehmend verachtet wurde. Frauen waren in der Regel an Universitäten nicht zugelassen, was letztlich die grausame Verfolgung der weisen Frauen als Hexen beförderte.

In dieser Zeit leitete Hildegard zwei Klöster und setzte sich mit Papst und Kaiser auseinander. Sie predigte auf Marktplätzen, war Mystikerin, Ärztin und Dichterin zugleich; ihre Denkanstöße führten zu neuen Impulsen. Ihre Schriften basieren auf der Erkenntnis, daß jeder Teil der Schöpfung auf jeden anderen bezogen ist und so am Ganzen wirkt. Der Schöpfungsordnung entsprechend ist die Mikrokosmos-Makrokosmos-Vorstellung so

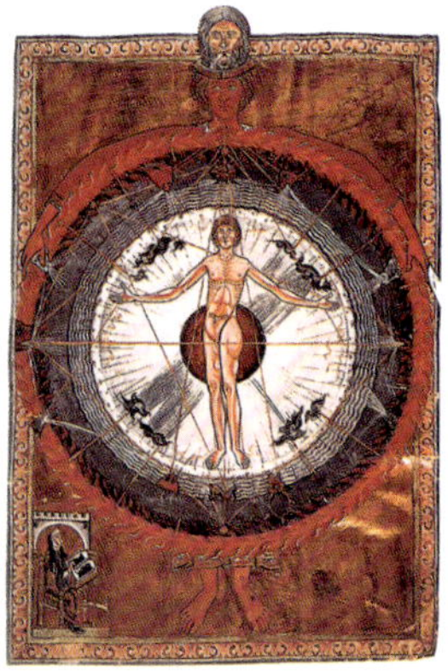

Hildegard von Bingen: Seite aus dem Buch der göttlichen Werke

beschrieben, daß Leib und Seele, Welt und Kirche, Natur und Gnade in die Verantwortung des Menschen gestellt sind. Für sie gesundet der Mensch nur im Einklang mit Gott und der Natur – eine Sicht, mit der sie in einer langen Tradition bis in unsere Zeit hinein steht, die aber mit der rein chemischen Wissenschaft nicht vergleichbar sein kann. Ziel ihrer Behandlungen war die Herstellung der Harmonie zwischen Körperfunktionen und kosmischen Kräften. Sie hat mit ihren Kenntnissen der lokalen Flora und Fauna und mit ihren eigenen Beobachtungen der pharmakologischen Wirkung bestimmter heimischer Pflanzen Wesentliches zur Weiterentwicklung zeitgenössischen Wissens beigetragen.
Ihre »Heilkunde« [Physica] umfaßt eine Beschreibung der Heilkräfte, die den Pflanzen – eine Auflistung in über 200 Kapiteln zum Teil mit volkstümlichen Namen –, Elementen, Mineralien und Tieren innewohnen. Entsprechend der Weltanschauung des Mittelalters stehen noch Glaube und Aberglaube nebeneinander. Aufgrund des heutigen Wissens über den Zusammenhang zwischen Körper und Seele und zwischen psychischer Situation und Krankheit sind die Werke der Hildegard von Bingen so wertvoll. Sie begriff die Wiederherstellung des Heils des Körpers und der Seele als Einheit. Die Sinne seien die Fenster der Seele.
Hildegard von Bingen war eine ungewöhnliche Frau, die eine lebendige Tradition begründete. Sie legte das letzte und größte Werk der Epoche der Klostermedizin vor und gehört zu den seltenen mittelalterlichen Autoren, die religiös-moralische Betrachtungen mit heilkundlichen Anweisungen verbanden.

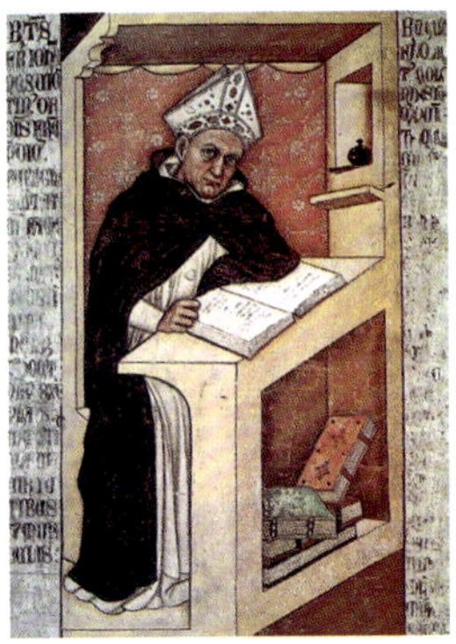

Albertus Magnus

»Die Seele liebt in allen Dingen das diskrete Maß. Wann auch immer der Körper des Menschen ohne Diskretion isst und trinkt oder etwas anderes dieser Art verrichtet, werden die Kräfte der Seele verletzt... In allen Dingen soll sich der Mensch selbst das rechte Maß auferlegen.«

Mit dem zunehmenden Erfolg der verschiedenen Schulen und Forschungsanstalten verloren die Klöster ihre Vormachtstellung auf dem Gebiet der Medizin. Kräuterkenntnisse gerieten allmählich in Vergessenheit. In dieser Zeit machte sich der Theologe, Philosoph und Naturforscher, der Dominikanermönch Albertus Magnus [1163-1288] als »Doktor universalis« in der Botanik und Medizin verdient. Er schrieb sechs Bücher über das Heilen mit Pflanzen, wobei er akademisches Wissen und klösterliches Heilwissen miteinander verband. Zum ersten Mal beschreibt er auch die Anlage eines Gartens, der nicht dem Nutzen und dem Ertrag, sondern nur der Freude und Erholung dient – ein Ziergarten zum Ausruhen und zur Belebung der Sinne.

Theophrastus Bombastus von Hohenheim, genannt Paracelsus [1493-1541], versuchte die Neubegründung einer auf Philosophie, Astronomie und Theologie beruhenden Medizin, für deren Hilfe er auch die Chemie heranzuziehen begann. Vieles hatte er mit Martin Luther, dem er persönlich begegnete, gemeinsam, man nannte ihn auch »Luther der Medizin«. Heute bezeichnet man ihn als die bedeutendste Persönlichkeit der nordischen Renaissance, weil er eine grundlegende Reform der Medizin anstrebte, die sich auf Erfahrung, Experimentieren und Naturbeobachtung gründete. *»Ein Arzt muß durch der Natur Examen gehen.«* Die ganze Welt sei eine Apotheke. Seine vier Säulen für die ärztliche Kunst sind die Philosophie als Wissenschaft im Lichte der Natur, die Astronomie mit ihren Einwirkungen auf die Gesundheit, die Alchemie als Forschungs- und Experimentiermethode und die ärztliche Ethik. Eine bedeutende Rolle in der Heilkunst schrieb Paracelsus der Lebenskraft »Archeus« zu, ähnlich wie Hildegard von Bingen der grünen Lebenskraft »Viritas«, die jedem Menschen innewohne: eine schöpferische Kraft, mit deren Hilfe Krankheiten bewältigt und überwunden werden können. Denn *»der ist ein Arzt, der das Unsichtbare weiß, das keinen Namen hat, keine Materie und doch seine Wirkung.«* Damit wird eine der psychischen Ebenen angesprochen, die Gesundheit oder Krankheit beeinflussen, die heute häufig vernachlässigt oder gar nicht berücksichtigt werden.

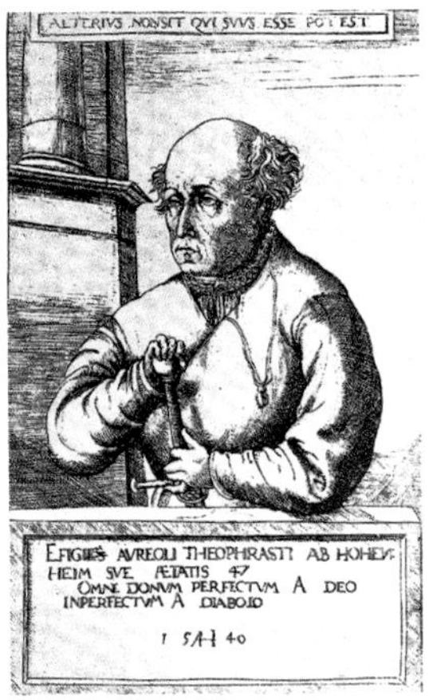
ALTERIVS NON SIT QVI SVVS ESSE POTEST
EFIGIES AVREOLI THEOPHRASTI AB HOHENHEIM SVE AETATIS 47
OMNE DONVM PERFECTVM A DEO
INPERFECTVM A DIABOLO
1540

Paracelsus um 1540

Paracelsus war gegen eine rein theoretische Medizin-Ausbildung eingestellt, trennte sich von Galen, nicht aber von Hippokrates. Sein Denkansatz geht aber über die Humoralpathologie des Hippokrates weit hinaus. Seine Naturphilosophie rückt ihn in die Nähe der Mystik, seine Magie kennt jedoch nicht die Zauberei mit Teufelshilfe, sondern die Selbstoffenbarung der Natur, der in ihr sichtbaren und verborgenen Kräfte. Heilige Schrift, Heilkunde und Volksmedizin sind die Grundlagen seiner Wissenschaft. Die Medizin nach Paracelsus fußt auf Natur- und Gotteserkenntnis, vergleichbar mit der Grundhaltung der Hildegard von Bingen. *»Denn der Mensch kann nur vom Makrokosmos erfasst werden, nicht aus sich selbst heraus. Erst das Wissen um diese Übereinstimmung vollendet den Arzt.«*

Er reiste durch ganz Europa und lernte lebenslang, *»nicht allein bei den doctoren, sondern auch bei den scherern, badern, gelehrten erzten, weibern, schwarzkünstlern, bei den alchimisten, bei den klöstern, bei den edlen und unedlen, bei den gescheiden und*

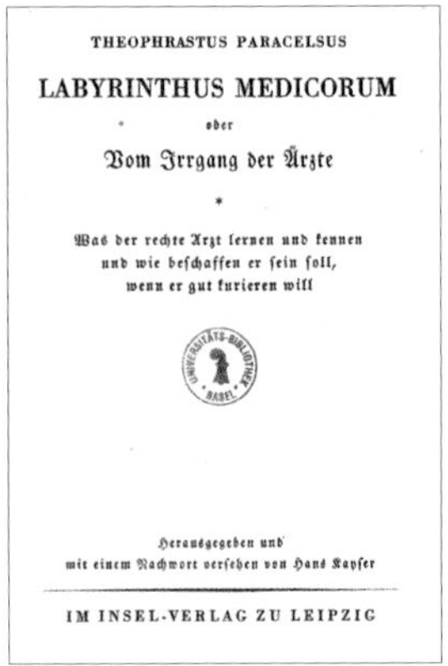

THEOPHRASTUS PARACELSUS

LABYRINTHUS MEDICORUM

oder

Vom Irrgang der Ärzte

Was der rechte Arzt lernen und kennen
und wie beschaffen er sein soll,
wenn er gut kurieren will

Herausgegeben und
mit einem Nachwort versehen von Hans Kayser

IM INSEL-VERLAG ZU LEIPZIG

Paracelsus:
Vom Irrgang der Ärzte,
Titelseite

einfeltigen«. Er war Feldarzt in Kriegen, sein Interesse galt auch den Berufskrankheiten der Hüttenarbeiter, der Chirurgie und Wundbehandlung und den Heilquellen. Er führte als erster die Chemie in die Therapie ein und begründete die chemische Heilkunst. Wegweisend empfahl er auch die Drogen zu extrahieren und wurde so zum Erfinder der Tinkturen und Extrakte, die in die Pharmakopöen, also in die amtlichen Arzneibücher aufgenommen wurden.

Die Signaturenlehre, die bereits im Altertum weite Anwendung fand, war im späten Mittelalter als Denkart verbreitet, geht aber in ihrer konkret schriftlichen Formulierung auf Paracelsus zurück: *»Die Natur zeichnet ein jegliches Gewächs, das von ihr ausgeht, zu dem, dazu es gut ist. Darum, wenn man erfahren will, was die Natur gezeichnet hat, so muß man an dem Zeichen erkennen, was für eine Tugend in dem Gezeichneten ist. Denn das soll ein jeglicher Arzt wissen, dass alle Kräfte, die in den natürlichen Dingen sind, durch die Zeichen erkannt werden.«*

Im Glauben an die Kraft der Pflanzen begegnen wir immer wieder dem Sehen oder Hineinsehen der Signatur: die Farbe und Form, die ein Blatt oder eine Blüte zum Heilmittel für das gleichgeformte menschliche Organ prädestiniert.

Über das Johanniskraut schreibt Paracelsus: *»Sein Blumen putrifizieren in ein Blutsform das ist ein Signum, das es zu den Wunden gut ist und was von Wunden kommt.«* Jeder kann es nachvollziehen, wenn er die Blütenblätter zerreibt, tritt blutroter Saft heraus. Und die Laubblätter sind, im Gegenlicht betrachtet, perforiert, also verwundet. Bis heute ist Johanniskrautöl ein probates Mittel zur Wundbehandlung. Ein anderes Beispiel ist die Mariendistel mit ihren vielen Dornen an den Blattenden. Auch die Samen sind spitz und stechen und werden Stechkörner genannt – ein Symbol für Seitenstechen, wenn Leber und Galle nicht gut arbeiten.

Nachträglich ist wissenschaftlich das Silymarin nachgewiesen worden, das heute auch in der Schulmedizin als Leberschutzmittel verabreicht wird.

Viele andere Beispiele könnten als zutreffend genannt werden. Paracelsus selbst hat seine Aussagen immer erst durch eigene Erfahrung gewonnen und forderte, es müsse ein Weg gefunden werden, die Zeichen der Natur durch eine wissenschaftliche Methode auf ihren Aussagegehalt zu überprüfen.

Paracelsus war ein Wegbereiter der modernen Medizin. Nicht die Symptome standen bei ihm im Vordergrund, sondern die Ursache, die er auf biologische, chemische und physikalische Vorgänge zurückführte. Zur Bekämpfung der Krankheitserreger sei es nicht nur notwendig, das Gegenmittel zu kennen, sondern auch die einzusetzende Menge. Denn: *»Alle Dinge sind Gift, und nichts ist ohne Gift. Allein die Dosis macht, dass ein Ding kein Gift* *ist.«* Aus heutiger Sicht war er ebenso Wegbereiter für die Therapie mit den Schüßler Salzen, und er legte den Grundstein für die Homöopathie. Mit der Etablierung chemischer Heilkunst beeinflußte er die neue Entwicklung leider auch so, daß sich die »Mineralia« des 16. Jahrhunderts in wachsendem Maße zu den »Chemiatrica« wandelten – eine Entwicklung, die heute gleichsam die Umkehrung der einstigen Verhältnisse auf dem Gebiet der arzneilichen Stoffe aus Pflanzen darstellt!

Kräuterbücher

Kräuterbücher sind in erster Linie Fachbücher für Arzt und Apotheker. Arzneimittel- und Pflanzenkenntnisse sollten aber über Fachkreise hinaus auch dem Laien vermittelt und damit der Anbau von Heilpflanzen empfohlen werden.

Mit Erfindung der Buchdruckerkunst wurde es möglich, Pflanzenbeschreibungen und Pflanzenabbildungen einer breiteren Leserschicht zugänglich zu machen. 1484 erscheint in Mainz das erste gedruckte Kräuterbuch, herausgegeben von einem Mitarbeiter Gutenbergs. Es enthält 150 Kapitel mit ebenso vielen Abbildungen in Holzschnitten.

Ein Jahr später wird der »Gart der Gesundheit« veröffentlicht. Es ist das erste gedruckte Kräuterbuch in deutscher Sprache mit 368 handkolorierten Blättern, auch mit den beiden Holzschnitten der Wunderpflanze Alraune, die im Mittelalter eine große Rolle in der Schmerzbehandlung spielte. Zusammen mit Opium und Bilsenkraut tränkte man Schlafschwämme, die vor operativen Eingriffen verabreicht wurden.

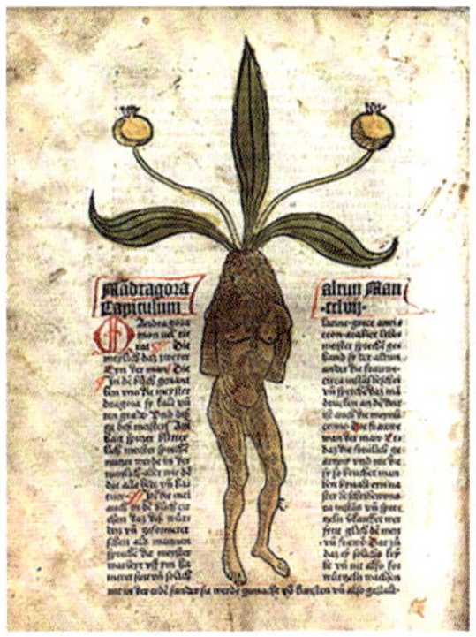

Seite aus dem »Gart der Gesundheit«: die Alraune

1491 wurde von dem Mainzer Buchdrucker Meydenbach der »hortus sanitatis« in lateinischer Sprache herausgebracht, der für die mittelalterliche Medizin und Botanik von großer Bedeutung war. 454 Blatt sind mit sieben Vollbildern und 1.066 meist im Format 6 × 10 cm in den Text hineingestellten Illustrationen geschmückt. Eine schöpferische Fundgrube für den Historiker und jeden, der sich für Heil- und Pflanzenkunde der damaligen Zeit interessiert.

Die Bevölkerung, die den Naturkräften gegenüber, die Gott in die Pflanzen gelegt hatte, ein großes Vertrauen entgegenbrachte, gewann zunehmend Interesse an einem medizinischen Hausschatz mit Anweisung zum Gebrauch, um auf einfache und praktische Weise sich selbst zu helfen und zu heilen.

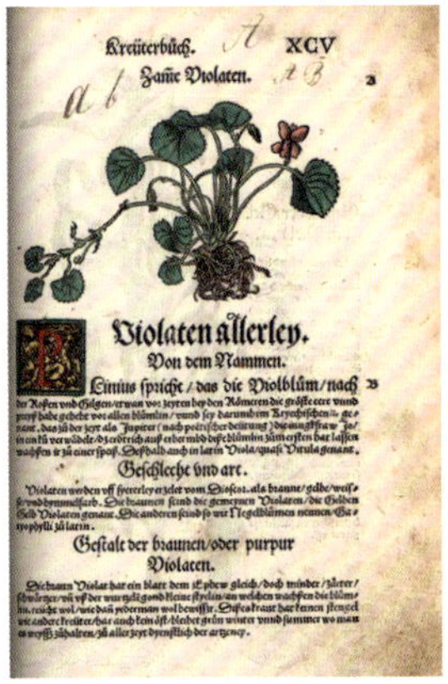

Otho Brunfels: Contrafayt Kreüterbuch, 1532-37

Die Nachfrage nach Kräuterbüchern wuchs, so daß die Herstellung von Botanik-Ärzten übernommen werden konnte. Die nach 1530 erschienenen Kräuterbücher von den drei Vätern der Botanik waren seinerzeit das Großartigste und Beeindruckendste an naturwissenschaftlichen Werken:

Das erste dieser neuen Kräuterbücher erschien 1532 von Otho Brunfels [1488-1534]; sein Contrafayt Kreuterbuch war zunächst in lateinischer, danach erst in deutscher Sprache erhältlich. Brunfels war Dominikanermönch und Doktor der Medizin. Die handkolorierten Abbildungen von einem Schüler von Albrecht Dürer sind so naturalistisch, daß sie das Buch besonders wertvoll machen.

Ein Schüler von Brunfels, Hieronymus Bock [1498-1554], war Lehrer und Leiter eines Botanischen Gartens. Er bringt 1539 sein Kreutterbuch heraus, in dem alle Pflanzen seiner oberrheinischen Heimat, inklusive Stauden und Bäume aufgenommen sind. Sein Erfolg ist vor allem den volkstümlichen, liebevoll verfaßten Texten zu verdanken, zu denen auch Passagen über die Herkunft, Verarbeitung und Anwendung von Lebensmitteln gehören.

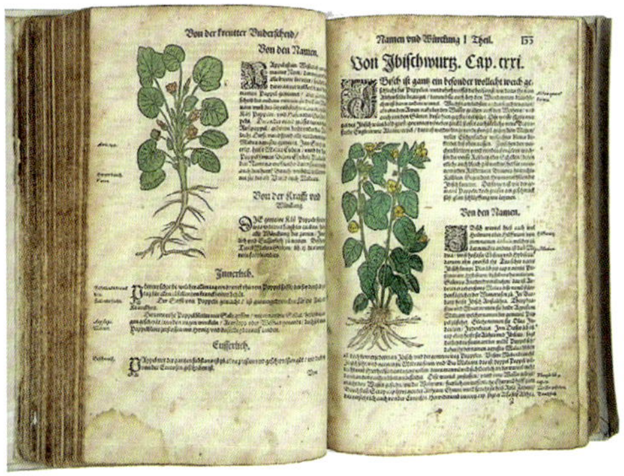

Hieronymus Bock: Originalausgabe vom Kreutterbuch; Strasbourg um 1577

Der Tübinger Professor Leonhart Fuchs [1501-1566], später Leibarzt des Markgrafen von Brandenburg in Ansbach, bringt 1543 ein gewaltiges, bebildertes New Kreüterbuch heraus, graphisch und künstlerisch wohl das Schönste, was von den drei Vätern der Botanik geschaffen wurde. Er beruft sich auf die alten Schriften von Hippokrates, Dioskurides und Galen. Der Text behandelt den Namen, die Gestalt, Vorkommen und Blütezeit, aber auch die Kraft und Wirkung der Pflanzen. Mit dieser Komplexität überragt er alle bis dahin erschienenen Werke.

Schier unerschöpfliche Quellen stellen auch die Kräuterbücher dar, die ab der zweiten Hälfte des 16. Jahrhunderts erscheinen, so das Kreuterbuch des Adam Lonicerus von 1555; das Kreuterbuch von Nikolaus Mathiolus, das vielfach Grundlage für weitere Kräuterbücher wurde.

Das umfassendste Werk der Kräuterbuchgeschichte ist das Kreuterbuch

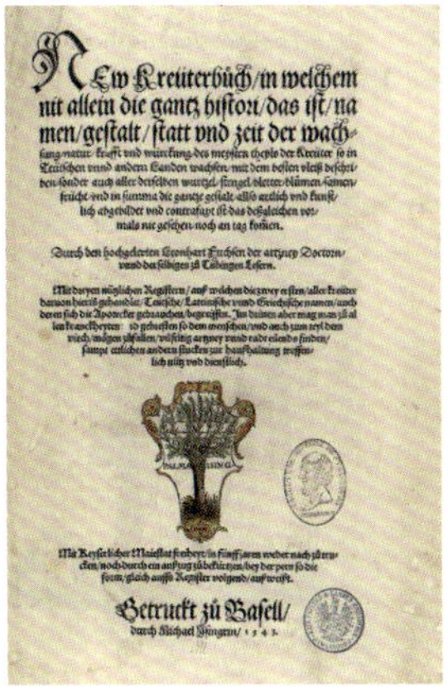

Leonhart Fuchs: New Kreüterbuch: Titelseite

des Jacobus Theodorus Tabernaemontanus aus dem Jahre 1731. Auf 1.160 Seiten hat der Arzt und Apotheker in 38 Jahren über 3.000 Kräuterbeschreibungen in außergewöhnlicher Ausführlichkeit zusammengetragen.

Bis weit ins 18. Jahrhundert war der »Tabernaemontanus« das Standardwerk der Botanik und Pharmakologie. Jakob Theodor [1525-1590], nach seinem Heimatort Bergzabern in der Pfalz »Tabernaemontanus« genannt, war Schüler von Hieronymus Bock. Sein Leben lang arbeitete er an dem 1588 erschienenen *»Neu vollkommen Kreuter-Buch, darinnen 3000 Kräuter mit schönen künstlichen Figuren... beschrieben«* – das bedeutendste Werk mit 2300 Holzschnitt-Abbildungen. Seinen Vorgängern gegenüber hebt es sich mit wesentlich besseren Holzschnitten und treffenderen Beschreibungen deutlich ab.

Zahlreiche schöne Illustrationen, die später vermehrt wurden, waren weit bis ins 18. Jahrhundert vielen Botanikern eine Einführungshilfe in die europäische Flora. Der letzte und schönste Nachdruck erfolgte 1731.

Neuzeit

In der Zeit von 1780 bis 1850 wurde die Heilkunst von drastischen Behandlungsmethoden bestimmt: Aderlaß, Abführ- und Schwitzkuren, Einläufe oder »Reinigung« des Magen-Darm-Traktes durch Erbrechen mittels Weinstein wurden dem Patienten zuweilen so gefährlich, daß viele Menschen nicht an ihrer Erkrankung, sondern an der Therapie starben. Der Tod des amerikanischen Präsidenten George Washington 1799 kann teilweise auf einen durch Aderlaß hervorgerufenen Schock zurückgeführt werden.

Der führende Wissenschaftler dieser Zeit war Dr. Christian Samuel Hahnemann [1755-1843], der als Arzt und Apotheker andere Wege gehen wollte. Er suchte nach einer Heilmethode, die den Organismus stärkt und nicht schwächt. Analog der Signaturenlehre arbeitete er das Ähnlichkeitsprinzip aus und wurde in vielen Selbstversuchen bestätigt und davon überzeugt, daß Arzneien, die in sehr kleinen Mengen Symptome lindern, in größeren Dosen beim Gesunden diese Symptome hervorrufen. Seine Ähnlichkeitsregel lautet: »Similia similibus curentur«: Ähnliches kann mit Ähnlichem geheilt werden. *»Wähle, um sanft, schnell, gewiss und dauerhaft zu heilen in jedem Krankheitsfalle eine Arznei, welche ein ähnliches Leiden für sich erregen kann, als sie heilen soll.«*

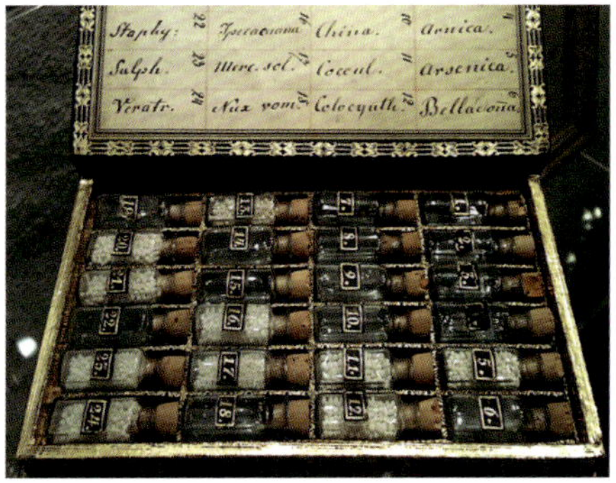

Homöopathische Taschenapotheke Hahnemanns

Diesen Satz gibt Hahnemann seinen Richtlinien vor. Durch die geringen Dosen an Arzneistoff wird der Organismus angeregt zur Selbstheilung, denn das biologische Grundgesetz lautet: *»Schwache Reize regen die Lebens- und Selbstheilungskräfte des Organismus an, starke Reize hemmen sie und stärkste Reize heben sie auf.«*
So begründete Hahnemann die Homöopathie als eine Reiz- und Regulationstherapie, die sich immer wieder bewährte. Die wichtigsten Merkmale der Homöopathie sind gezielte Wahl des Mittels mit Hilfe der Ähnlichkeitsregel, die abhängig ist von den individuellen Krankheitssymptomen und Persönlichkeitsmerkmalen des Patienten; und die Verwendung des Mittels in potenzierter Form. Die Erfahrung überraschte dennoch, daß die Wirksamkeit des Arzneimittels mit zunehmender Verdünnung noch zunahm. Diese Verdünnungen bezeichnete er als Potenz [lat. Potentia = die Kraft].
Hahnemann verwendete als Ausgangsstoffe die pflanzlichen, tierischen, mineralischen und chemischen Arzneien seiner Zeit. Durch stufenweises Verschütteln mit Alkohol oder durch Verreiben mit Milchzucker in gleichem Verhältnis bei festen Substanzen verringerte er die Dosis.

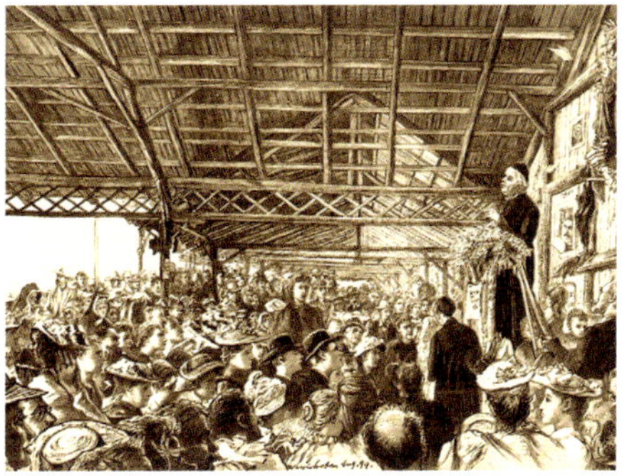

Pfarrer Kneipp bei einem Vortrag in Wörishofen

Im 19. Jahrhundert war es Pfarrer Sebastian Kneipp [1821-1897], der die Naturheilkunde revolutionierte. Seine damals als unheilbar geltende Tuberkulose kurierte er durch Bäder in der kalten Donau und begann sich intensiv mit der gesundheitsfördernden Kraft des Wassers, aber auch mit der heilenden Wirkung ausgesuchter Pflanzen zu beschäftigen. *»Alles, was wir brauchen, um gesund zu bleiben, hat uns die Natur reichlich geschenkt.«*
Er war ein Pionier ganzheitlichen Denkens, das heute noch wegweisend für natürliche Heilmethoden und zeitgemäße Präventivmedizin ist. Sein visionäres Lebenskonzept ist zeitlos aktuell. Der Mensch, seine Lebensgewohnheiten und seine natürliche Umwelt werden als untrennbare Einheit betrachtet.
Sein ganzheitlicher Lebensstil basiert auf fünf Elementen:
»Das Wasser ist mein bester Freund und wird es bleiben bis ich sterbe«.

»Mit jedem Schritt und Tritt... begegnen wir immer wieder neuen Pflanzen, die für uns höchst nützlich und heilbringend sind.«
»Die Bewegung erhöht die Lebenslust und hilft dem Menschen durch die Stärkung seines Körpers.«
»So lange keine durchgreifende Änderung in unserem Ernährungssystem eintritt, können die argen Schäden, an denen die Menschheit krankt, nicht behoben werden, es wird im Gegenteil noch schlechter werden.«
»Kaum ein Umstand kann schädlicher auf die Gesundheit wirken als die Lebensweise unserer Tage. Es muß ein Ausgleich [d. h. ein geistig-seelischer Ausgleich-H.T.] *gefunden werden, um die überanstrengten Nerven zu stärken, ihre Kraft zu erhalten; es muß ein Gleichgewicht hergestellt werden.«*

Die Medizin des 20./21. Jahrhunderts

Zu Beginn des 20. Jahrhunderts war es das Wirken des Pathologen Dr. Edward Bach [1886-1936] in England, das neue Wege und Perspektiven auftat. Er war ein Homöopath, der nach noch anderen Möglichkeiten suchte und dabei seine Blütentherapie entwickelte – die Krönung seines Lebenswerkes. Er entdeckte intuitiv 37 Wildblütenpflanzen anhand deren Signatur und das Quellwasser, mit denen er die gesamte Psyche des Menschen behandeln konnte.
Die Bachblütentherapie geht mit den Blütenessenzen eigene Wege, sie gleichen negative Gemütsstimmungen aus, deren Ursachen in menschlichen Charaktereigenschaften zu suchen sind. Ziel ist die »Seelenreinheit« und damit die Erhaltung und Stabilität der Persönlichkeit. Indirekt erhöht sich die Widerstandskraft gegen seelische und psychosomatische Störungen. Damit wird der Mensch ganzheitlich behandelt. Zu den Wirkungen äußerte sich Dr. Bach 1951: *»Die Wirkung dieser Arzneien besteht darin, dass sie unsere Schwingungen anheben und unsere Gefäße für die Aufnahme unseres geistigen Selbst öffnen, dass sie unser Wesen mit der bestimmten Tugend erfüllen, derer wir bedürfen... wie schöne Musik... die uns Inspiration schenkt, sind sie imstande, unser innerstes Wesen zu erheben.«*
In ihrer Erfolgsgeschichte hat sich die Medizin der Gegenwart aber zunehmend von einer empirischen Erfahrungsmedizin zu einer naturwissenschaftlich orientierten, auf rein theoretischem Wissen basierenden Disziplin entwickelt. Hinzu kommen Informationsflut, Spezialisierung der einzelnen Fachbereiche, hochspezialisierte Technik und Verfahren, die zwar unvermeidlich und notwendig sind, die aber die Ganzheitlichkeit aus dem Auge verlieren. Es besteht die Gefahr, daß Medizin und Arztberuf auf die Aufgabe der Defektbehebung reduziert werden. Da verwundert es nicht, daß viele Menschen das Vertrauen in die Apparate-Medizin verloren haben. Das

wichtigste Motiv und Inhalt der Medizin sollten der Mensch und das menschliche Miteinander sein, das keinen gesetzmäßigen und objektiv erfaßbaren Maßstäben unterliegt.

Zusammenfassung

Motiv aller Heilkunst ist das Verlangen nach Ganzheit in einer Welt, in der nichts von Natur aus ganz heil sein kann. Darum ist Krankheit ein natürlicher Bestandteil des Lebens, Gesundheit ist nicht allein das Fehlen von Krankheit und Gebrechen. Sie ist *»weniger ein Zustand als eine Haltung, und sie gedeiht mit der Freude am Leben am besten«*. [Thomas von Aquin] Und Johann Wolfgang von Goethe meinte: *»Unter Gesundheit verstehe ich nicht »Freisein von Beeinträchtigungen«, sondern die Kraft mit ihnen zu leben.«* Eindrucksvoll steht das bereits im Bamberger Codex: *»...sehr heilsam nämlich ist eine Krankheit, die den Sinn des Menschen in seiner Verhärtung aufbricht; und sehr gefährlich ist eine Gesundheit, die den Menschen zur Unbotmäßigkeit verführt«*. In der Welt des Mittelalters erscheint der Mensch nie als der Herr der Natur, sondern eher als ein Hirte allen Seins, als der Gärtner und Ackermann, der das Feld bebaut, dem der große Garten der Natur anvertraut ist.

Das Heilmittel ist mehr als der bloße Träger von Wirkstoffen, es ist immer zugleich Mittler göttlicher, übernatürlicher Kräfte, die schon antike Ärzte veranschaulichten. Die Verschmelzung von Heils- und Heilungserwartung bedingt, daß die therapeutische Wirksamkeit nicht immer aus den Inhaltsstoffen erklärt werden kann. Und das verbindet die mittelalterliche Praxis mit der modernen Phytotherapie.

Die alte Heilkunde ist eine Lebenskunst mit dem Grundmuster einer gesunden Lebensführung mit Regelkreisen, zu denen rechter Umgang mit Licht und Luft, mit Speise und Trank, mit Bewegung und Ruhe, mit Schlafen und Wachen, mit Ausscheidung und Flüssigkeitshaushalt und rechter Umgang mit den Affekten und Leidenschaften wie Freude, Zorn und Angst gehören. In Ansätzen sind diese Regeln durch Benedikt von Nursia in die Ordensregel der Benediktiner-Klöster eingegangen und gelten, wenn auch etwas modifiziert, als die notwendigen Prinzipien der heutigen Naturheilkunde. Diese Lebensordnung erscheint wichtiger als alle Arzneien! Ihr zentrales Anliegen ist die Erhaltung der Gesundheit. Heilen heißt ganz machen. Die Ausgewogenheit zwischen Geist, Seele und Leib bedingt den Zustand des »Gesundseins«, der immer wieder hergestellt und ausbalanciert werden muß. Es geht immer um den ganzen Menschen und in der Therapie mit Kräutern auch immer um die ganze Pflanze. Ihr Heilwert läßt sich nicht immer nur aus den Inhaltsstoffen erklären – vielmehr bedingen fünf Eigenschaften einander: Äußere Gestalt, Wirkstoff, Aroma, Schönheit und Symbolik machen zusammen den heilenden Wert einer Pflanze aus. Symbole erhalten ihre Kraft durch die Bedeutung, die ihnen die Menschen beimessen.

Das tradierte Wissen aus der Antike, das im Mittelalter auch in den Klöstern des Harzgebietes weitergetragen worden ist, bestimmte so lange die Phytotherapie, bis die Entwicklung chemischer Arzneimittel den Gebrauch und das Wissen um Heilpflanzen verdrängte. Aber Arzneimittelskandale, Resistenzbildung gegenüber Antibiotika, unliebsame Nebenwirkungen und andere Negativtrends haben das Interesse an pflanzlichen Produkten sogar beim Gesundheitsministerium geweckt. Viele Erfahrungswerte konnten bereits wissenschaftlich untermauert werden. Bei aller Überprüfbarkeit des überlieferten Arzneischatzes auf seine Brauchbarkeit für die heutigen Therapien resultieren trotz fortgeschrittener Forschung nur fragmentarische Kenntnisse über das komplizierte Miteinander der Substanzen in den Pflanzendrogen – dieses Zusammenwirken ist letztlich ein Naturgeheimnis.

»Geheimnisvoll am lichten Tag
Lässt sich Natur des Schleiers nicht berauben.
Und was sie Deinem Geist nicht offenbaren mag,
das zwingst Du ihr nicht ab mit Hebel und mit Schrauben.« *Johann Wolfgang von Goethe*

Wir werden uns weiter in dem Dilemma bewegen, daß die direkte Korrelation zwischen den einzelnen Inhaltsstoffen eines Phytopharmakons und seiner therapeutischen Wirksamkeit nur selten möglich ist. Wir sprechen dann vom Placeboeffekt – nur weil keine andere Erklärung gegeben werden kann.

Der Mensch ist an die grüne Pflanze gebunden, deren Stoffwechselprodukte arzneilichen Wert haben. Entscheidend ist immer die Dosis, viel hilft nicht immer viel. Bei manchen gesundheitlichen Störungen können pflanzliche Heilmittel den »scharfen Geschützen« sogar überlegen sein. Dabei sind immer mehrere Inhaltsstoffe in einer Pflanze zu berücksichtigen. Der Hauptwirkstoff bestimmt ihren Einsatz, die spezifische Wirkung verdankt sie jedoch dem Zusammenspiel verschiedener Inhaltsstoffe. Ein isolierter Wirkstoff hat oft eine andere Wirkung als die Pflanze in ihrer Ganzheit.

Es hängt von jedem Menschen persönlich ab, wie sehr er bereit ist, seine eigenen Erfahrungen mit den für ihn und seine individuelle Situation hilfreichen und zu ihm passenden Pflanzen zu machen.

Im folgenden Abschnitt kann aus dem umfangreichen Schatz an Heilpflanzen nun eine Auswahl vorwiegend harztypischer Kräuter ausführlich charakterisiert werden.

Arnika

ARNICA MONTANA

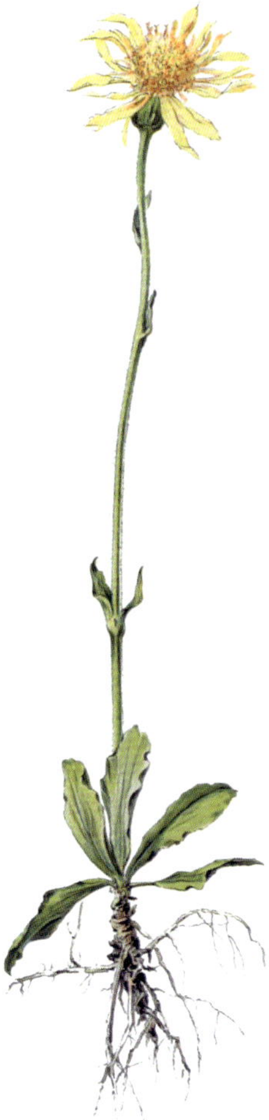

*»Aus Arnika, dem Engelkraut, wird manche Arzenei gebraut.
Ob Tropfen, Salben, ob Tinktur, in Arnika liegt Reinnatur.«* Ingo Baumgartner

Diese im Juni und Juli auffällige goldgelb blühende Pflanze ist eine strahlende Schönheit! Sie war auf Bergwiesen, an Berghängen, trockenen Hochmooren und Heiden von der Ebene bis in die alpine Stufe und in den Mittelgebirgen Deutschlands einst eine weit verbreitete Pflanze, ist inzwischen aber stark gefährdet. Im Harz ist die Arnika auf nährstoffarmen Borstgraswiesen zwar immer noch zu finden, aber durch Nutzungsintensivierung und durch Aufgabe der Bewirtschaftung stark zurückgegangen. Heute steht sie deutschlandweit unter Naturschutz.

Gedüngte Wiesen mag sie nicht, sie liebt die Höhe. Nach Goethe gehört sie zu den freien Höhen des Urgesteins und wächst an den Stufen von Götterthronen.

Die Pflanze ist ein 30-50 cm hohes ausdauerndes Kraut. Aus dem Wurzelstock entwickelt sich eine grundständige Rosette großer lanzettlicher ganzrandiger Blätter. Der Stengel mit einigen kleineren Blättern verzweigt sich meistens in den Achseln des obersten Blattpaares. Die strahlenförmigen Blütenköpfchen werden von einem Hüllkelch umschlossen.

Häufig wird Arnika mit Wiesenbocksbart oder auch mit der Ringelblume verwechselt, unterscheidet sich aber von anderen gelb blühenden Korbblütlern [ASTERACEAE] durch den eigenartigen aromatischen Duft.

Für einen feldmäßigen Anbau eignet sie sich nicht. An ihre Stelle tritt eine leicht kultivierbare Wiesenarnika [ARNICA CHAMISSONIS] aus Amerika, die ähnliche Zusammensetzung an Wirkstoffen besitzt und für den pharmazeutischen Bedarf angebaut wird.

Die Arnika ist ein Universaltalent unter den Heilpflanzen. Verwendet werden vorwiegend die Blüten, seltener die Wurzel. Die Pflanze enthält ein Gemisch von Inhaltsstoffen, vor allem Bitterstoffe, Flavonoide und ätherisches Öl. Das Wirkungsspektrum ist entsprechend umfangreich. So wirkt die Droge äußerlich antiphlogistisch, antiseptisch, antirheumatisch, antineuralgisch, antimikrobiell und verringert folglich Entzündungsreaktionen.

Es ist die heilsame Pflanze für den Bewegungsapparat als Erste-Hilfe-Mittel bei Verletzungen und Unfällen mit Blutungen, für Wunden aller Art, auch Wundliegen, Prellungen, Verstauchungen, Quetschungen. Zubereitungen haben ihren festen Platz in den Apotheken. Auch der Wasserdoktor Sebastian Kneipp meint: *»Arnika halte ich für das erste Heilmittel bei Verwundungen und kann es deshalb nicht genug empfehlen.«*

Auszüge aus den Blüten als Tinktur oder Tee werden nur äußerlich angewendet, zu Salben und Gelen verarbeitet oder als Umschlag aufgelegt, zum Beispiel bei Venenschwäche, Muskel- und Gelenkbeschwerden. Traumen und Schockerlebnisse werden mit homöopathischen Arnika-Dilutionen behandelt, also Verschüttelungen mit Wasser/Alkohol, um die Wirkung zu verstärken.
Die Tinktur ist immer 1:5 zu verdünnen. Zum Gurgeln bei Mundschleimhaut- oder Rachenentzündung wird die Tinktur 10-fach verdünnt.
In den Schriften der Antike ist Arnika nicht zu finden. Die früheste Aufzeichnung ist vermutlich die in der Physika der Hildegard von Bingen:
»Wenn zwischen der Haut und dem Fleisch des Menschen Flecken und Blasen hervorbrechen, dann soll Wundkraut in Wasser gekocht und warm aufgelegt werden...« Sie nennt dieses Kraut Wolfesgelegena, von dem später ein anderer Name für Arnika Bergwohlverleih abgeleitet worden ist. Die Beschreibung wird von der Forschung auf Arnika bezogen.

Die Anwendung der Arnika geht auf das 16. Jahrhundert zurück. Im Kräuterbuch des Adam Lonitzer ist zu lesen:
»Bei den Sachsen gebraucht es [das Kraut] das gemeine Volk, bei denjenigen, die von höher herabgestürzt sind oder sich sonst bei der Arbeit verletzt haben.«
Achtung! Wegen toxischer Nebenwirkungen kann Arnika zum innerlichen Gebrauch nicht empfohlen werden.
Wie bei vielen Korbblütlern sind äußerlich angewendet allergische Reaktionen besonders bei hellhäutigen und rotblonden Menschen möglich, die sich in brennenden Hautausschlägen äußern.
Wie vielen anderen Heilpflanzen auch hat man der Arnika besondere Kräfte, Zauberkräfte, zugesprochen. Sie zählte zu den Johanniskräutern durch die gelben Blüten, die zur Zeit der Sommersonnenwende blühen. Sie wurden am Johannisabend unter das Dach gelegt, um sich der Signaturenlehre nach so vor Blitz und dem bösen Treiben von Dämonen oder »Hexen« zu schützen. Arnika sollte auf keinen Fall in einer Hausapotheke fehlen, in vielen Notsituationen kann schnell Erste Hilfe geleistet werden.

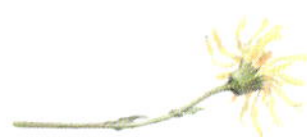

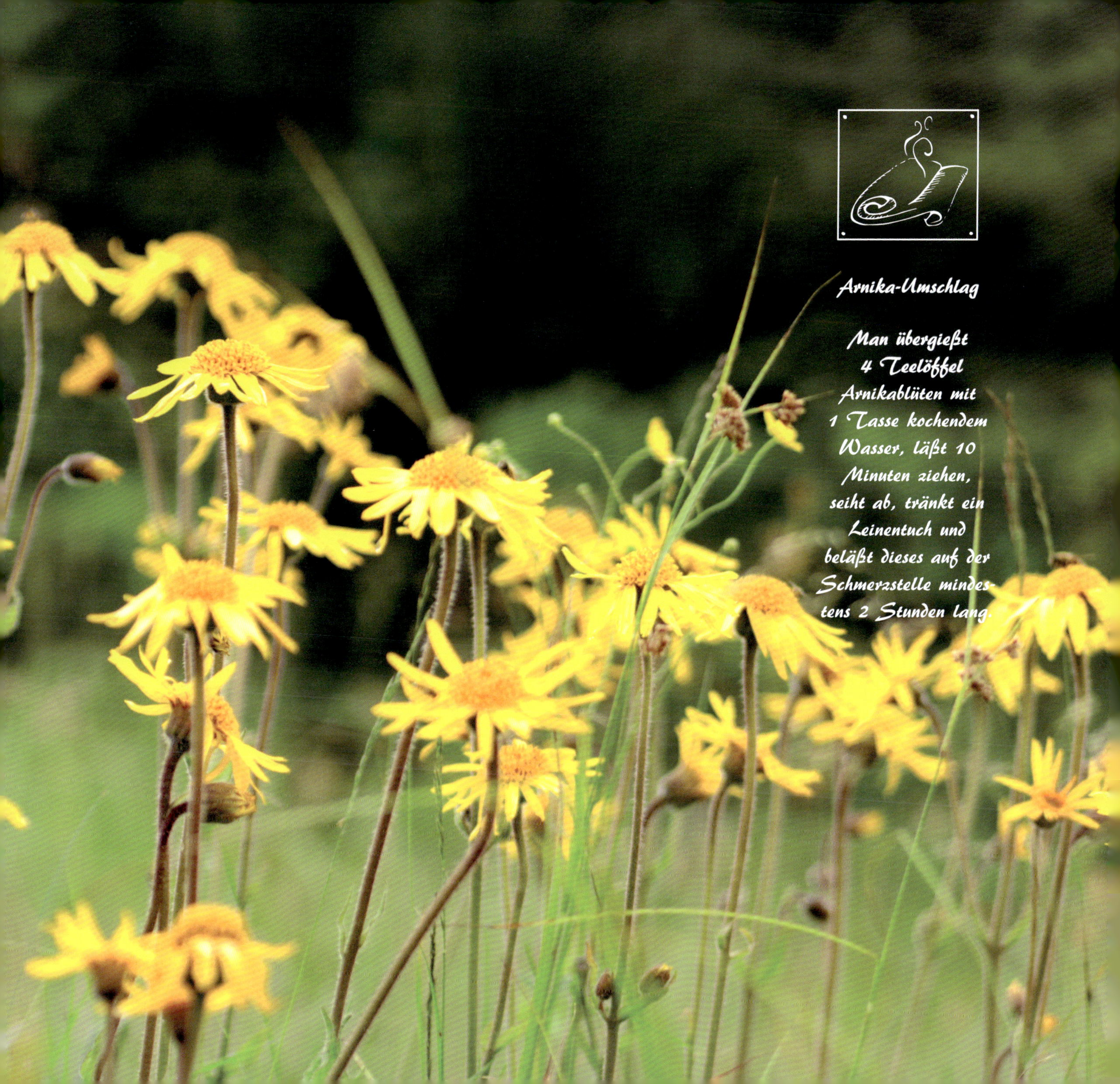

Arnika-Umschlag

Man übergießt 4 Teelöffel Arnikablüten mit 1 Tasse kochendem Wasser, läßt 10 Minuten ziehen, seiht ab, tränkt ein Leinentuch und beläßt dieses auf der Schmerzstelle mindestens 2 Stunden lang.

Baldrian, Echter

VALERIANA OFFICINALIS

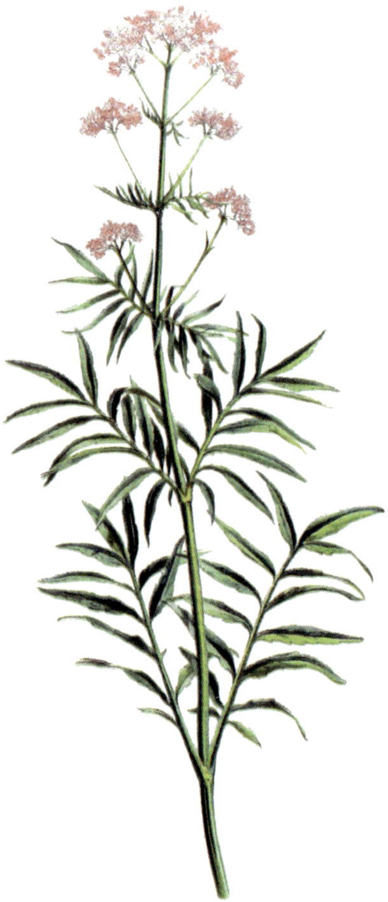

Der Baldrian ist eine Arzneipflanze mit langer und wechselhafter Tradition. Im Lorscher Arzneibuch, dem ältesten schriftlichen Zeugnis der Klostermedizin aus der Karolingerzeit, wird der Baldrian als wichtigster Bestandteil einer großen Rezeptur genannt: »*Allzu viel Schlaf gleicht das Mittel mit Wachen aus, bei übermäßiger Schlaflosigkeit sorgt es für den entsprechenden Schlaf, es befreit von Erschöpfung, nimmt die Trägheit.*« Die Pflanze wurde jedoch schon von griechischen und römischen Ärzten gebraucht. Im Mittelalter galt der Arzneibaldrian [es gibt ca. 250 Baldrian-Arten] als Allheilmittel, das bei weitaus mehr Beschwerden angewendet wurde als ursprünglich und heute:

Baldrian »macht holdtselig, eyns und fridsam,
wo zwei das Wasser drinken!« Otho Brunfels

Die Bedeutung des Baldrian geht auf den nordischen Gott Baldur zurück, den Hilfsbereiten und den Gott des Lichtes. Sein Name ist wahrscheinlich eine Verdeutschung des lateinischen VALERIANA, von valere = gesund, kräftig.
Der Echte Baldrian ist in ganz Europa heimisch und wächst überall auf feuchten Wiesen und an Ufern. Trockenheit und Dürre verträgt er nicht.
Im Frühjahr zeigen sich zuerst die gefiederten Blätter als Kissen. Ende April steigen die ersten Stiele auf und werden bis zum Hochsommer oft mannshoch. Im Juli und August treten die rosafarbenen Blüten als Trugdolden in Erscheinung, die sich über ihre Umgebung weit sichtbar erheben und angenehm duften. Baldriane gehören zu den Baldriangewächsen [VALERIANACEAE].
Das charakteristische Aroma beherbergt nur die Wurzel, das sie erst nach dem Trocknen verbreitet. Wegen dieser Eigenschaft war die Pflanze auch ein Zauber- und Hexenkraut, das alles Böse fernhalten sollte. Ein Zauberspruch lautete:

»Baldrian, Dost und Dill,
kann die Hex nicht wie sie will.«

Fernhalten läßt sich aber nicht die Katze, sie liebt das Pflanzenaroma und legt sich gerne in das Kraut! Tollerjan oder Katzenkraut sind andere Namen der Pflanze, weil Katzen, und wohl mehr noch die Kater, durch den Geruch wie toll werden. Baldrian

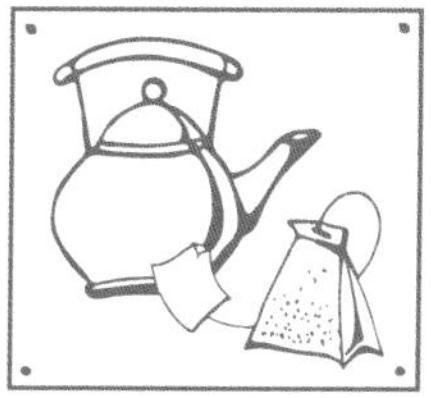

Für eine Teezubereitung werden 2 Teelöffel Baldrianwurzel mit 1 Tasse Wasser kalt angesetzt; nach mindestens 12 Stunden abseihen und angewärmt mehrere Tassen am Tage schluckweise trinken.

Teemischungen mit Weißdorn, Melisse und Hopfen verstärken die Wirkung und eignen sich auch als Schlafkissen.

Oder man nimmt vor dem Schlafengehen ein Baldrianbad.

bietet sich wie seit alten Zeiten bei allgemeiner Nervosität, Unruhe und Anspannung, Konzentrations- und Einschlafstörungen sowie Reizbarkeit an, wenn auch seit dem 18. Jahrhundert die Wertschätzung im Laufe der Zeit erheblich schwankte. Er scheint aber immer noch das am häufigsten eingesetzte Pflanzenmittel zu sein, das sich positiv auf das Seelenleben auswirkt und sich dabei auch bewährt hat.
Der eigentliche Wirkmechanismus ist ungeklärt. Der Therapieerfolg ist wohl auf das Zusammenwirken aller Inhaltsstoffe und die Beeinflussung des Geruchssinns zurückzuführen. Es wird auch davon berichtet, daß die schlaffördernde Wirkung von Baldrian durch dessen Interaktion in Nervenzellen, die einen hemmenden Botenstoff ausschütten, zurückzuführen sei.

Als die wichtigsten Wirkstoffe werden gegenwärtig das ätherische Öl mit den Hauptbestandteilen Borneol, Valeranon und die Valerensäuren angesehen. Baldrianzubereitungen wirken beruhigend, krampflösend, psychisch leicht anregend bei Unruhe, Angst und Spannungszuständen, nervösen Herzbeschwerden und Schlaflosigkeit. Das Besondere besteht darin, daß Baldrian entspannend wirkt, ohne gleichzeitig müde zu machen, so daß die Anwendung auch am Tage empfehlenswert ist. Wissenschaftliche Studien belegen eine verkürzte Einschlafzeit und bessere Schlafqualität. Nach drei bis vier Wochen bessert sich auch die Tagesbefindlichkeit. Baldrian ist aber kein Einschlafmittel, sondern ein Schlafvermittler. Für ein Erfrischungsgetränk übergießt man Baldrianblüten mit zerkleinerter ungespritzter Zitronenschale und belebt sich so bei Abgespanntheit am Tage.

Achtung! Nicht zusammen mit verschreibungspflichtigen Schlaf- oder Beruhigungsmitteln einnehmen!
Der beste Baldrian ist in Pansfelde, einem Ortsteil von Falkenstein im Harz, im einzigen Ort in Deutschland, angepflanzt, geerntet und verkauft worden. Von 1892 bis 1940 wurde Baldrian hier feldmäßig angebaut und gezüchtet. Er bildete die Existenzgrundlage für die Bauern. Der Anbau erwies sich als sehr mühsam. Die Wurzeln wurden zu eigenartigen Zöpfen gebunden und zum Trocknen in Scheunen aufgehängt.
Erst 1984 ist eine schriftliche Kulturanleitung zum Anbau herausgegeben worden.

Baldrianwein

Dazu wird eine 1-Liter-Karaffe zu 1/3 mit zerkleinerter Baldrianwurzel gefüllt, 1 Eßlöffel zerkleinerte ungespritzte Orangenschale hinzugefügt und mit Weißwein aufgefüllt. Nach 7 Tagen kann abgefiltert werden. 1 Gläschen bei Ärger, Aufregung oder vor der Nachtruhe wird seine Wirkung nicht verfehlen.

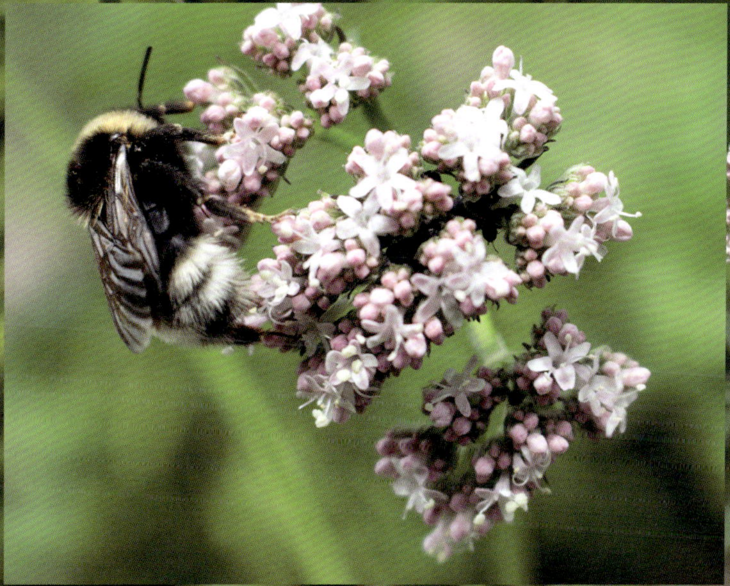

Bärentraube

ARCTOSTAPHYLOS UVAE-URSI

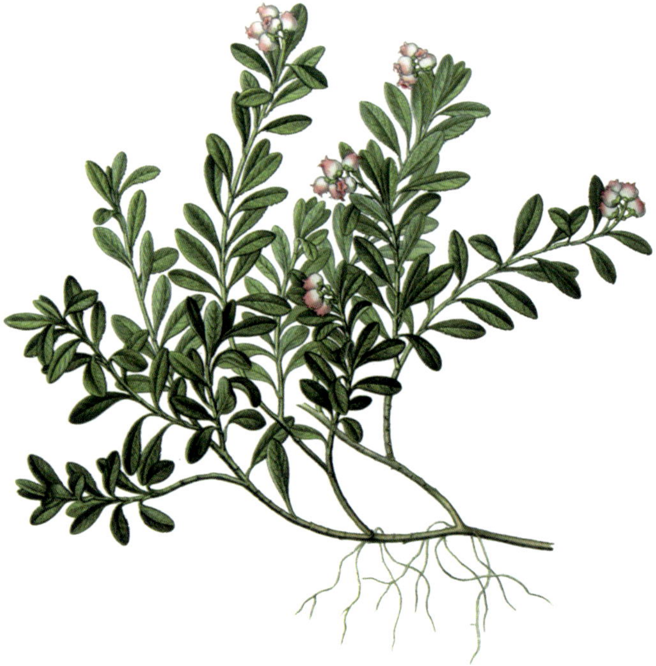

»Ein Bär kam vorüber und klagte sein Leid:
Ich hab mir die Blase erkältet heut!
Die Pflanze schwieg still,
denn bei solchem Weh hilft aus Bärentraube ein Blättertee.« Günter Saalmann

Die Bärentraube, ein kleiner, 15-30 cm hoher immergrüner Strauch, ist im Harz außer im Brockengarten nur noch in den Durchbruchstälern zum Beispiel von Wurmbach, Bode und Ilse zu finden. Ursprünglich war sie Teil der Zwergstrauchheide. Dieser Pflanzenbereich setzt sich vorwiegend aus Heidekrautgewächsen [ERICACEAE] der Preisel-, der Heidelbeere und der Echten Bärentraube zusammen, die der Preiselbeere mit ihren Blättern sehr ähnlich ist. Diese sind aber im Gegensatz zur Preiselbeere auf der Unterseite nicht punktiert, dafür netzartig geädert. Da die Bärentraube immer seltener wird, ist sie besonders geschützt und steht auf der Roten Liste.

Im Volksmund wird die Bärentraube auch Wilder Buchs, Steinbeere oder Harnkraut genannt.
Der Name Bärentraube erklärt sich daraus, daß Bären die Bärentraube mögen! Es ist eine frostharte Pflanze, deren kriechende Zweige sich bodennah großflächig ausbreiten und große Teppiche oder Matten bilden können. Die Blätter sind ledrig derb, verkehrt eiförmig, kurz gestielt und überlappen im oberen Bereich. Die rosa glockigen Blüten erscheinen von Ende März bis Ende Juni und bilden überhängende kurze Trauben. Die kugeligen Beeren sind Steinfrüchte, die bei der Reife rot leuchten und mehlig trocken schmecken. Bis in den Winter, teilweise sogar darüber hinaus, bleiben sie an der Pflanze hängen.
Seit dem 12. Jahrhundert ist die Bärentraube erstmals im englischen Arzneibuch als hilfreiche Heilpflanze bei Erkrankungen der Harnwege erwähnt. Doch erst im 18. Jahrhundert findet sie allgemeine Verwendung.
Wirksam sind die Blätter. Sie enthalten die Phenylglykoside Arbutin und Methylarbutin, Gerbstoffe, Gallussäure, Flavonoide und Harze.
Bärentraubenblätter und -zubereitungen sind ein Mittel zur Behandlung von ersten Anzeichen einer Blasenentzündung, die sich durch Brennen und Schmerzen beim Wasserlassen bemerkbar machen. Sie wirken schwach harntreibend, vorwiegend aber desinfizierend und antibakteriell. An dieser Wirkung sind deutlich die Glykoside Arbutin und Methylarbutin beteiligt. Sie werden wahrscheinlich im Nierengewebe gespalten zu Hydrochinon und Methylhydrochinon, die die desinfizierende und antibakterielle Wirkung auf den Harn ausüben. Sie gehen letztlich in Chinon über und geben dem Harn eine grünlich-braune Farbe.

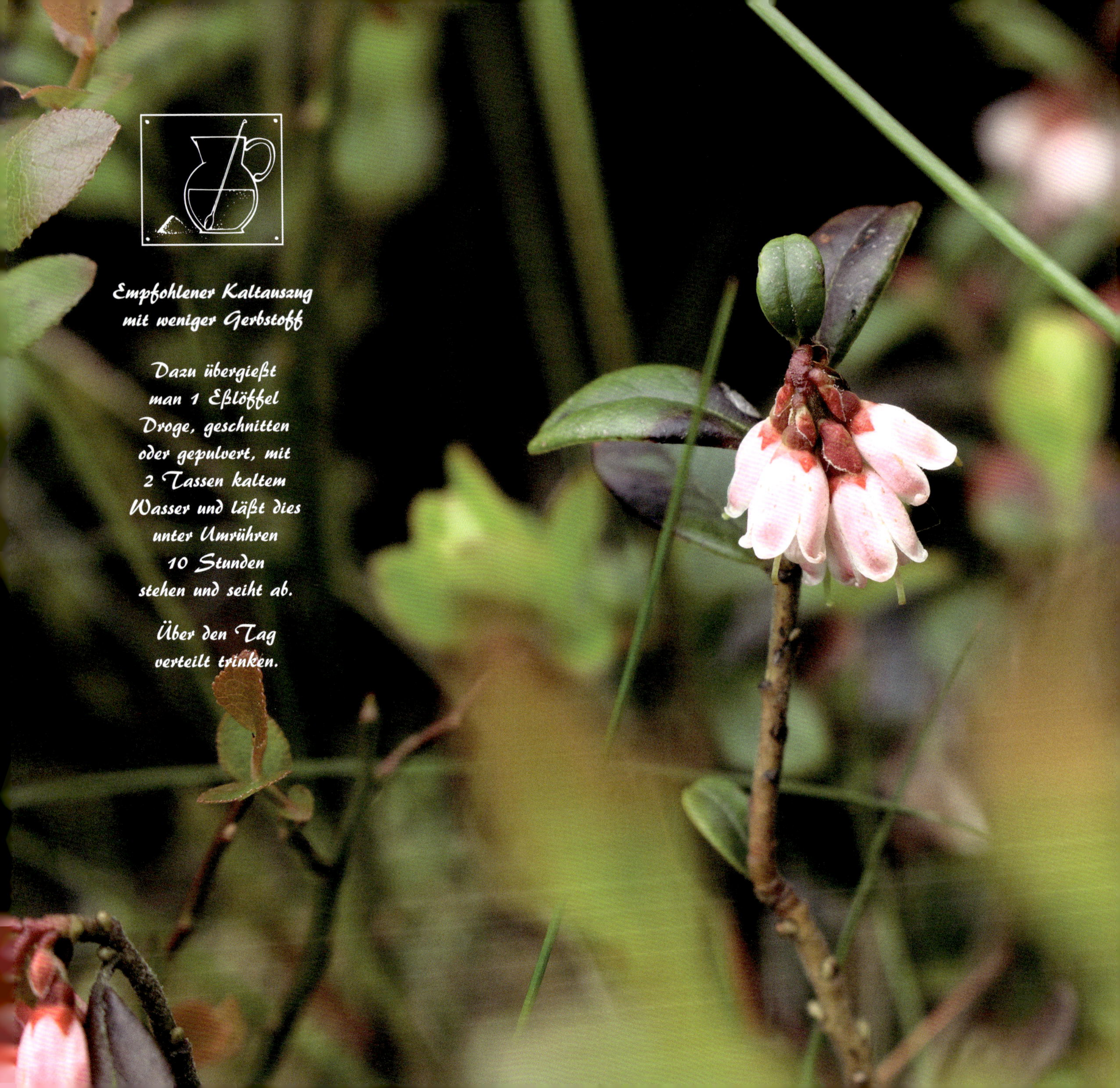

Empfohlener Kaltauszug mit weniger Gerbstoff

Dazu übergießt man 1 Eßlöffel Droge, geschnitten oder gepulvert, mit 2 Tassen kaltem Wasser und läßt dies unter Umrühren 10 Stunden stehen und seiht ab.

Über den Tag verteilt trinken.

Diese bakterizide Wirkung kommt aber nur zustande, wenn der Harn alkalisch reagiert. Darum ist es zweckmäßig, den Speiseplan während der Einnahmezeit auf Gemüse und Obst, weniger aber auf Fleisch und Käse einzustellen. Es kann auch Natron verabreicht werden.

Der relativ hohe Anteil der Droge an Gerbstoffen verursacht Unverträglichkeitserscheinungen, wenn die Bärentraubenblätter in Form der bisher üblichen Abkochung gegeben werden. Die Magenschleimhaut wird gereizt, es kommt zu Magenschmerzen, Übelkeit oder auch Erbrechen.
Darum wird ein Kaltauszug empfohlen, der weniger Gerbstoff enthält.
Ein Teeaufguß [ein Teelöffel pro Tasse] mit heißem Wasser ist schwächer in der Wirkung.
Einfacher in der Anwendung und auch verträglicher sind entsprechende Fertigpräparate.
Die Droge ist oft Bestandteil von Nieren- und Blasentees, kombiniert mit Goldrute, Hauhechel und Birkenblättern.
Die Steinfrüchte können roh oder gegart verzehrt werden. Gekocht schmecken sie süß und eignen sich für Marmeladen und Sirupe.
Die Bärentraubenblätter eignen sich auch zum Gelb-Färben von Leder, und aus den Früchten läßt sich ein grau-brauner Farbstoff gewinnen.
Achtung! Nicht länger als eine Woche und höchstens fünfmal im Jahr anwenden!
Nicht in der Schwangerschaft, Stillzeit und nicht bei Kindern unter zwölf Jahren!
Bärentraubenblättertee ist kein harmloser Haustee, sondern ein hoch wirksames Phytopharmakon.
Nach Einnahme von Tee oder Fertigpräparaten kann sich der Harn grün färben.

Bärlauch

ALLIUM URSINUM

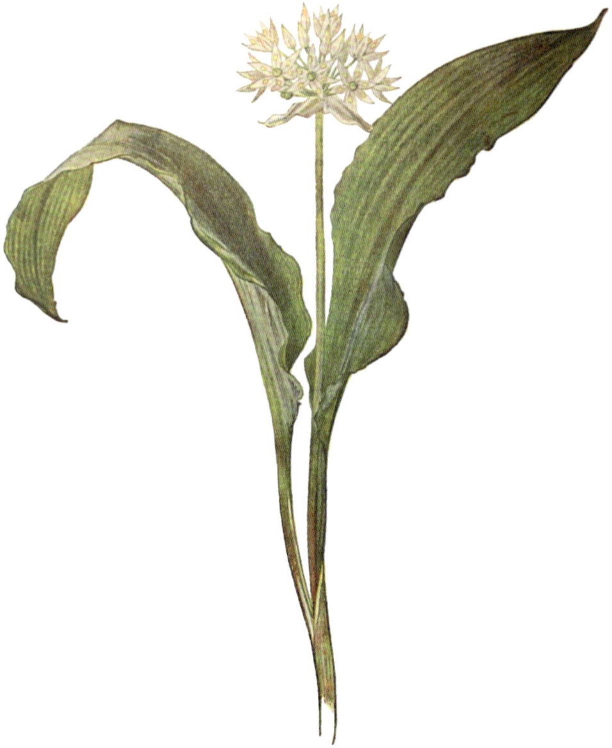

»Der Bärlauch ist da! Der Bärlauch ist da!
So tuscheln die Eichen und Buchen.
Der Bärlauch ist da! Der Bärlauch ist da!
Wir müssen den Frühling nicht suchen!« Klaus Ender

Steigt uns im zeitigen Frühjahr beim Wandern durch den Wald ein eindringlicher Knoblauchgeruch in die Nase, dann kann man ganz sicher sein, daß sich in der Nähe größere Bestände von Bärlauch versammeln. Er ist eine der ersten frühen Pflanzen im Jahr; ab März bedeckt er mit seinen hellen Blättern den Waldboden oft in großen Familien, denn wo er Fuß gefaßt hat, breitet er sich gerne üppig aus.
Wir begegnen ihm in feuchten, schattigen und humusreichen Auen, Buchenwäldern, an Bächen und in Gräben. Zuerst wachsen die Blätter, sie sind lanzettlich länglich, weich und ähneln denen des giftigen Maiglöckchens [!], die aber nicht duften. Die Geruchsprobe verhindert eine Verwechselung.
Später entwickeln sich die reichblütigen Scheindolden mit schneeweißen und für Liliengewächse [LILIACEAE] typischen sechszähligen Blütensternen, die sich wie ein Teppich ausbreiten. Von April bis Mai ist Bärlauchzeit! Es sind die Blätter, die am besten vor der Blüte geerntet werden.
Aber so schnell der Wilde Knoblauch im Frühjahr kommt, genauso schnell ist er wieder verschwunden. Im Juni sterben die vergilbten oberirdischen Pflanzenteile ab.
Im Harz ist der Bärlauch in großen Beständen vorhanden, so auf umfangreichen Flächen im Brühlpark zu Quedlinburg, der deswegen schon als Bärlauchwald bezeichnet wird. Vielleicht noch üppiger konnte er sich im Klostergrund, bei den Fischteichen und der Mönchemühle von Kloster Michaelstein bei Blankenburg ausbreiten. Im Norden ist Bärlauch eher selten. In Hamburg, Schleswig-Holstein, Bremen und auch Brandenburg kommt der Bärlauch so selten vor, daß er schon stark gefährdet ist und auf der Roten Liste steht.

Sein Name ist im Zusammenhang mit dem Bären [ursinum] zu erklären, für den das frische Bärlauchgrün eine willkommene Speise nach seinem Winterschlaf ist. Aber nicht nur für den Bären!
Bärlauch, auch Wilder Knoblauch oder Waldknoblauch genannt, ist ein geschätztes Wildgemüse. Frisch auf's Butterbrot, in den Kräuterquark oder in Salaten ist er ein Genuß! Getrocknet ist das Kraut wertlos. Auch die Zwiebel, die im Herbst gezogen wird, kann so verwendet werden. In Milch sind Blätter und Zwiebeln besser verträglich. Bekömmlicher ist auch die Bärlauchsuppe.

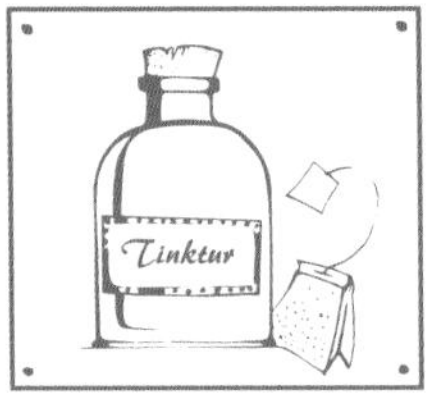

Eine Tinktur läßt sich mit Korn oder Weingeist herstellen. Alle Teile müssen bedeckt sein, 4 bis 6 Wochen läßt man ziehen, seiht dann ab und füllt in dunkle Flaschen. Es werden 1 bis 3 mal täglich 10 bis zu 50 Tropfen in Wasser empfohlen.

Für die Teezubereitung verwendet man heißes Wasser von 80 °C für 1 Teelöffel zerkleinerte frische Blattdroge auf 1 Tasse.

Nicht während der Schwangerschaft anwenden!

Die Lebensmittelindustrie macht sich den Wert von Bärlauch zunutze, wir finden ihn in Käse, Brot, Pesto und Ölen wieder. Zu den Inhaltsstoffen der Frischpflanze zählen schwefelhaltige ätherische Öle, Flavonoide und Adenosin.
Bärlauch ist stärker in seiner Wirkung als Knoblauch und eignet sich zu Frühjahrskuren, zusammen mit Brennessel und Löwenzahn. Als sogenannte Hexenzwiebel besitzt Bärlauch auch unheilabwehrende Eigenschaften durch das bärenstarke Aroma, das man sich auch im Garten zunutze machen kann. Einerseits hat es für die Pflanze selbst eine Schutzfunktion, andererseits stimuliert oder hemmt es Lebensprozesse in anderen Pflanzen oder schützt sie vor Schädlingen. Bärlauch und Knoblauch sollte man zwischen Rosen und Beerensträuchern pflanzen!
Bärlauch ist ein natürliches Antibiotikum und Labsal gegen Zivilisationskrankheiten. Er wirkt nicht nur antibakteriell, sondern auch blähungstreibend, stärkt das Immunsystem, regt den Fettstoffwechsel an und senkt damit den erhöhten Cholesterinspiegel, senkt ebenso den Blutdruck und beugt Arteriosklerose vor. Er sorgt weiterhin für eine gesunde Darmflora und beeinflußt Leber, Galle, Magen und Atemwege günstig.

Die Pflanze steht zwar nicht unter Naturschutz, doch ist das Sammeln innerhalb von Naturschutzgebieten und Naturschutzwäldern nur dann gestattet, wenn die entsprechende Schutzverordnung es zuläßt.
Laut Bundesnaturschutzgesetz genießt der Bärlauch auch außerhalb von Schutzgebieten Mindestschutz. Hier wäre das Sammeln für den Eigenbedarf aber erlaubt. Generell sollte man jedoch nur in großen Beständen sammeln. Von den einzelnen Blattrosetten läßt man zwei Drittel unberührt, damit die Pflanze genug Blattmasse behält, um die Zeit bis im nächsten Frühjahr zu überstehen.

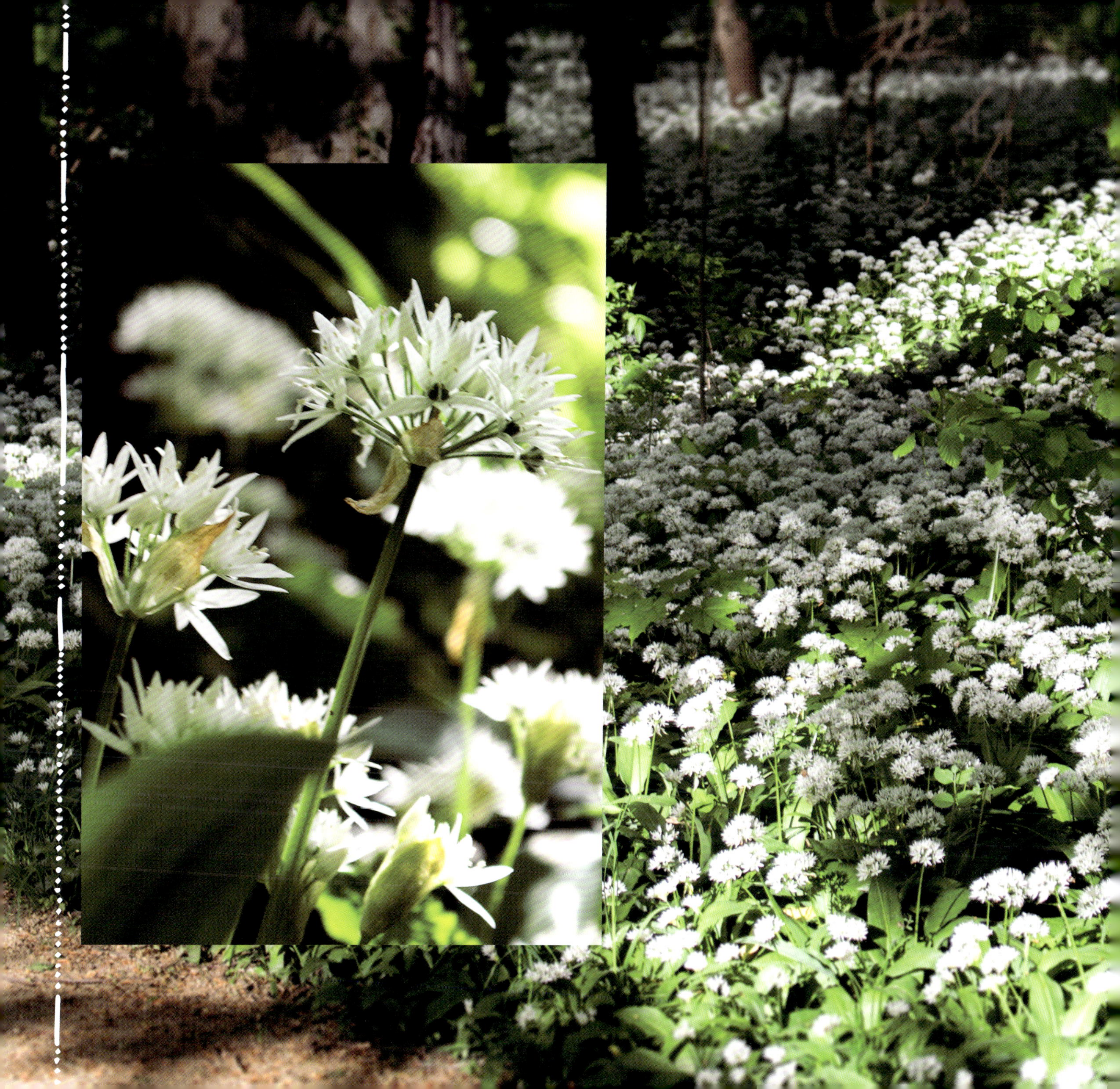

Bärwurz

MEUM ATHAMANTICUM

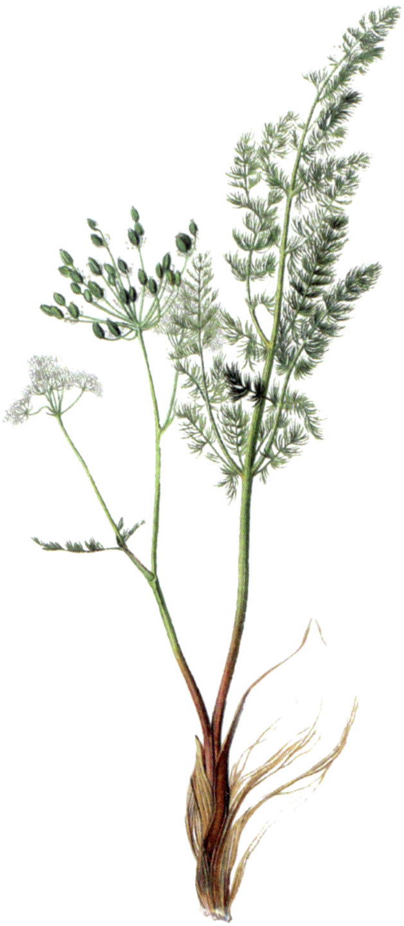

Die Bärwurz gehört zu den altehrwürdigen Heilpflanzen, die gemeinsam mit Arnika, Tausendgüldenkraut und Fingerhut zu den Kräuterschätzen des Harzes gehören. Aber sie ist in Vergessenheit geraten! In den Kräuterbüchern des 20. und 21. Jahrhunderts sucht man sie vergebens, obwohl sie bereits von Galen, Dioskurides und in allen wichtigen Kräuterbüchern des Mittelalters und der Renaissance beschrieben worden ist.

Inzwischen wird die Bärwurz als stark gefährdet eingestuft und steht auf der Roten Liste. Allein aus diesem Grund verdient sie wieder mehr Aufmerksamkeit auch als Heilpflanze.

Zum Schutz der heimischen Flora wird sie als Kulturpflanze von Staudengärtnern angebaut und in den Handel gegeben.

Als lichtliebendes mehrjähriges buschiges Gewächs ist sie eine Charakterpflanze der montanen Magerwiesen und Magerrasen der Mittelgebirge. Sie wächst in Pflanzengemeinschaften der Borstgraswiesen und Zwergstrauchheiden unterhalb der Brockenkuppe. Ihre Begleiter sind Arnika, Johanniskraut, Läuse- und Heidekraut. In den Bergwiesen von St. Andreasberg bildet Bärwurz während der Blütezeit üppige weiße Teppiche.

Sie ist eine Zeigerpflanze für stickstoffarme, saure Bodenverhältnisse. Typisches Ausgangssubstrat sind Braunerdeböden auf Granit und Gneis. Viele Schmetterlinge und Vögel teilen sich den Lebensraum mit der Bärwurz.

Mit dem Bär hat die Pflanze nichts zu tun, vielmehr ist der Name eine Verkürzung von Gebärmutter, denn in früheren Zeiten ist sie bei Gebärmutterleiden angewandt worden, zumeist als Aufguß aus Kraut und Wurzel für Sitzbäder. Bärwurz gehört also zu den sogenannten »Mutterkräutern«. Andere Pflanzennamen sind für die Bärwurz daher Bärmutter, Mutterwurz, Bärenfenchel, im Oberharz auch Pferdekümmel. Dioskurides nennt die Bärwurz Meon, das ist abgeleitet von maia = Amme.

Die Bärwurz des Bayerischen Waldes, die Alpen-Mutterwurz [LIGUSTICUM MUTELLINA] ist nicht mit unserer Pflanze identisch; die Pflanze ist etwas kleiner und kräftiger, in der Wirkung aber ähnlich.

Von Mai bis Juli/August ist die Bärwurz an ihren großen, auffallend weißen Blütendolden zu erkennen. Sie ist auch mit ihrem fächernden Blattwerk besonders dekora-

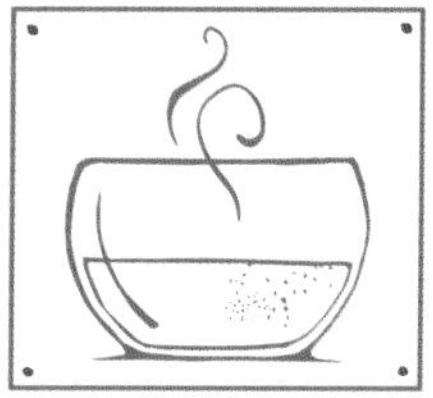

Die Wurzeldroge (1 Teelöffel auf 250 ml Wasser) wird gekocht, abgeseiht und entweder schluckweise getrunken oder äußerlich in Form von Umschlägen, Waschungen oder Bädern bei Hautkrankheiten angewendet.

1 Teelöffel getrocknete Blätter werden mit 250 ml Wasser heiß übergossen und man läßt 10 Minuten ziehen, bevor abgeseiht wird.

tiv. Zwischen den Fingern gerieben, duftet die Pflanze sehr stark balsamisch. Der Geschmack von Wurzel, Kraut und Samen ist gewürzkräftig scharf und bärenstark. Die Wurzel der Pflanze ist spindelförmig.
Diese Staude mit filigranem, feinzerteiltem Laub, das an Fenchel- oder Dillkraut erinnert, ist auch eine Duftverwandte von Fenchel, Dill oder Liebstöckel. Da verwundert es nicht, daß Kräutermärkte das Kraut als entsprechende Alternativ-Speisewürze anbieten, für einen Kräuter-Quark, zusammen mit Schnittlauch oder als Gewürz zu Gemüse, Salaten und Suppen. Auch Käse läßt sich mit Bärwurz aromatisieren, ebenso Kräutersalze.
Die Heilkraft der Bärwurz erklärt sich durch den Gehalt an ätherischem Öl mit ähnlichen Eigenschaften wie die von Angelika oder Engelwurz. Tabernaemontanus schreibt in seinem New Kreuterbuch 1588:
»Beerwurtzwasser getruncken/eröffnet die verstopfung der Leber/der Nieren/Harngänge/und der Blasen/vertreibet die Geelsucht/Wassersuchten/ schmertzender Därm und der Mutter/führet aus den Stein/treibet den/vertreibt die Harnwinde/und das tröpfflingen harnen.«
Bis heute gelten diese Indikationen.

In der Volksheilkunde findet fast ausnahmslos die Bärwurz-Wurzel Verwendung, sie eignet sich für einen Tee bei Appetitlosigkeit, Verdauungsstörungen, Menstruationsbeschwerden, Lebererkrankungen und Nierenleiden. Die geschnittene Droge ist in manchen Apotheken auch als Radix Mei zu haben.
Sowohl Galen als auch Dioskurides schreiben, daß Bärwurzel Kopfschmerzen bereitet, wenn man zuviel davon nimmt. Diese Aussage teilen auch später Botaniker und Ärzte des Mittelalters.
Bekannt sind die Magenschnäpse, die überwiegend aus der Alpen-Mutterwurz hergestellt werden. Sie helfen schwer verdauliche Speisen bekömmlicher zu machen.
»Tröstlich ist auch, dass dass Rindvieh isset dz Kraut von der Beerwurtz gern/ und bekommen die Kühe viel Milch davon...«
Frisches Kraut schmeckt ihm jedoch nicht; es sollte getrocknet in das Futter gegeben werden.

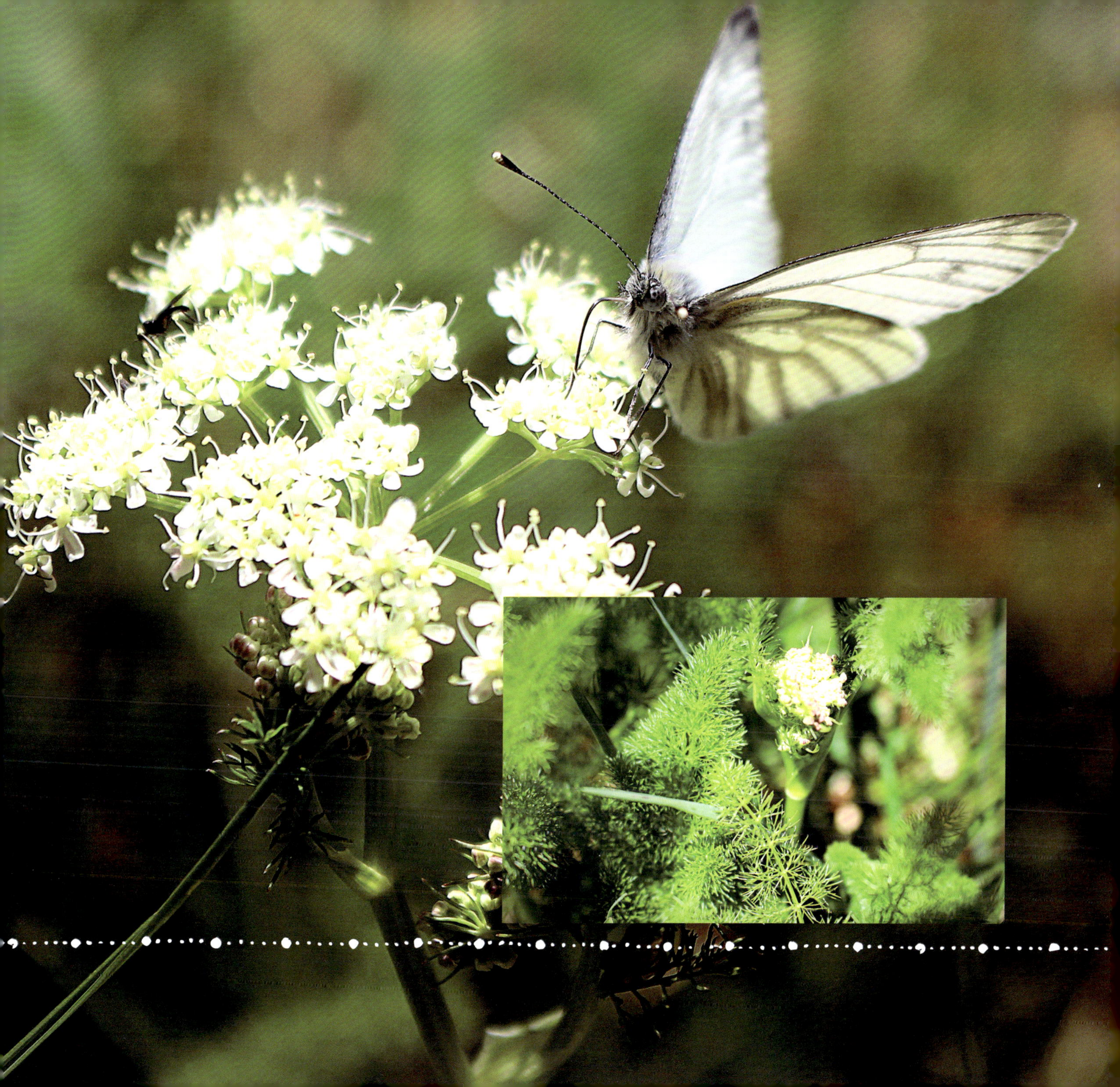

Beifuß, Gemeiner

ARTEMISIA VULGARIS

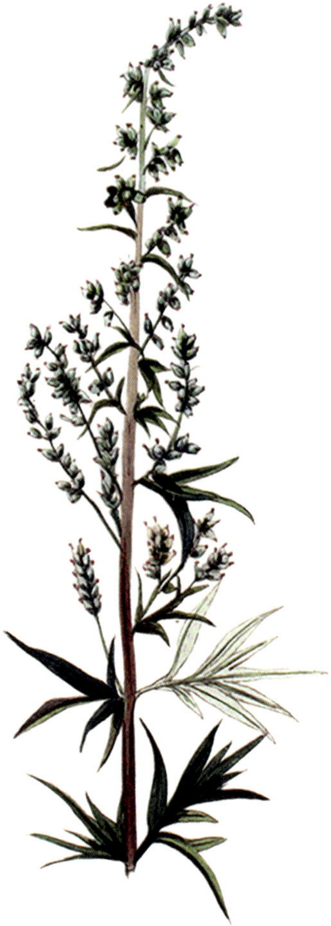

»Kräuter und ihre Kräfte im Liede besingend, erachte ich's für recht und billig, die Mutter aller Kräuter an den ersten Platz zu stellen. Diana nämlich, griechisch Artemis genannt, soll ihre Heilwirkung als Erste entdeckt haben, und deshalb trägt die Pflanze ihren Namen, denn so heißt ja ihre Entdeckerin. (...) Vorzüglich heilt die Pflanze alle Frauenleiden.« Macer Floridus

So wird der lateinische Begriff ARTEMISIA für den Beifuß im MACER FLORIDUS an erster Stelle erwähnt. Bis in die Antike läßt sich seine Geschichte zurückverfolgen. Beifuß galt als Mutter aller Kräuter. Der Gemeine Beifuß ist eine der wichtigsten Ritualpflanzen der Welt.

Wie sein Name besagt, ist die Pflanze in der Antike von Soldaten bei Fuß getragen worden, an die Füße gebunden oder ins Schuhwerk, in die Sandalen gelegt, um vor Ermüdung und Ermattung zu schützen.

Und da die Pflanze um den Johannistag herum gelb blüht und stark aromatisch ist, hatte sie zur Zeit der Sommersonnenwende eine besondere Bedeutung. Man umgürtete mit Beifußkraut am 24. Juni die Lenden – der Sonnenwendgürtel in Form eines Kranzes verstärkte symbolisch diesen Gürtel als Schutzring, der alles Übel abwehrte. Ein sinnvoller Brauch, der vermutlich nicht mehr gepflegt wird.

Ein angelsächsischer Zaubersegen lautet:

»Erinnere Dich, Beifuß, was du verkündest, was du anordnetest in feierlicher Kundgebung.
Una heißt du, das älteste der Kräuter, du hast Macht gegen 3 und 30... gegen Gift und Ansteckung...
gegen das Übel, das über das Land fährt.«

Rauchen und Räuchern mit Beifuß reinigte Stallung, Wohnraum und besonders heilige Orte.

In der Therapiemethode der Akupunktur dient Beifuß als Moxakraut. Verschiedene Punkte des Körpers werden mit glimmendem Moxakraut erwärmt, um die Energiezirkulation zu stimulieren. Bei Hildegard von Bingen war sie gut für kranke Eingeweide, die den Magen wärmt, Fäulnis von Speisen und Getränken nimmt und diese vertreibt. Bei Geschwüren, Abszessen und anderen Hauterkrankungen empfahl sie den Saft äußerlich. Hippokrates gibt eine menstruationsfördernde Eigenschaft an.

Der Name Beifuß geht zurück auf das althochdeutsche broz – schlagen, weil Beifußkraut als Speisewürze gestoßen wurde. Die Pflanze wird auch »Wilder Wermut« genannt, weil sie mit ihm verwandt, aber wesentlich milder ist. Es ist ein ausdauerndes Kraut, das uns überall am Wegesrand, auf Ruderalstellen, an Bahndämmen und auf Wiesen eher unauffällig begegnet. Als Heilkraut wird der Beifuß kaum mehr wahrgenommen.

Die Staude erreicht eine Höhe von bis zu einem Meter und gedeiht auf sandig-steinigen als auch auf nährstoffreichen Böden. Zu erkennen ist sie nicht nur an dem hohen Wuchs und den dunkelgrünen fiederteiligen Blättern, sondern am violett angelaufenen, rillig kantigen Stengel, an dem die zahlreichen Blütenköpfchen rispenartig angeordnet sind. Die röhrigen Blütenkronen sind gelb. Die Blüten unterliegen der Windbestäubung. Von Juli bis September werden die Pollen zwischen sechs und elf Uhr freigesetzt und sind für den Heuschnupfen verantwortlich.

Verwendet werden die blühenden Triebspitzen, bevor sich die Blütenköpfe ganz geöffnet haben, sonst entfalten sie zu viel Bitterstoffe. Die Inhaltsstoffe sind ätherisches Öl mit dem Hauptbestandteil Cineol, Bitterstoffe, Gerbstoffe, Inulin und geringe Mengen Thujon.
In der heutigen Medizin spielt die Droge keine Rolle mehr. In der Volksmedizin wird sie noch bei Appetitlosigkeit und Verdauungsstörungen und wegen der krampflösenden und beruhigenden Wirkung bei Menstruationsbeschwerden als Teeaufguß gebraucht.
Als Würzkraut hat der Beifuß jedoch nicht an Bedeutung verloren. Neben der geschmacklichen Note, die er Fleischgerichten verleiht, kommen hierbei vor allem die verdauungsfördernden Eigenschaften zur Entfaltung. 3-4 Blütentriebe gehören vor allem an jeden Gänsebraten. Sein Aroma entfaltet er erst, wenn er mitgegart bzw. -gekocht wird. Wohlgeschmack und Bekömmlichkeit werden so deutlich erhöht. Interessant sind auch mit Beifuß aromatisierte Essige und Öle.
Kein Gebrauch in größeren Mengen und nicht über längere Zeit! Toxische Nebenwirkungen durch das Thujon lassen sich vermeiden.

»Euch Glücklichen verschreib ich nun den Beifuß zum gebratnen Huhn,
zu Gänsen, Enten und dergleichen, das höchste Glück hier zu erreichen.« Heinrich Meutefin

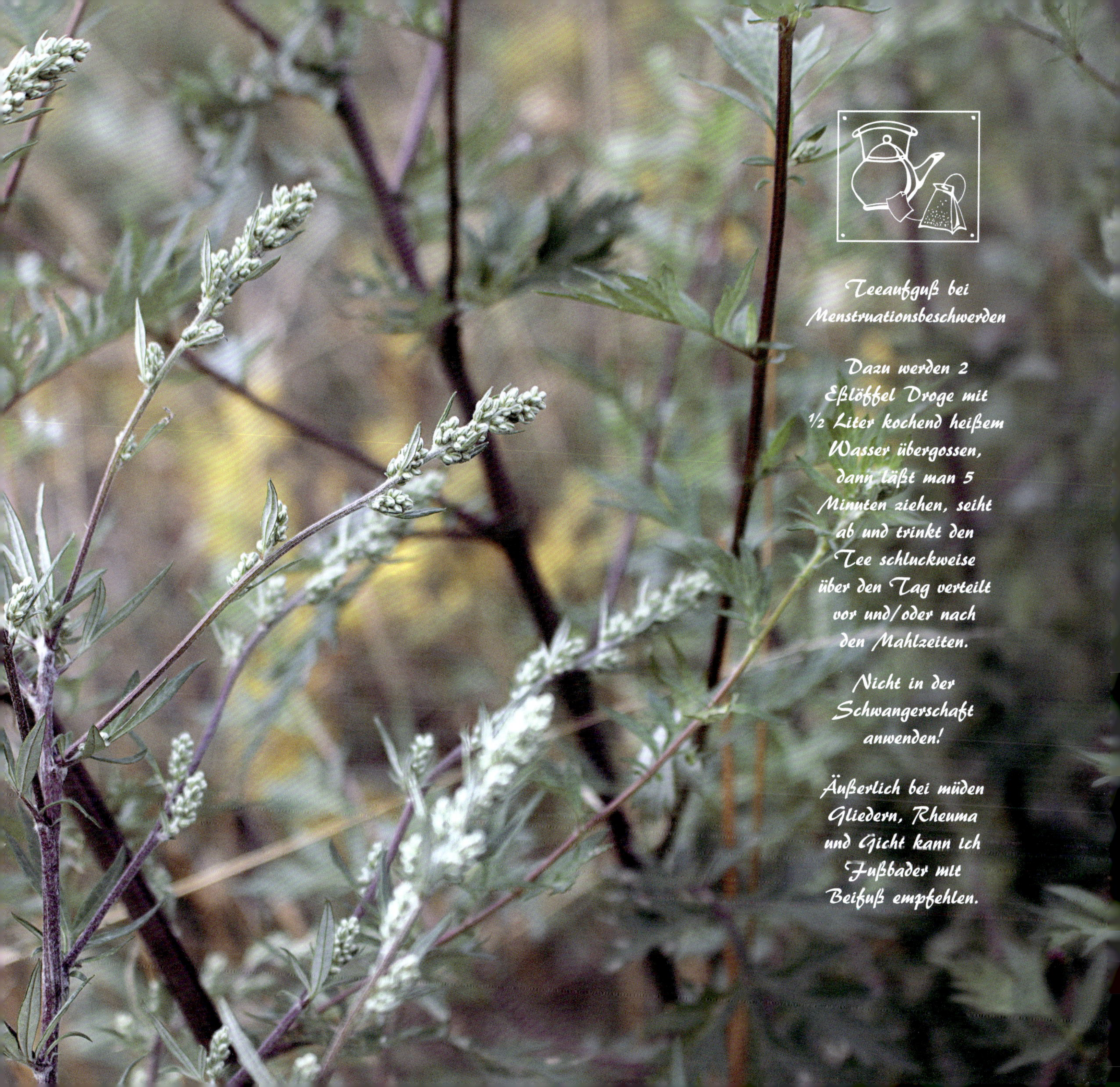

Teeaufguß bei Menstruationsbeschwerden

Dazu werden 2 Eßlöffel Droge mit ½ Liter kochend heißem Wasser übergossen, dann läßt man 5 Minuten ziehen, seiht ab und trinkt den Tee schluckweise über den Tag verteilt vor und/oder nach den Mahlzeiten.

Nicht in der Schwangerschaft anwenden!

Äußerlich bei müden Gliedern, Rheuma und Gicht kann ich Fußbäder mit Beifuß empfehlen.

Beinwell

SYMPHYTUM OFFICINALE

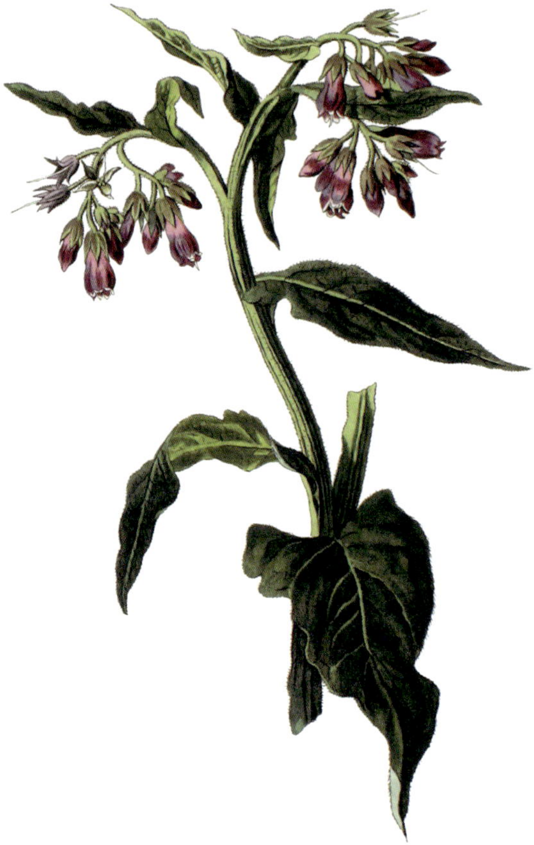

»Der Beinwell ist kalt, und wenn ein Mensch ihn ohne Vernunft isst, gibt er alle Säfte, die in ihm recht eingerichtet sind, preis...« Hildegard von Bingen

Beinwell ist eine Heilpflanze mit langer Tradition. Seit Dioskurides wird sie in allen Kräuterbüchern erwähnt. Später spielte Beinwell in der Hildegard-Medizin eine Rolle als Bruchkraut. Sie nennt ihn in ihrer Physika CONSOLIDA [consolidare=festmachen], warnt aber vor dem inneren Gebrauch. Aber – so schreibt sie – auf der Haut heilt er Geschwüre der Glieder.

Der botanische Name leitet sich vom griechischen symphein = zusammenwachsen, verbinden ab. Die officinelle Bezeichnung laut Arzneibuch ist RADIX CONSOLIDAE. Der deutsche Name gibt den Hinweis: Es geht um das Wohl der Beine und der Gebeine, also der Knochen. Denn in der Antike wurde die Pflanze zur Heilung von Knochenbrüchen verwendet. Die Klosterärzte wußten um diese Wertschätzung. Die Behandlung von Wunden, Geschwüren, Entzündungen und Knochenbrüchen blieb die bevorzugte Anwendung.

Beinwell ist hart im Nehmen, derb im Wuchs und gedeiht auch unter widrigen Bedingungen. Rauh und spitz wächst die Pflanze bevorzugt an Wasserläufen, Gräben, Uferböschungen und auf nassen Wiesen auch in der Harzlandschaft. Das anspruchslose Gewächs neigt zur Wucherung und kann bis zu 120 cm hoch werden.
Die Pflanze gehört zu den Rauhblattgewächsen [BORAGINACEAE]. Früh schiebt sie ihre haarigen Lanzen aus der Erde, bis sie durch den hohen borstig kantigen Stengel mit den filzig behaarten Blättern, die in Schraubenlinie angeordnet sind, auffällt. Die glockenartigen violett, rosa oder gelblichen Blüten versuchen sich zu verstecken, sie hängen in Trauben nach unten und blühen von Mai bis Juli. Verwendbare Teile sind Blüten, Kraut und Wurzel, die neben Alantoin, Cholin, Pyrrolizidinalkaloiden und Gerbstoffen vorwiegend Schleim enthalten. Die Durchblutung wird angeregt, die Zellgeneration beschleunigt. Hämatome bilden sich schneller zurück, verletztes Gewebe heilt schneller.
Beinwell ist ein altes Volksheilmittel, das wissenschaftlich anerkannt ist, aber nur äußerlich bei Quetschungen, Prellungen, Zerrungen, Verstauchungen. Auch Sehnen- und Muskelentzündungen, Muskelkater und Blutergüsse werden erfolgreich behandelt. Der aus der frischen Pflanze oder aus der pulverisierten Beinwellwurzel bereitete Brei kann auch heute noch bei Knochenbrüchen aufgelegt werden, um das Zusammenwachsen zu begünstigen. Diese Auflage ist bei allen genannten Indikationen ideal.

Bei Wirbelsäulen- und Bandscheibenschäden

50-100 g Wurzelpulver mit heißem Wasser und einigen Tropfen Öl zu einer Paste verrühren.

Warm auf die betroffene Körperstelle streichen, mit einem Frotteetuch abdecken und über Nacht einwirken lassen. Mehrmals wiederholen.

Je nach betroffener Fläche werden 50-100 g Wurzelpulver mit heißem Wasser und einigen Tropfen Öl zu einer Paste verrührt. Durch den Schleimgehalt wird die Konsistenz klebrig, fast gummiartig. Warm auf die betroffene Körperstelle gestrichen, mit einem Frotteetuch abgedeckt, läßt man die Packung am besten über Nacht einwirken. Als Nachbehandlung sollte die Hautpartie mit Beinwellsalbe eingestrichen werden. Dieser Umschlag läßt sich mehrmals wiederholen und hilft auch bei Wirbelsäulen- und Bandscheibenschäden. Auch Tee-Umschläge sind möglich, die man ebenso mehrere Stunden einwirken lassen sollte.
Die Beinwell-Bio-Tinktur ist als Mundspülung zur Kariesbehandlung zertifiziert. Auch ein Kaltauszug aus den Blättern erfüllt diesen Zweck.
Achtung! Wegen der toxisch wirksamen Alkaloide darf die Anwendung der Beinwellwurzel nicht länger als vier bis sechs Wochen und nur auf intakter Haut erfolgen!

Der in englischsprachigen Ländern bekannte und viel kultivierte Bastard-Beinwell ist Comfrey [von confirmare = festigen]. Seine Wirkung ist mit Beinwell vergleichbar. Eine Hochleistungssorte, der Trauma-Beinwell, ist eigens für den Einsatz in einer schmerzstillenden Salbe gezüchtet worden. Der Anbau erfolgt in einer Klostergärtnerei der Voralpen, weil die nährstoffreichen Böden hier ideale Wachstumsbedingungen bieten. Verwendet werden nur die Blüten und Blätter, daher ist die Salbe besonders gut verträglich.
Diese Zuchtform enthält die bekannten Wirkstoffe in einer besonders hohen Konzentration. Diese Schmerzsalbe kann auch auf offene Wunden aufgetragen werden. Die Blüten und jungen Blätter sind als bittere Zutaten für Salate, Soßen und Kräutermischungen empfehlenswert; Stengel und Wurzel sind als Gemüse geeignet.

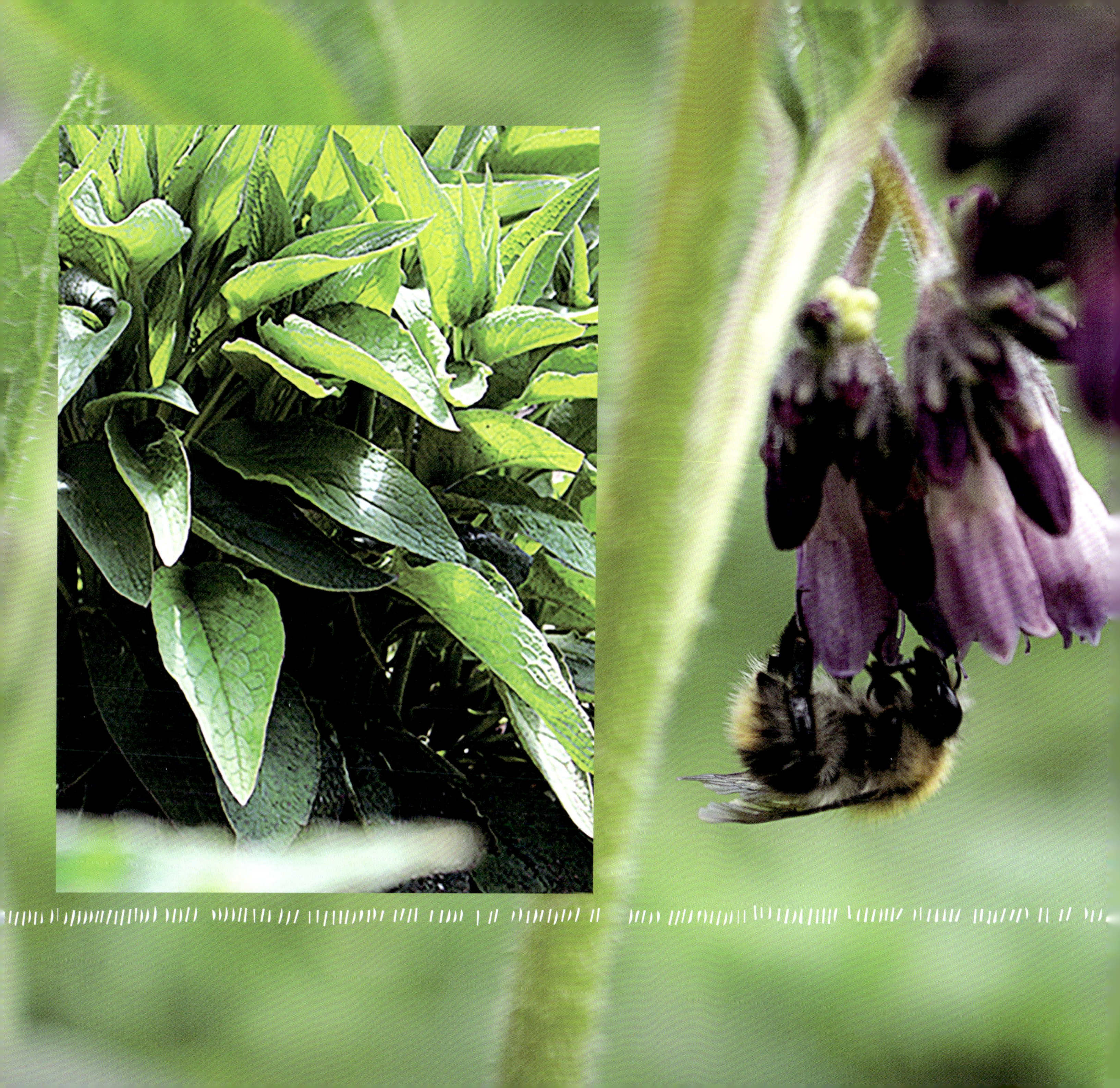

Brennessel

URTICA DIOICA

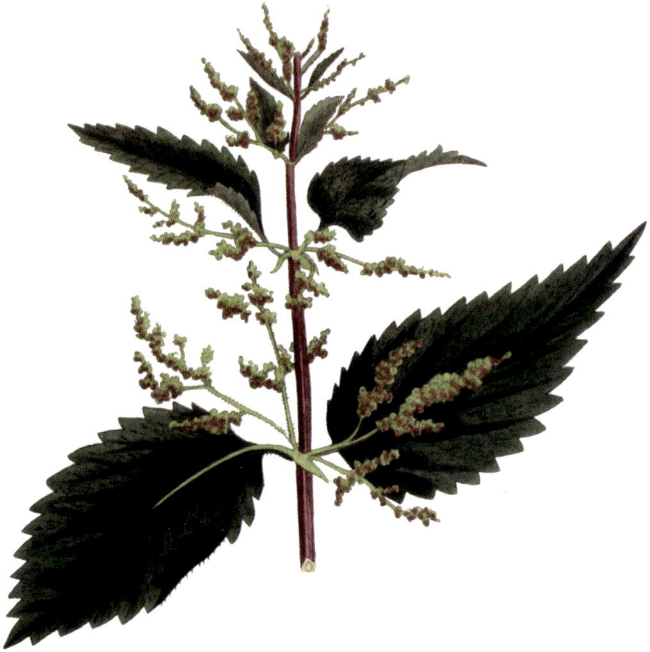

*»Wer scheu die Nessel greift, dem brennt davon die Hand.
Wer derb ihr Blatt ergreift, dem weckt sie keinen Brand.«*

Jedermann kennt die Große Brennessel und hat eigene Erfahrungen mit der Pflanze gemacht, oft schon in der Kindheit. Bei Berührung brechen die Spitzen der Brennhaare ab und das Sekret, als Nesselgift bezeichnet, verursacht heftig juckende Quaddeln von starker Rötung auf der Haut.
Als lästiges Unkraut mehr oder weniger verunglimpft, hat die Brennessel doch eine lange Tradition als Heilkraut. Die brennenden Eigenschaften gaben ihr den Namen. Sie überdauert mit einem kräftigen Wurzelwerk.
Neben der Großen Brennessel gibt es noch die einjährige Kleine Brennessel [URTICA URENS], die aber weniger verwendet wird und in der Nähe von menschlichen Siedlungen vorkommt. Beide gehören zur Familie der Nesselgewächse [URTICACEAE].

Antike und mittelalterliche Autoren berichten von der großen Brennkraft, aber auch von der Verwendung des frischen Krautes als Gemüse und der äußerlichen Anwendung bei Rheuma durch Einreiben.
Die Klosterheilkunde stuft Brennessel als wärmend und trocknend ein, bezogen auf das Kraut und die Samen. Entsprechend der Signaturenlehre wurde sie wegen der feinen Härchen auch als Haarwuchsmittel verwendet, ebenso als harntreibendes Mittel.
Im Wesentlichen haben sich die Anwendungsmöglichkeiten nicht geändert, allenfalls noch erweitert. Dabei werden alle Pflanzenteile, auch die Wurzel, verwendet. An Wirkstoffen sind Chlorophyll in den Blättern, Amine in den Brennhaaren, Vitamine, Flavonoide und Mineralstoffe zu nennen.

Das Kraut wirkt diuretisch und wird bei Arthritis, Gicht, Gelenk- und Muskelbeschwerden, bei Gallen- und Leberleiden und äußerlich in Haarwässern zur Pflege der Kopfhaut und der Haare verwendet.
So umfangreich die Anwendungsgebiete, so mannigfaltig sind auch die Zubereitungsmöglichkeiten. Die Wurzel wird innerlich gebraucht bei Prostatabeschwerden, es kommt zur Erhöhung des Harnflusses und zur Senkung des Restharns. Ein Tee aus Blättern oder der Wurzel wird zur Durchspülungstherapie bei Harnwegsinfektionen und zur Behandlung von Nierengrieß empfohlen.
Die Brennessel ist auch ein beliebter Bestandteil von Teemischungen in Blasen- und Nierentees. Zur Stimulierung des Stoffwechsels entgiftet eine Frühjahrskur mit Brennesseltee. Chlorophyll wirkt auch blutbildend. Der

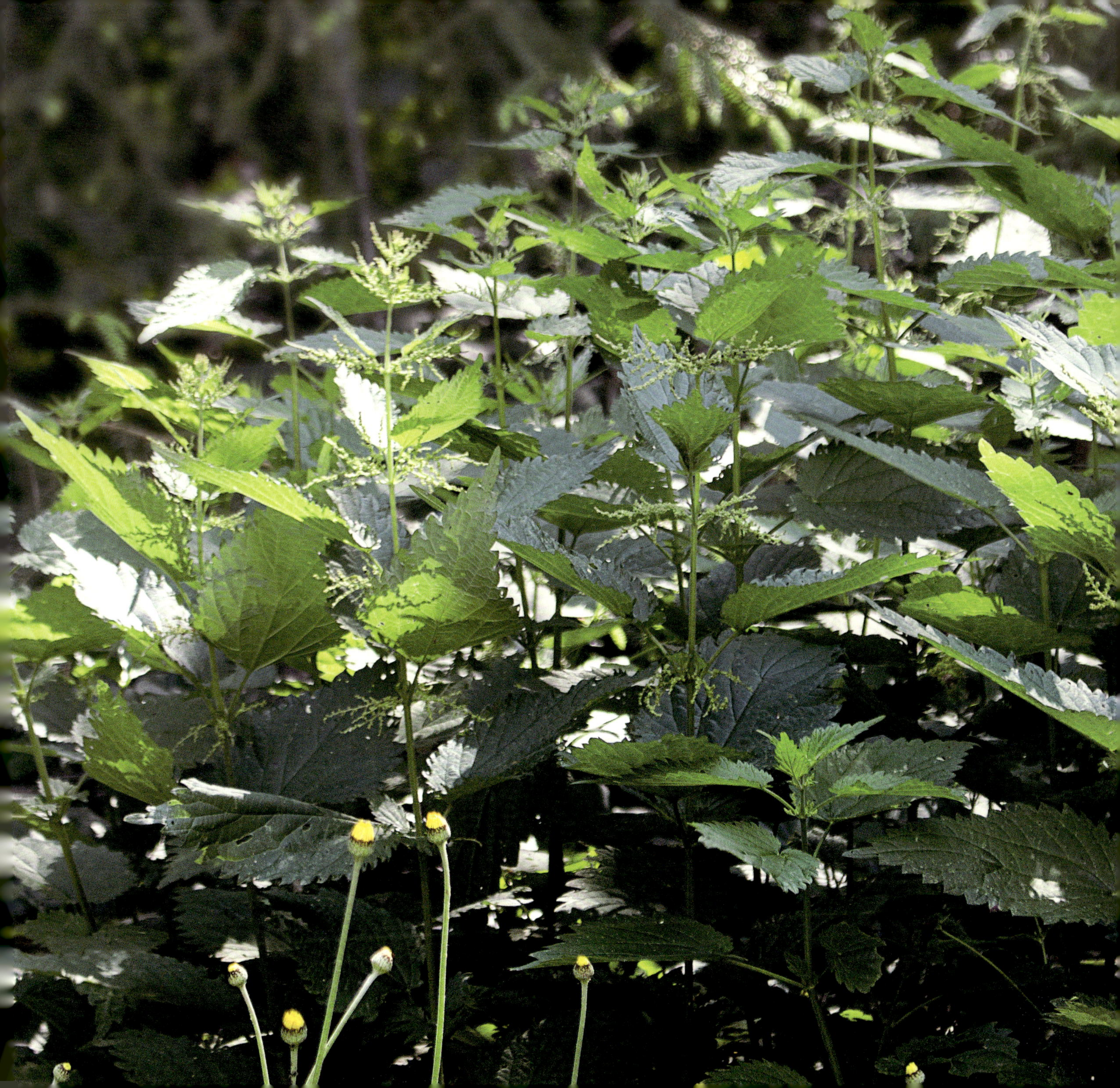

Tee wirkt mild ausschwemmend und kann mit Zucker und Milch als Frühstückstee getrunken werden. Fertige Säfte sind im Reformhaus erhältlich. Ein Brennesselsaft dient wie der Tee als Frühjahrskur, versorgt den Körper mit Vitaminen und Eisen und gleicht die Mangelversorgung des Winters aus. Für eine Verwendung als Gemüse dürfen nur kleine Mengen als Salatzusatz verwendet werden und nur die ganz jungen Blätter, die noch nicht nesseln. Älteres Kraut mit Brennhaaren verursacht Magen-Darm-Beschwerden. Beliebt sind auch Brennesselsuppen.

Die Samen wirken belebend und stärkend bei Altersbeschwerden. Brennesselhaarwasser hilft bei Haarausfall und Schuppenbildung. Kneipp empfahl 200 g frische Brennessel mit einem Liter Wasser eine halbe Stunde zu kochen und mit dem Absud abends vor dem Schlafengehen Haar und Kopfhaut einzureiben. Einfacher ist es mit fertigen Haarwässern, die Brennessel-Extrakt enthalten, und mit Brennesseltinktur.

Für eine Reiztherapie zur Erhöhung der Durchblutung wird das frische Kraut auch zu »Peitschungen« bei Rheuma, Ischias, Hexenschuß und ähnlichen Beschwerden eingesetzt. Es kommt zur Erwärmung und Linderung der Schmerzen.

Im Garten selbst wird die Brennessel-Jauche zum Düngen und Bekämpfen von Schädlingen gebraucht. Und für die Schmetterlinge sollte auch eine Staude Brennessel in einer Gartenecke stehen bleiben. Denn:

»Wenn die Brennessel auch brennt, jeder, der sie richtig kennt,
möcht' sie niemals wieder missen, er wird sie zu schätzen wissen,
denn Gemüse, Tee und Saft, geben Dir im Frühjahr Kraft,
Schlacken aus dem Blut zu schmeißen,
und auch manches Gliederreißen weichet wie durch Zauberei.
Laßt 'nen Platz ihr darum frei.«

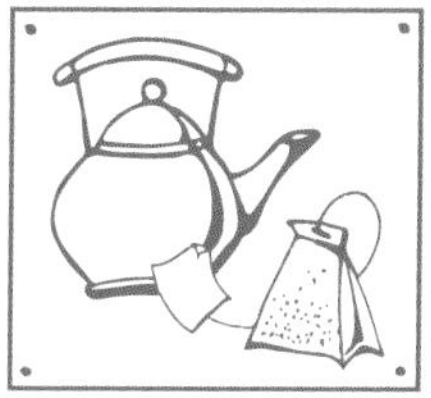

Für eine Zubereitung als Tee nimmt man 1 Eßlöffel Droge auf 1 Tasse heißes Wasser, läßt 15 Minuten ziehen, seiht ab und trinkt 2-3 mal täglich 1 Tasse.

Eine fertige Tinktur empfiehlt sich mit Wasser verdünnt 3 x täglich mit 10-50 Tropfen einzunehmen.

Brockenanemone

PULSATILLA ALBA

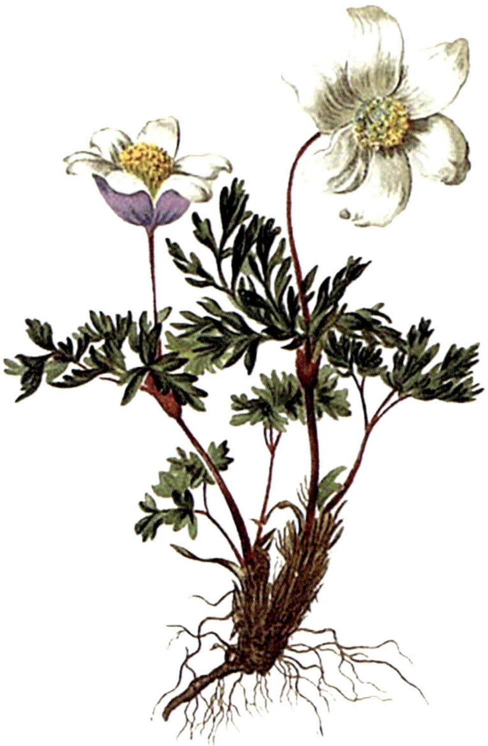

toxisch

Als Wahrzeichen des Harzes ist diese Blume aus der Pflanzenfamilie der Hahnenfußgewächse [RANUNCULACEAE] berühmt geworden.
Durch ihre großen schneeweißen Blüten fällt sie ins Auge, fasziniert manchen Wanderer und Touristen und zwingt die Fotografen in Augenhöhe mit jeder Blüte, die mit einem »Klick« eingefangen werden soll. Die Blütenform ist der einer Anemone, dem Buschwindröschen, ähnlich, gehört jedoch in eine andere Pflanzengattung.
Die Brockenanemone ist in Deutschland nur auf dem von Natur aus waldfreien Plateau des Brockens im Harz anzutreffen!
Dieses isolierte Vorkommen gab ihr die deutsche Bezeichnung Brockenanemone, die häufig auch als Brocken-Endomit bezeichnet wird. Zwischen Himmel und Erde kann sie die Sonnenstrahlen, die sie zum Gedeihen benötigt, ungehindert einfangen.
Der Untergrund der Bergkuppe ist kalkarm und steinig, so daß die Pflanze mit ihrem Wurzelwerk tief in das lockere Granitgestein eindringen kann. Versuche, sie auszugraben und umzusetzen, sind aussichtslos.
Bereits 1588 erwähnt die »Harzflora« von Thal das Vorkommen der kleinen Alpen-Kuhschelle für die Brockenkuppe. Für alle Wanderer und Harzreisende war und ist sie verführerisch.
In einem Wanderliederbuch von 1827 ist zu lesen: »*Öfters begegneten uns, vor und nach dem Besuch des Brockens, Wanderer, die diesen Strauß noch an dem Hut trugen [er besteht aus der Brocken-Anemone, Heide und Preiselbeerkraut].*«

Einer der ersten Naturschützer des Brockens war C. F. Schroeder [1750-1800], der sich vehement gegen das unsägliche Ausreißen der Brockenanemone als Mitbringsel von einem Brockenbesuch wandte.
Wegen der vielen Touristen war sie um 1900 schon fast verschwunden. Und die militärische Nutzung des Brockens an der innerdeutschen Grenze versetzte ihr fast den Todesstoß.

Die Brockenanemone steht seit 1996 auf der Roten Liste. Langfristig kann sie jedoch nur auf der Bergheide, die zunehmend von Gräsern verdrängt wird, existieren. Durch den sauren Regen ist ihr Standort beeinträchtigt und durch Besucher, die sich nicht achtsam genug verhalten, ist die Brockenanemone zusätzlich gefährdet. Aber Naturschützer und Brockenfreunde engagieren sich nach dem Mauerfall in Hege und Pflege und regeln das Verhalten der Wanderer mit einem »Besucherlenkungssystem«. Seitdem sind es wieder viele Blüten, die sich vom Wind schaukeln lassen.
Es fällt auf, daß die ganze Pflanze behaart ist: ein natürlicher Schutz, um dem Wind in der Höhe Widerstand leisten zu können.

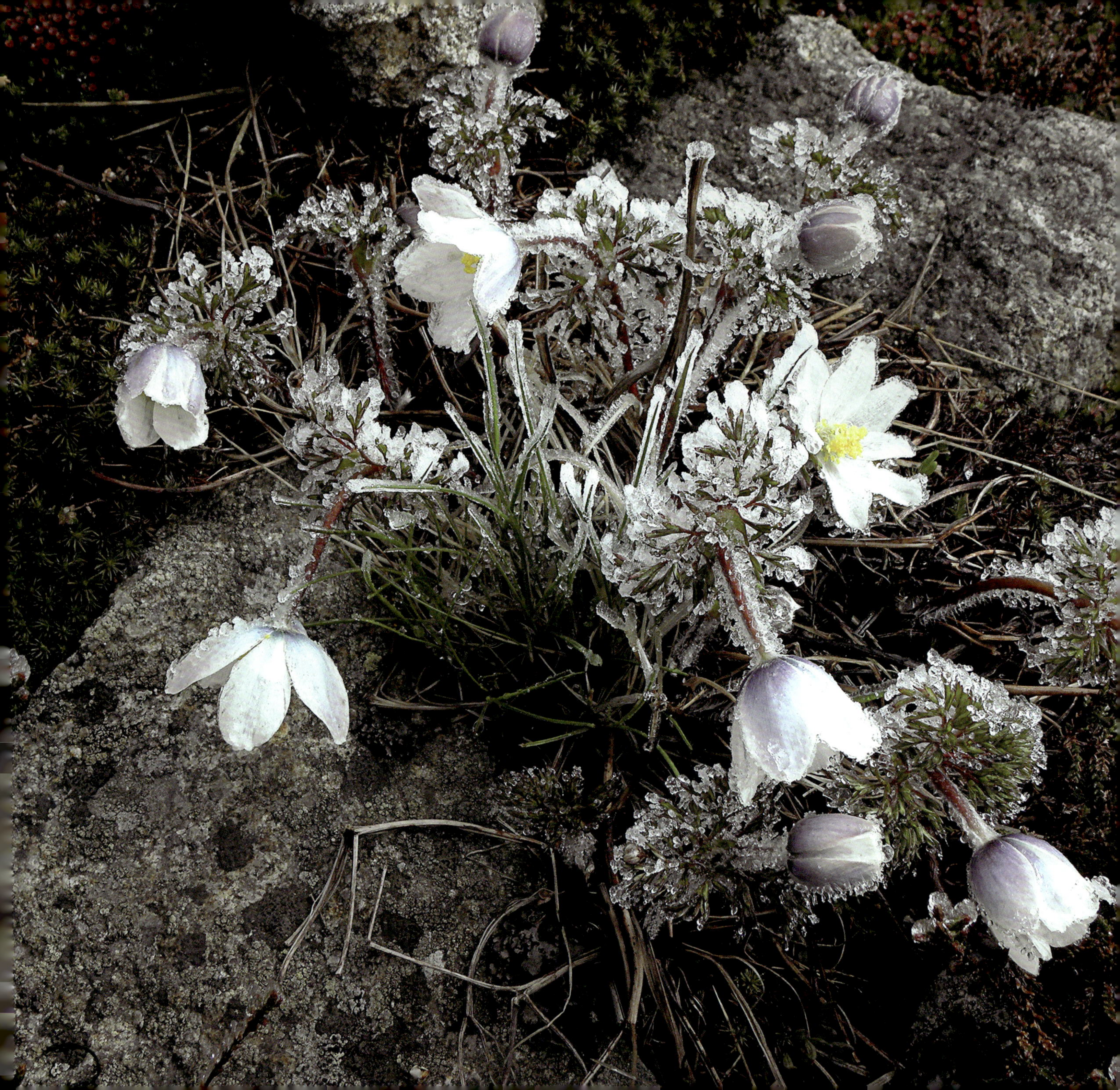

Zur Blütezeit im Mai beginnt die Brockenanemone ihre Blütenpracht zu entfalten, dann leuchten die weißen Kelche wie kleine Lichter in der Brockenheide. Sie läuten den Frühling ein, woran sich die lateinische Bezeichnung PULSATILLA [pulsare = schlagen, läuten] und der deutsche Name Kuh-Schelle erklären lassen.
Ist sie verblüht, entsteht ein Samenkopf, der wie graue fliegende oder bergan stehende Haare aussieht, wie man es sich bei einer Hexe vorstellen kann.
Andere Bezeichnungen sind demzufolge Hexenblume, Hexenbesen, Bocksbart oder Teufelsbart.
Ohne diesen Bocksbart geht es nie, wenn sich jährlich Hexen und Teufel zur Walpurgisnacht nur auf dem Blocksberg treffen und Seltsames und oft auch Sinnloses veranstalten.

Zwar harmlos und prächtig zeigen sich die Blüten der Brockenanemone auf der Brockenkuppe, aber sie sind gefährliche Schönheiten. Bei Verletzung der Pflanze wird wie bei allen Hahnenfußgewächsen ein Toxin freigesetzt, das bei Kontakt mit der Haut und bei Kontakt mit Schleimhäuten zu Vergiftungserscheinungen führen kann, die sich durch Rötung, Blasenbildung oder Juckreiz auf der Haut äußern.
Bei Aufnahme über den Mund wird das Nervensystem so beeinflußt, daß Erbrechen, Durchfall und Schwindelanfälle auftreten. Bei höherer Dosis kommt es zu Krämpfen und Lähmungserscheinungen.
In der Literatur wird die Wirksamkeit gegen Pilze angegeben.
Beim Trocknen wird das Toxin ungiftig.

Wenn im Mai die Brockenanemone zu blühen beginnt, öffnet auch nach der Winterpause der Brockengarten wieder seine Pforten. Dann ist die Brockenanemone der Star des Gartens und präsentiert sich als Charakterpflanze des Harzes. Wenn aber der Winter noch einmal mit Drohgebärden zurückkommt und Nebelfrost den Gipfel überzieht, überstehen die ersten Blüten diesen Schock meistens nicht.

Eibisch

ALTHEA OFFICINALIS

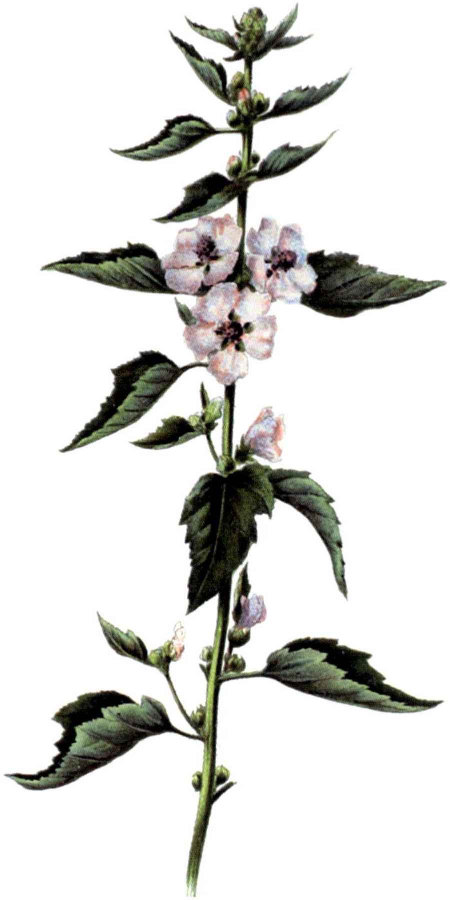

*»Eibisch strotzt gespitzten Laubes dem Lichte wild entgegen.
Der Blütentrichter Gier des Raubes nach warmem Sommerregen.«*

Diese Heilpflanze, auch eine Bienenfutterpflanze, gehört zu den großen Seltenheiten unserer Harzflora. Sie ist im Mittelmeergebiet beheimatet und hat durch die Mönche in die Klostergärten Eingang gefunden; sie gehört bis heute zu deren Bestand. Später gelangte sie in die Bauerngärten, von dort verwilderte sie teilweise.

Sie benötigt kalihaltigen und salzhaltigen Boden, kommt stellenweise auch auf feuchten Wiesen, Viehweiden und im Ufergebüsch vor.
Ihren Verbreitungsschwerpunkt der Harz- und Vorharzregion hat sie im Bode-Gebiet, ist aber wohl nirgend so häufig wie zwischen Egeln und der Mündung der Bode in die Saale auf salzbeeinflußten Standorten zu finden. Diese Tatsache läßt sich vielleicht dadurch erklären, daß der Ort Nienburg an der Mündungsstelle aus einem ehemaligen Kloster mit entsprechendem Klostergarten hervorging und an der Salzstraße zwischen Halle und Magdeburg gelegen ist.
Wegen des geringen Vorkommens ist die Pflanze geschützt und darf nicht gesammelt werden!
Eibisch gehört zu den Malvengewächsen [MALVACEAE] und ist auch unter den Namen Samtpappel, Weiße Malve, Altheewurzel und Hustenwurz bekannt.
Die mehrjährige krautige Pflanze steht mit kräftigen Stengeln aufrecht und erreicht eine Höhe bis zu 150 cm. Die Wurzel ist stark und fleischig. Stengel, Blätter und Kelch der Blüten sind filzig und samtartig behaart. Die zahlreichen weiß bis rosa Blüten am oberen Teil des Stengels sind in achselständigen Büscheln angeordnet.
Heilkräftig sind Blüten und die Wurzel. Ihre Inhaltsstoffe sind ätherisches Öl, Zucker, vor allem Schleimstoffe und Asparagin in der Wurzel.
Wegen ihrer besonderen Heilkraft nannte man sie auch Dialthea oder Bismalve; aber sie ist doppelt so wirksam wie die Malve.
Die Bezeichnung Eibisch wird unterschiedlich erklärt: Dioskurides leitet den Namen von althaia = heilsam ab. Andere erklären ihn über das mittelhochdeutsche ibisca oder das mittelhochdeutsche ibische, aus dem dann letztlich Eibisch wurde.
Antike Autoren und mittelalterliche Botaniker erwähnen die heute noch gültigen Anwendungen, die innerlich wie äußerlich wegen der reizlindernden und schleimhautschützenden Wirkung gegen eine Vielzahl von Krankheiten

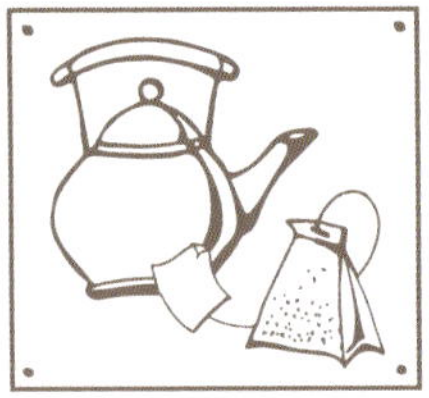

Bei der Teezubereitung müssen die Pflanzenteile Blüten wie Wurzeln zunächst in kaltem Wasser angesetzt werden, da die Schleimstoffe in heißem Wasser zerstört werden.

Vorwiegend wird die Wurzel verwendet. 1 Teelöffel zerkleinerte Droge in 150 ml kaltem Wasser 1-2 Stunden unter öfterem Umrühren stehen lassen, dann abseihen und leicht erwärmen.

Bei Husten 3 bis 4 mal täglich 1 Tasse trinken.

möglich sind. Die wärmenden und trocknenden Qualitäten erlauben die äußerliche Anwendung bei Abszessen und Wunden, innerlich bei Durchfall und Steinleiden. Besonders schonend ist die Anwendung bei Schleimhautentzündungen im Mund- und Rachenraum und den dadurch bedingten trockenen Husten. Wegen der milden Eigenschaften ist die Droge in der Kinderheilkunde beliebt.
Auch die Anwendung bei leichter Magenschleimhautentzündung ist von der Forschung bestätigt worden.

Die Schleimstoffe bilden einen Schutzfilm auf den Schleimhäuten, wenn man oft kleine Mengen möglichst lange im Mund behält. Bei Schleimhautreizungen in Mund- und Rachenraum empfiehlt sich auch der Eibischsirup, der in der Apotheke angefertigt wird.
Hinweis: Die Aufnahme anderer Arzneimittel kann durch den Schutzfilm der Schleimstoffe verzögert werden.
Eibisch gehört auch zur »Grünen Kosmetik«. Der Schleim schützt die Haut vor Feuchtigkeitsverlust und regeneriert trockene und juckende Haut.
Dazu wird Eibischpulver mit warmem Wasser zu einem Brei angerührt, ein Eßlöffel Honig und ein Spritzer Zitronensaft werden hinzugefügt und dann als Maske aufgetragen, die wie Pech klebt. Eine Stunde läßt man einwirken und spült mit warmem Wasser ab. Aber Schleimstoffe brauchen Geduld: Nach dem fünften Mal wird man den Erfolg spüren!
Blüten und junge Blätter sind auch eßbar und können einem Salat beigefügt werden. Die Römer verwendeten die Pflanze sogar als Suppenkraut.
In Notzeiten ist die möhrenartige Wurzel, gekocht und anschließend gebraten, verzehrt worden, doch ohne Würze wäre der Geschmack sehr fade.

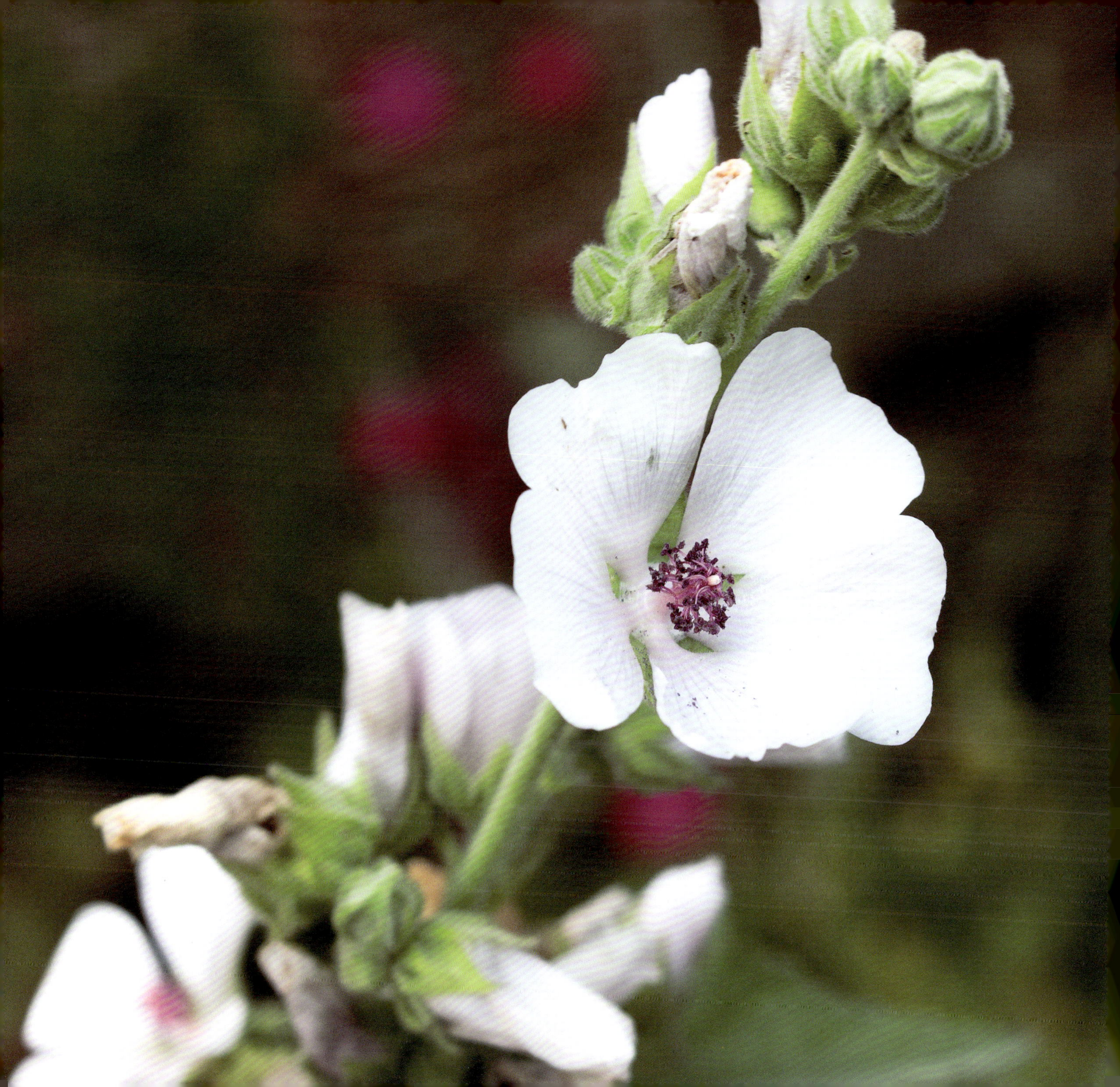

Engelwurz, Echte

ANGELICA ARCHANGELICA

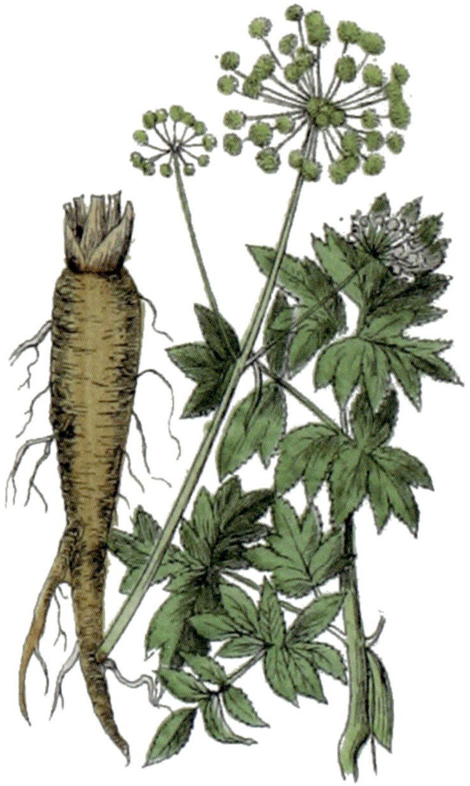

hauttoxisch

Die Engelwurz oder auch Angelika ist eine Heilpflanze der nördlichen Zonen, sie kommt daher gar nicht im Mittelmeerraum vor, so daß antike Autoren nicht über sie berichten. Auch Hildegard von Bingen erwähnt sie nicht. Schriftzeugnisse über Kultur und Gebrauch stammen aus Skandinavien, Island und Grönland. Dort war sie seit dem 10. Jahrhundert auf Märkten als Gemüse erhältlich und wurde als Beilage zu Salaten verwendet. Die Wikinger waren es auch, die die Engelwurz in Mitteleuropa einführten.

Im späten Mittelalter wurde sie dann in Klostergärten angebaut, von dort aus verwilderte sie und wird seit dem 15. Jahrhundert in Europa als wichtigste aller Heilpflanzen eingestuft. In einer anonymen Klosterhandschrift aus diesem Jahrhundert wird auf der ersten Seite der Angelikabrand genannt, der gut sei für die verschleimte Brust und für einen schlechten, trägen Magen.

In alten Kräuterbüchern heißt es *»Der Angelika vornehmste Tugend ist Gift auszutreiben... den Leib zu erwärmen«*. Brustwurz und Giftwurz sind daher weitere Namen für Engelwurz.

Sie ist eine Gebirgspflanze und kommt an feuchten Stellen und in Flachmooren vor. So begegnen wir ihr auch in Regionen des Harzes. Viel häufiger ist allerdings die weniger riechende kleinere Wald-Engelwurz [ANGELIKA SILVESTRIS] zu finden.

Die Echte Engelwurz ist ein zwei- bis dreijähriges Gewächs der Doldenblütler [APIACEAE] und imponiert uns durch ihre Größe, die im zweiten Jahr zwei Meter und höher werden kann. Man erkennt diese stattliche Heilpflanze an den halbkugeligen gelblich-grünen Dolden, die sich von Juli bis August entfalten und gerne von Bienen besucht werden. Der Wurzelstock ist kurz und kräftig und hat lange Faserwurzeln. Der bis zu 30 cm starke Stengel ist hohl, stielrund, aufrecht und von breiten Rillen durchzogen.

Die gesamte Pflanze verbreitet einen stark aromatischen moschusartigen Geruch, vor allem, wenn die Blätter zwischen den Fingern zerrieben werden, und schmeckt scharf würzig. Die starken Aromen fanden zu Pestzeiten Anwendung. Die Wurzel ist gekaut worden, um sich vor Ansteckung zu schützen.

Der Sage nach soll es ein Engel gewesen sein, der auf die Pflanze als Mittel gegen die Pest hinwies. Danach erhielt sie ihren Namen [ANGELUS = Engel, ARCHANGELICA =

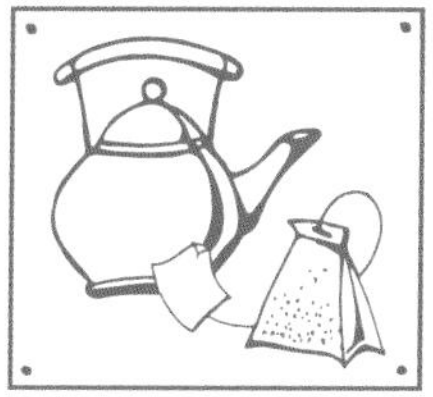

Für einen Tee 1/2 Teelöffel zerkleinerte Wurzel mit 1 Tasse kochend heißem Wasser übergießen, zugedeckt 10 Minuten ziehen lassen und abseihen; jeweils 1 Tasse warm 30 Minuten vor den Mahlzeiten trinken.

Der Tee kann auch kalt angesetzt werden, dann kurz aufkochen und 5 Minuten ziehen lassen.

Von Angelika-Tinktur werden von mir 2-3 × täglich 15-20 Tropfen empfohlen.

Erzengel]. Und der Signaturenlehre nach sind es die Hüllblätter, aus denen neue Sprosse und Blütenknospen wachsen und diese umhüllen, von denen die Schutzwirkung abgeleitet worden ist. Der »Engel auf Erden« schützte auch vor Unholden und bösen Geistern, wenn die süß duftende Wurzel in Büscheln an der Haustür aufgehängt wurde.

Von Angelika oder Engelwurz wird die getrocknete Wurzel medizinisch verwendet, die heute noch universell eingesetzt wird, weil sie auch antibakteriell wirkt. Verantwortlich dafür sind Bitterstoffe, ätherisches Öl, Gerbstoffe und Furanocumarine.

Die Wurzel ist officinell, das heißt, sie ist im Deutschen Arzneibuch aufgeführt. Die medizinische Wirkung ist antiseptisch, abwehrsteigernd, verdauungsfördernd, blähungstreibend, appetianregend, galletreibend, krampflösend, nervenstärkend und auch schleimlösend.

In der Erfahrungsheilkunde wird die Wurzel innerlich bei Husten, gegen Brechreiz und als harntreibendes Mittel verwendet. Äußerlich angewendet ist Angelika hilfreich bei rheumatischen Beschwerden als Hautreizmittel.

Die Anwendung ist als Tee und als Tinktur möglich. Außerdem ist Angelika Bestandteil von verschiedenen Fertigpräparaten und Kräuterbitterlikören.

Achtung! Die Berührung mit dem Kraut kann zu chemischen Brandwunden führen, denn ab Mai enthält die Engelwurzpflanze die phototoxischen ätherischen Öle. Die Furocumarine erhöhen die Lichtempfindlichkeit der Haut und können zu einer Dermatitis führen. Hellhäutige Menschen sollten bei Einnahme auf Sonneneinwirkung verzichten.

Bei Magen-Darm-Geschwüren darf die Droge nicht angewendet werden. Die Anwendung ist als Tee und als Tinktur möglich.

Die Wurzel ist in vielen Kräuterbittern enthalten.

Die frischen Stengel, von Blättern befreit, finden in der Küche und auch gekocht, ähnlich wie Sellerie, als würzende Zutat Verwendung. Ebenso dient der hohle Stengel als aromatischer Trinkhalm.

Eine beliebte Süßigkeit sind kandierte Angelikastengel.

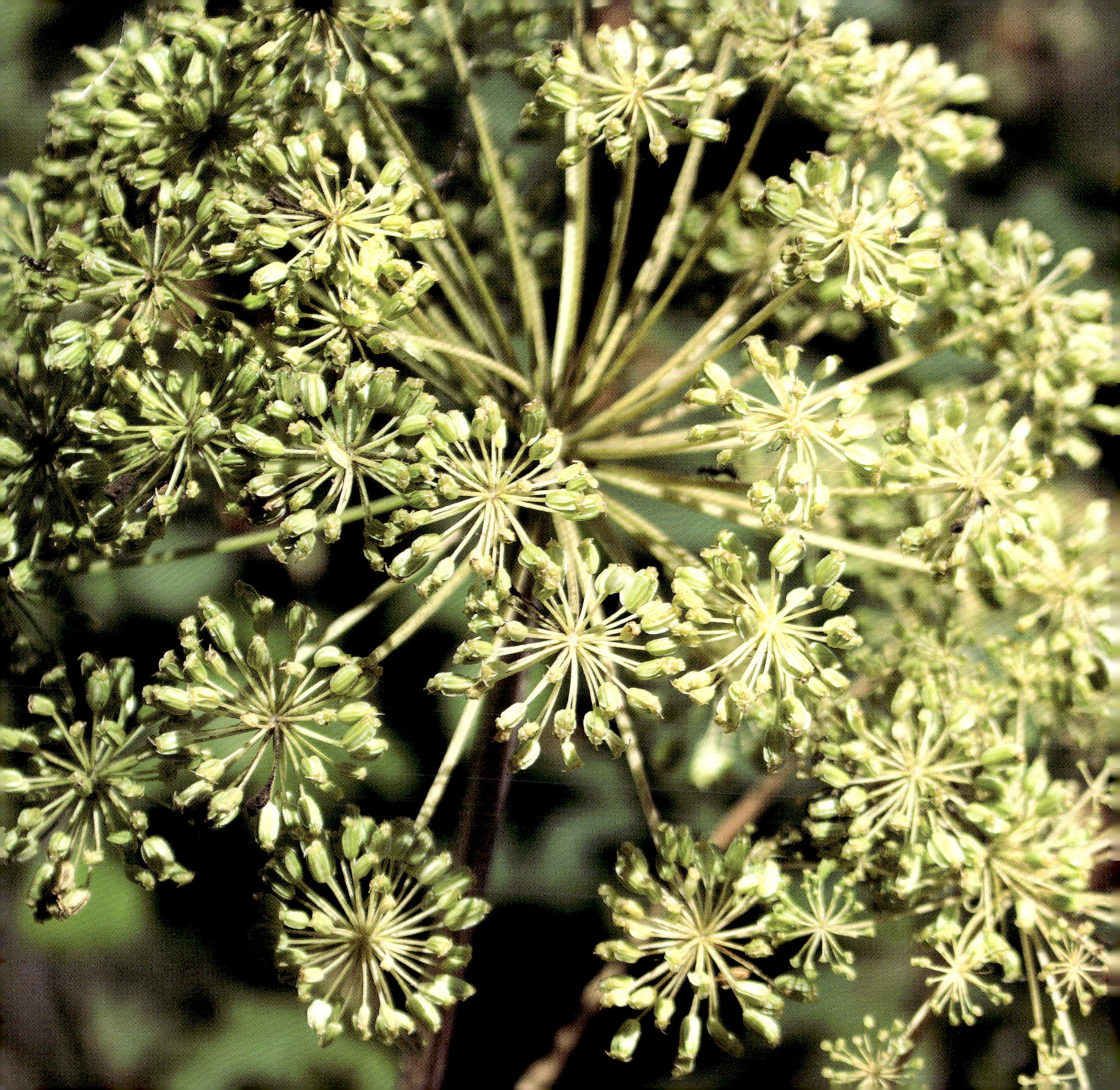

Frauenmantel

ALCHEMILLA VULGARIS

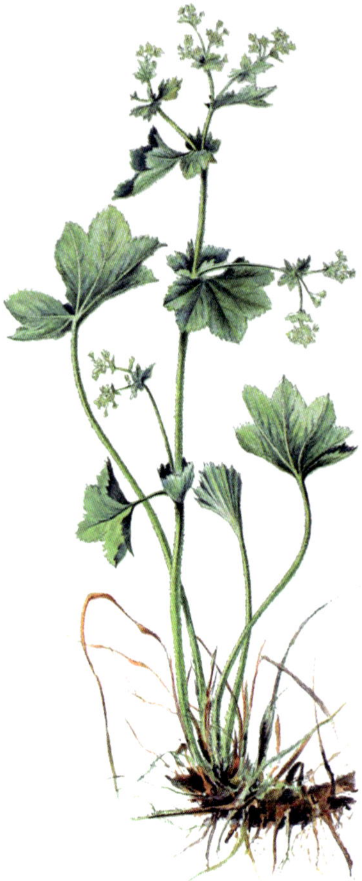

»Das Kräutlein treibt ein rundes Blatt, wie keines ringsherum es hat.
Mit zierlich eingekerbtem Rand, ist für den Tau es angespannt,
recht als ein Schälchen hingestellt, in welches Perl auf Perle fällt.
So hebt es auf des Himmels Tau, der niedersinkt auf Flur und Au'.« Johannes Trojan

Der in dem Gedicht genannte Himmelstau rief im Mittelalter die Alchemisten auf den Plan. Ihr Interesse an dieser Pflanze ergab den Namen ALCHEMILLA.
Als Wundertropfen sammelten sie die in der Sonne auch goldglänzenden »Tauperlen« – ein reines, geläutertes Wasser – um die Materie zu finden, mit der man unedle Metalle in Gold verwandeln könnte.
Es ist lediglich Wasser, das die Pflanze in der Nacht über kleine Poren an den Blatträndern ausscheidet und bei Sonnenaufgang golden glänzen läßt. Diese Guttationstropfen bilden sich auch schon vor Regen oder Gewitter; Frauenmantel ist also ein Wetterprophet. Als Kulturpflanze [ALCHEMILLA MOLLIS] ist Frauenmantel in Gärten beliebt geworden. Die Wildform ist zwar kleiner, hat aber einen wesentlich höheren Wirkstoffgehalt. Die Samenbildung erfolgt ohne Befruchtung, es findet also kein Austausch der Erbanlagen statt, jede neue Pflanze entspricht ganz der Mutterpflanze, die sich über den Wurzelstock vermehrt.
Das wirkliche Gold der Pflanze ist jedoch in seiner Heilkraft zu finden. Als Heilpflanze ist sie in der Antike nicht genannt worden. Die ersten schriftlichen Quellen stammen aus dem frühen Mittelalter. In der Klosterheilkunde wird die Pflanze als stark wärmend und trocknend eingestuft.

Otho von Brunfels bezeichnet die Pflanze in seinem Kreuterbuch noch mit Sinau und nennt Anwendungen als Frauen- und Wundkraut. Am schönsten wird der Frauenmantel im Kräuterbuch von Hieronymus Bock beschrieben, der die Pflanze auch erstmals mit ALCHEMILLA bezeichnet: *»Hier haben wir ein sehr trefflich Kraut [allerhand Brüch im Leib und außerhalb zu heilen] von Gott beschaffen, sein complexion und natur ist zu kühlen geneigt.«*
In späteren Büchern wird immer wieder die Behandlung von Wunden und Magen-Darm-Beschwerden genannt. Das änderte sich im 20. Jahrhundert.
Gemäß der Signaturenlehre – die Blätter erinnern an einen Frauenmantel – rückt die Anwendung bei Frauenleiden in den Vordergrund. Von den rundflächigen ausgebreiteten Blattschalen, fünf- bis neunlappig gefaltet und weich behaart, wird die schützende Wirkung auf die weiblichen Geschlechtsorgane abgeleitet. Der symbolische Bezug zum heiligen Mantel der Gottesmutter erhöhte als Marienpflanze den heilenden Wert.

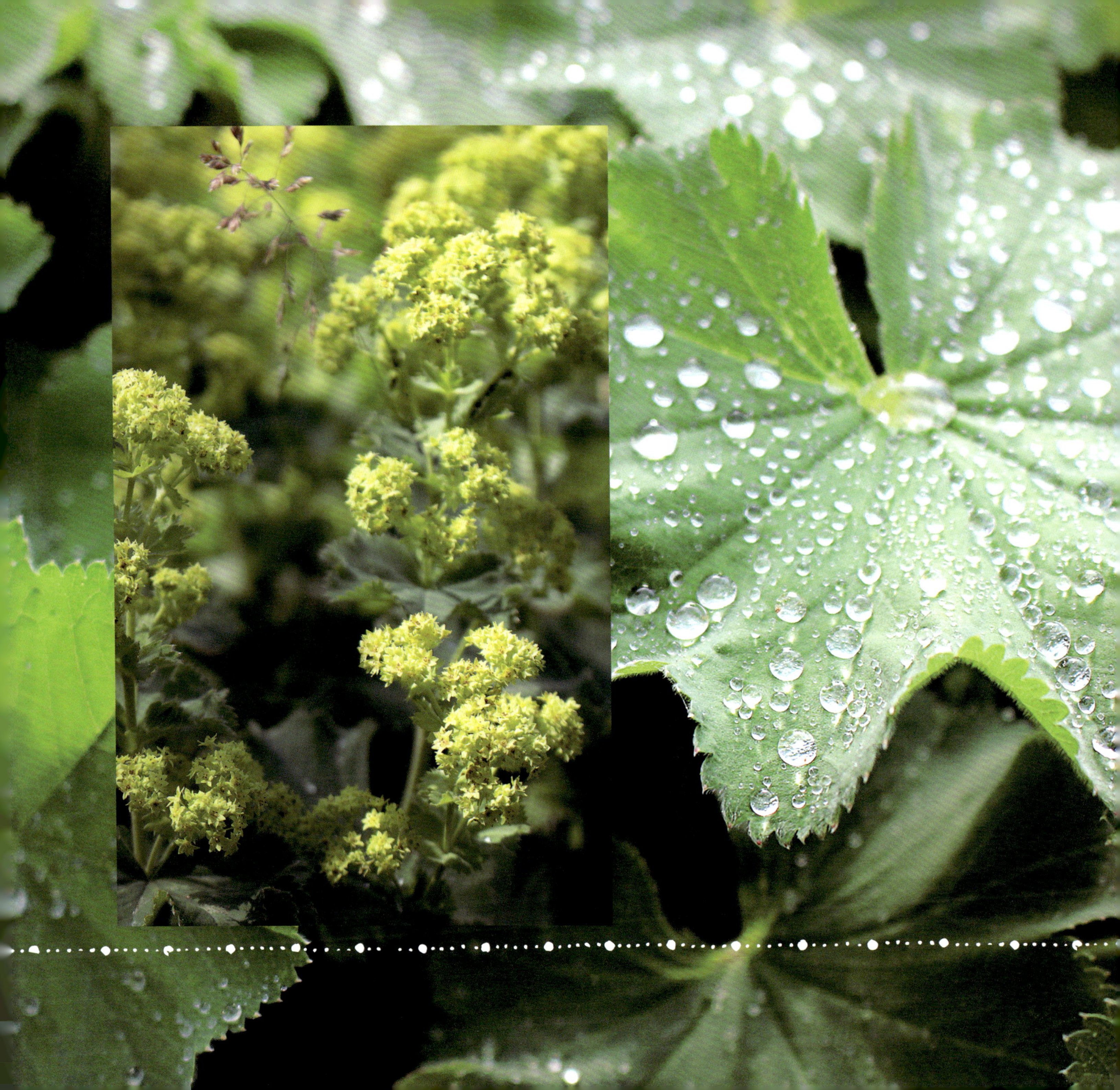

Der Frauenmantel gehört zu den Rosengewächsen [ROSACEAE] und blüht von Mai an den ganzen Sommer über in gelblich-grünen kleinen Blüten, die zu knäuelförmigen Blütenständen angeordnet sind und honigartig duften. Es ist eine typische Schattenpflanze, sie bevorzugt feuchte Wiesen und lichte Wälder.

Verwendet wird das ganze Kraut ohne die Wurzel, das Gerb- und Bitterstoffe, Flavonoide und ätherisches Öl enthält. Frauenmantel ist auch wegen der adstringierenden Wirkung durch den Gerbstoffgehalt eine klassische Frauen-Heilpflanze, sie enthält außerdem Phytohormone und beeinflußt die Östrogen-Dominanz. Auch wenn der Einsatz bei Frauenleiden von Wissenschaftlern bestritten wird, weil die Inhaltsstoffe diese Wirkung nicht erwarten lassen, hält die Erfahrung der Heilkunde aber positive Wirkungen besonders im Klimakterium, bei Menstruationsbeschwerden und unregelmäßiger Monatsblutung entgegen. Bei Kinderwunsch ist die Anwendung von Frauenmantel in der zweiten Zyklushälfte hilfreich.
Zur Stärkung der Beckenmuskulatur kann die Pflanze vor der Geburt über sechs Wochen als Kur eingesetzt werden. Die Wirkung ist gleichzeitig geburtserleichternd und geburtsfördernd.
Frauenmantel wird nach wie vor empfohlen für Sitzbäder bei FLUOR ALBUS und äußerlich bei Wunden und nässenden Ekzemen. Die adstringierende Wirkung auf Haut und Schleimhaut bewirkt eine zusammenziehende und abdichtende Reaktion auf die oberen Gewebsschichten. Für kleine oberflächliche Wunden ist Frauenmantel demnach geeignet.
Ein Teeaufguß leistet gute Dienste bei unspezifischen Durchfällen und als Gurgelwasser bei Schleimhautentzündungen von Mund und Rachenraum.

Bei Durchfall und bei Mundschleimhautentzündungen als Gurgelwasser leistet ein Teeaufguß gute Dienste:

3-4 Teelöffel Droge pro Tasse werden empfohlen.

Als Badezusatz strafft und stärkt die Droge die Haut.

Gänseblümchen

BELLIS PERENNIS

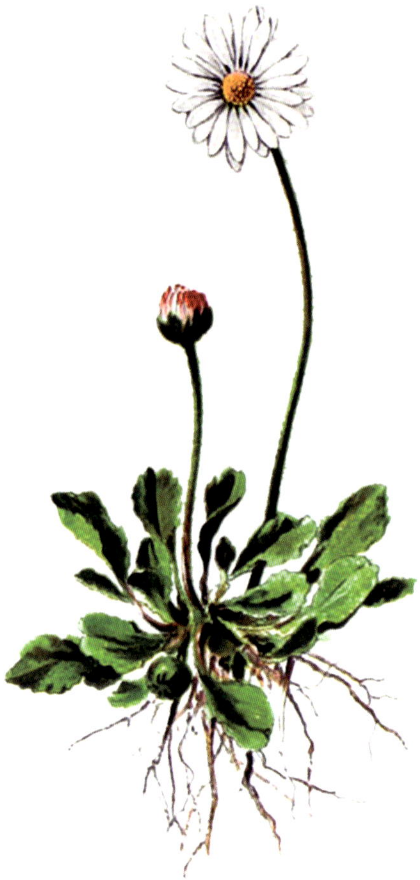

*»Solange überhaupt was blüht, blüht auch das Gänseblümchen.
Wie sehr der Winter sich auch müht, wo man nur etwas Grünes sieht,
das kleine Gänseblümchen.«* Heinz Kahlau

BELLIS [= die Schöne] blüht perennis, das meint: das ganze Jahr und überall. Es ist das erste Blümchen, das vor allem Kinder pflücken und sich daraus ein Kränzchen flechten. Es wächst und blüht auf allen Rasenflächen, solange das Gras nicht zu hoch ist. Mit seinen goldgelben Staubbeuteln verziert es die eintönigen Grünflächen. Bevorzugte Standorte sind auch Weiden, Bahndämme und Gärten. Früher war diese Blume auf dem Gänse-Anger zu Hause, weil die Gänse das Gras kurz hielten und weil die Pflanze auf dem Anger wie die Gänse auf einem Bein steht, daher auch der Name.
Marienblümchen und Maßliebchen wird sie auch genannt, weil sie auf jedem Feld [Mas = im Keltischen das Feld] anzutreffen und lieblich anzuschauen ist.

Das Gänseblümchen bildet eine grundständige Rosette mit Korbblüten, die aus weißen bis rosafarbenen Zungenblüten und gelben Röhrenblüten bestehen. Sie ähnelt der Margerite und ist wie diese eine Orakelblume. Die Randblüten werden gezupft und abgezählt: Er liebt mich, er liebt mich nicht...
Das Gänseblümchen fand in die Herzen der Menschen und in die Literatur Eingang als Bescheidene, als Symbol für die ritterliche Liebe und die Mutterliebe.

In Grasbeständen steht sie in Konkurrenz mit vielen anderen Pflanzen und besteht als ausdauernde Komponente. Reißt man die Blüte ab oder wird sie von den Gänsen gefressen, so wächst sie einfach nach, immer und immer wieder. Tritt man sie um, richtet sie sich nach kurzer Zeit wieder auf und leuchtet der Sonne entgegen. Wie sollte eine Pflanze, die so viel Kraft hat, nicht auch entsprechende Heilkräfte besitzen? Sie wendet sich immer der Sonne zu, aber bei Regen und nachts senkt das Gänseblümchen ihr Köpfchen und ruht sich aus.
Wie viele Frühjahrsblumen sollen auch Gänseblümchen vor Fieber schützen, wenn man die ersten drei Blüten, die man findet, ißt. Auf alle Fälle helfen sie bei Frühjahrsmüdigkeit, sind sie doch die ersten Boten des sich erneuernden Lebens um uns. Sie sind Symbole der Grünkraft, siegreiche Kämpfer gegen Eis und Kälte, und ihre Kräfte gehen auf den Pflücker über. Wichtig dabei ist wohl das Finden, denn Ungesucht bedeutet Heilerfolg.

Für einen Aufguß werden 2 Teelöffel mit 250 ml kochendem Wasser übergossen, man läßt 10 Minuten ziehen und trinkt 2 Tassen täglich über 4 Wochen.

Die gleiche Wirkung hat auch ein Kaltauszug.

Der Saft der Blütenköpfchen mit Rohrzucker vermischt, ergibt einen Sirup als Hustenmedizin.

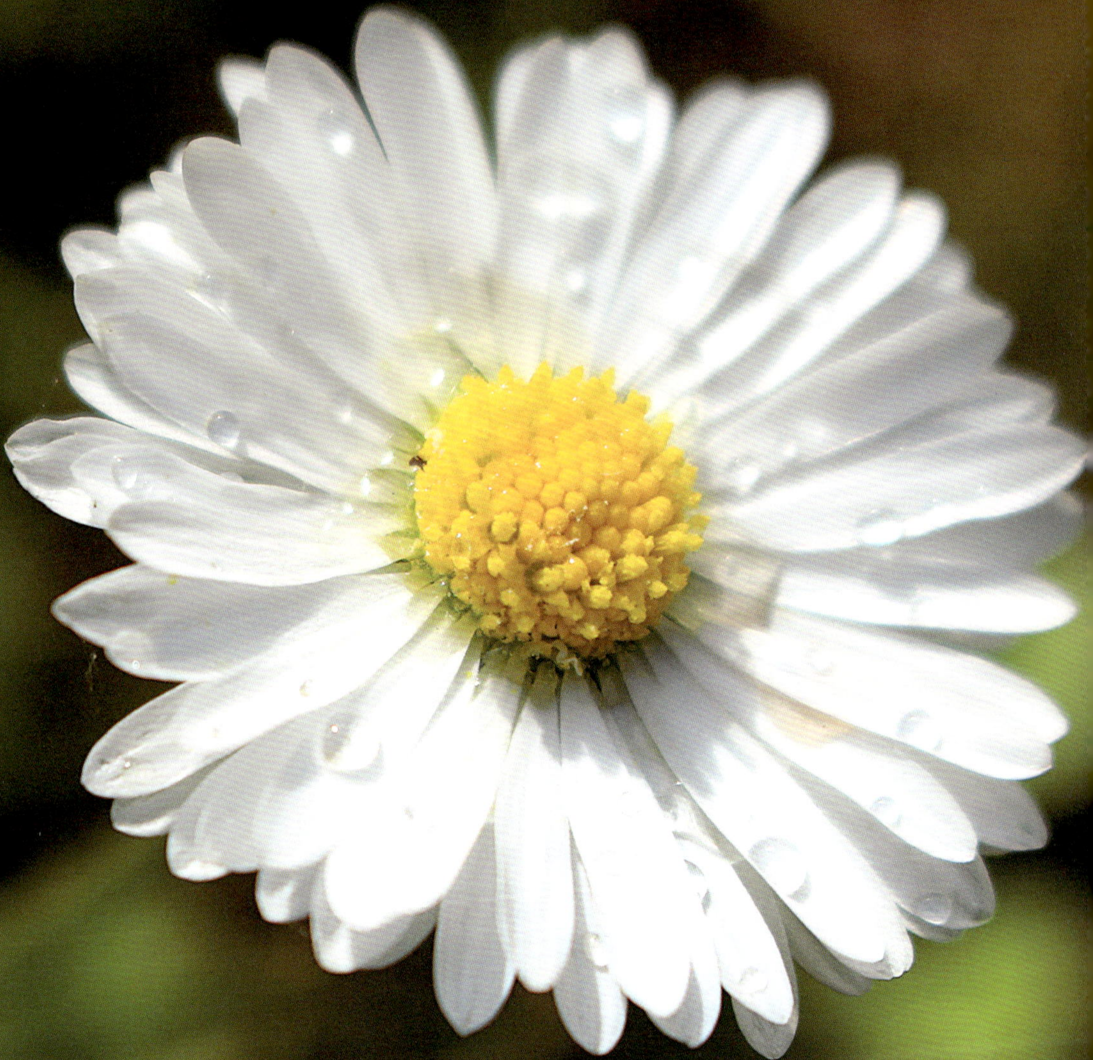

In den alten Schriften der Antike sucht man das Gänseblümchen vergebens. Erst in den Kräuterbüchern von Fuchs und Lonicerus wird es beschrieben, danach wieder vergessen, so daß die Pflanze in Kräuterbüchern des 19. und auch noch des 20. Jahrhunderts so gut wie nicht zu finden ist. Es ist also an der Zeit, das Maßliebchen als Heilpflanze ein wenig auf den Sockel zu heben.

Die kräftigen Wirkstoffe sind in den Röhrenblüten, sie enthalten Saponin, ätherisches Öl, Bitter- und Gerbstoffe, Flavonoide und Schleim. In neueren Studien sind antimikrobielle und antilipidämische Wirkungen nachgewiesen worden.

Die Anwendungsmöglichkeiten sind vielfältig. Als kleine Schwester der Arnika ist das Gänseblümchen als entzündungshemmendes Wundpflaster ein Helfer für unterwegs. Zerrieben oder zerquetscht ist der Saft bei Insektenstichen oder Folgen von Brennesselkontakt ein heilender Verband. Die Schmerzen vergehen schneller und der Juckreiz wird gelindert. Ein Aufguß dient als Gesichtswasser bei unreiner Haut, hilft sogar bei Lippenherpes.

Bäder helfen bei Blutergüssen, Entzündungen der Haut und Ausschlägen. Dazu kann auch ein Absud aus Blättern verwendet werden. Die adstringierende und entschleimende Wirkung ist bei Katarrhen der Atemwege und zur Erleichterung des Abhustens angezeigt. Auch Magen-Darm-Katarrhe und Durchfallbeschwerden können gelindert werden.

Das Gänseblümchen ist auch die Angelika der Gebärmutter! Die Droge lindert Menstruationsbeschwerden und wird empfohlen bei Entzündungen im Beckenbereich. Auch hat sie Einfluß auf die Psyche: So wie das Gänseblümchen sich immer wieder aufrichtet, richtet es auch uns auf und stärkt uns.

Die inneren zarten Blättchen und Blüten bereichern als appetitanregendes Wildgemüse auch unseren Speiseplan. Sie eignen sich für Salate, Gemüsegerichte und Suppen.

In Quark kommt der nussige Geschmack zur Geltung, wenn die Knospen statt der bitteren Blüten verarbeitet werden. Die Blätter erinnern mit einem säuerlichen Geschmack an Sauerampfer.

Man kann die knospigen Blüten auch wie Kapern in Essig und Öl anmachen.

Auch Bienenhonig, mit den Blüten vermischt und für 20 Tage dunkel gestellt und danach abgefiltert, läßt sich teelöffelweise bei Husten einsetzen oder dem Tee beigeben.

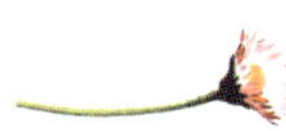

Gelber Enzian

GENTIANA LUTEA

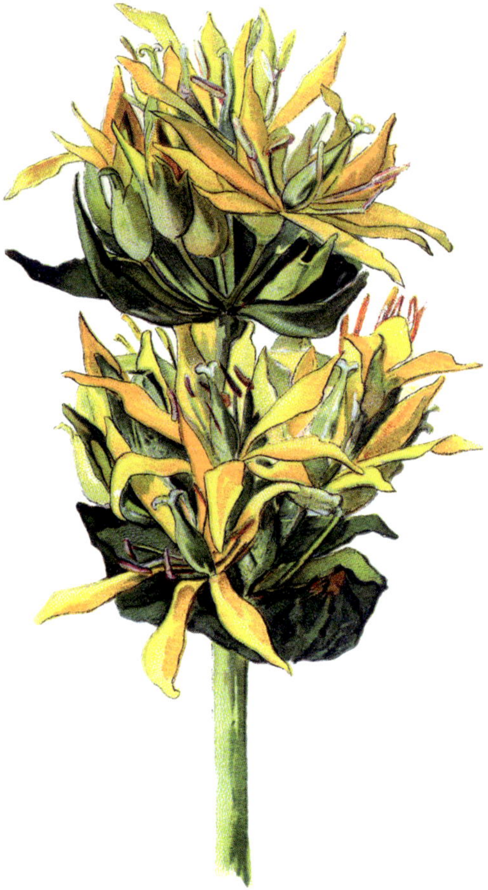

Der Gelbe Enzian ist eine der schönsten und größten unter den Enziangewächsen [GENTIANACEAE], der mit einer Höhe von bis zu 150 cm die meisten Pflanzen seiner Umgebung königlich überragt. Wer ihn im Harz sehen und erleben will, muß eine Bergtour zum Brockengarten unternehmen, denn diese Pflanze bevorzugt Gebirge und wünscht es extrem.
Der Gelbe Enzian ist selten geworden und deshalb unter Schutz gestellt. Zur Gewinnung der Wurzeln wird er heute feldmäßig angebaut. Die Pflanze wächst sehr langsam, bis zur ersten Blüte braucht sie viele Jahre, danach ist der Gelbe Enzian aber einer der dankbarsten Blüher, der bis zu 60 Jahre alt werden kann.

»Dort ragt das hohe Haupt am edlen Enzian
Weit übern niederen Chor der Pöbelkräuter hin.
Ein ganzes Blumenvolk dient unter seiner Fahne.
Sein blauer Bruder selbst bückt sich und ehret ihn.« *Albrecht von Haller*

Überdauern kann er mithilfe eines kräftigen armdicken Rhizoms. Die Hauptwurzel an älteren Pflanzen kann bis zu einem Meter lang werden. Diese Wurzeln sind die eigentliche Droge, die als Heilmittel verwendet wird.
Die oberirdischen Teile treten unterschiedlich in Erscheinung.
Im Frühling, wenn der Schnee dauerhaft schmilzt, bildet sich eine grundständige kurz gestielte Blattrosette. Wenn sich der Stengel dann streckt, ordnen sich in Etagen breite, kreuzweise gegenständig und stark bogennervig gerippte Laubblätter an. Da alles an dieser Pflanze kreuzförmig angelegt ist, wurde sie im Mittelalter besonders als Erlösungssymbol geehrt. In der Werder Kirche ist Christus als Apotheker dargestellt, der die Menschen mit Kreuzenzian ins seelische Gleichgewicht bringt.

In den Achseln der schalenförmigen Trag- oder Hochblätter sitzen bis zu zehn Trugdolden, die die Blüten bilden. Alle vier bis acht Jahre bildet sich ein neuer Blütenstengel.

Hippokrates war diese Pflanze vermutlich nicht bekannt. Im zweiten vorchristlichen Jahrhundert erkannte der illyrische König Gentio [200-150 v. Chr.] die Heilwirkung

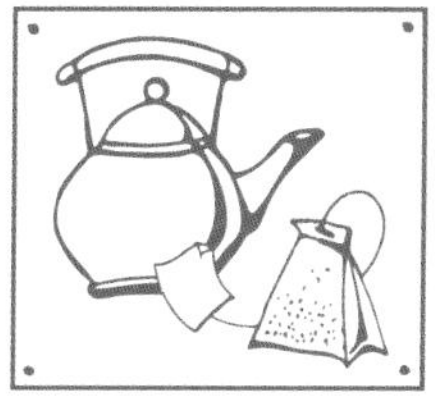

Für einen Tee wird ein halber Teelöffel voll Enzianwurzel mit 1 Tasse (150 ml) kochenden Wassers übergossen; nach 5-10 Minuten abseihen und mehrmals täglich 1 Tasse warm 30 Minuten vor den Mahlzeiten trinken.

Auch als Kaltauszug kann der Tee bereitet werden.

des Gelben Enzian, so wurde er auch zum Namensgeber aller Enziane. Dioskurides, Plinius und auch Galen nennen als Anwendungsgebiete vor allem Seitenstechen, Krämpfe und Magenleiden.
Und Hieronymus Bock schreibt über den Enzian: »*Die aller gebreuchlichst wurtzel in Germania ist Entian…*«.
Enzianwurzel ist eine reine Bitterstoffdroge. Sie findet Anwendung bei Magenbeschwerden, Verdauungsstörungen, Appetitlosigkeit und Blähungen. Der antimikrobielle und immunmodulierende Effekt unterstützt die Wirkung. Die traditionellen Erfahrungen werden von experimentellen Untersuchungen überzeugend unterstützt. Die antibiotische Wirkung ist vor allem bei dem Bakterium HELICOBACTER PYLON erfolgreich. Das ist ein Magenkeim, der Magenschleimhautentzündungen und Magengeschwüre verursachen kann.

In der Volksheilkunde gilt der Gelbe Enzian prophylaktisch als bitteres Tonikum gegen Erkältungen und als Wundwurzel; er heilt Wunden, die damit gereinigt werden.
Die Bitterstoffe der Droge machen als Aperitif in Form von Tees und Tinkturen und als Magenlikör nach dem Essen deftige Mahlzeiten verträglicher. Beliebt sind auch der Enzianwein und der Enzianschnaps, die zusätzlich Geselligkeit stiften.

»Bedenk, o Mensch, wenn du aus
kleinen eckigen Gläsern
Den klaren Enzianschnaps
in deine Gurgel sprengst:
Wie zwischen Felsgeschrot
und mageren Alpengräsern
Die Wurzel wuchs, von der du (eh' du denkst)
Den großen Oberbootsmannsrausch empfängst.« *Carl Zuckmayer*

Der Blaue Enzian ist ein naher Verwandter, jedoch weniger heilkräftig, und der blau-violette Enzian findet in der Bachblütentherapie Anwendung.

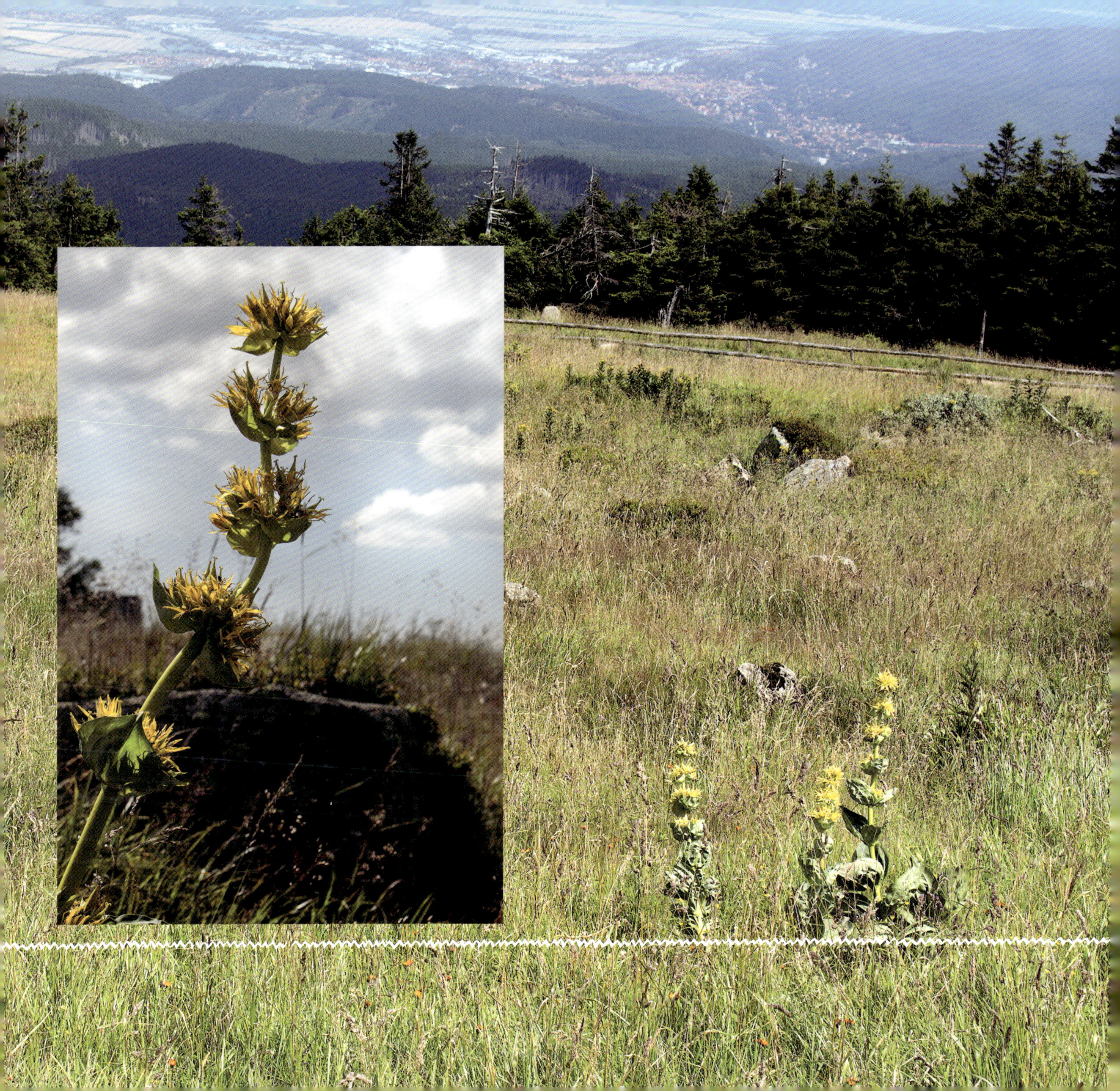

Goldrute, Echte

SOLIDAGO VIRGAUREA

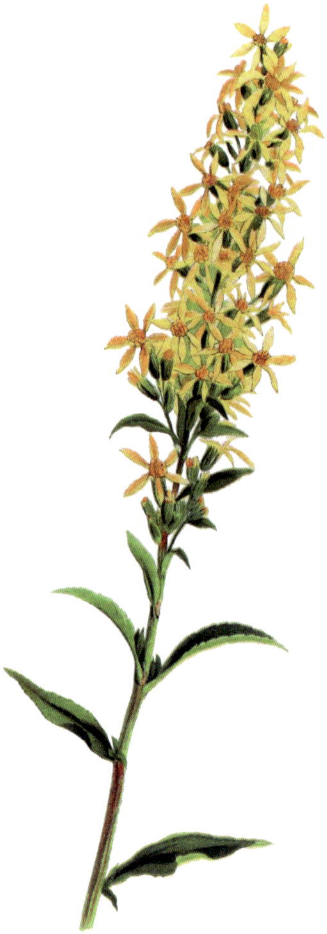

Die Echte Goldrute gehört zu den wichtigsten Arzneipflanzen, die zu Phytopharmaka verarbeitet werden. Sie ist in Europa beheimatet. Als Wildpflanze gedeiht sie auf Kahlschlägen und Waldlichtungen, an Wegrändern und auf Weiden. Von Ende Juli bis in den September und Oktober läßt sie ihre Blumenkronen leuchten, wenn die Hochsommerblüte anderer Pflanzen vorbei ist. Sie wächst immer an gleicher Stelle wieder; das Überdauerungsorgan ist nämlich ein Rhizom, ein unterirdischer Sproß, der auch für die Verbreitung sorgt.
Zur Gattung Goldrute gehören über 100 Arten, die meist in Amerika beheimatet sind. Dazu zählen auch die eingebürgerte Riesengoldrute [SOLIDAGO GIGANTEA] und die im Harz viel häufiger vorkommende Kanadische Goldrute [SOLIDAGO CANADENSE], die eine ganze Bandbreite von eher trockenen nährstoffreichen Ruderalstellen und Brachflächen besiedelt, aber keine Heilkraft besitzt. Sie ist eine Schmuck- und Bienenpflanze, die ebenso gerne von Schmetterlingen besucht wird und auch als eine beliebte Gartenstaude gilt.
Die Riesengoldrute hingegen, die mit einem langen rispigen und stark verzweigten Gesamtblütenstand auffällt, kann wie die Echte Goldrute verwendet werden. Ihre starke Selbstaussaat kann einheimische Pflanzen leicht verdrängen.

Die Bezeichnung SOLIDAGO heißt so viel wie gesund und verweist auf eine lange Anwendung der Echten Goldrute als Heilpflanze; sie gehört zu den Korbblütengewächsen [ASTERACEAE] und kann bis zu einem Meter hoch werden.
Die wechselständigen Blätter sind am Grund gestielt, grob gesägt; nach oben hin fein gesägt und fast sitzend. Die Blütenkörbchen sind sehr zahlreich. In ihnen befinden sich viele kleine Blütchen, die sich traubenförmig anordnen.
Aus den Stengeln und Blättern kann ein Farbstoff zum Färben von Wolle und Baumwolle von goldenbraun bis braunrot gewonnen werden.
Die Goldrute war wegen ihrer gelben Blüten und ihrer medizinischen Bedeutung in der christlichen Überlieferung der »Laurenzilorbeer« in Erinnerung an den Heiligen Laurentius von Rom.
Außer der Wurzel wird das ganze Kraut genutzt. Es enthält Flavonoide, vor allem das Rutosid, Triterpenglykoside und in der Wurzel noch ätherisches Öl.

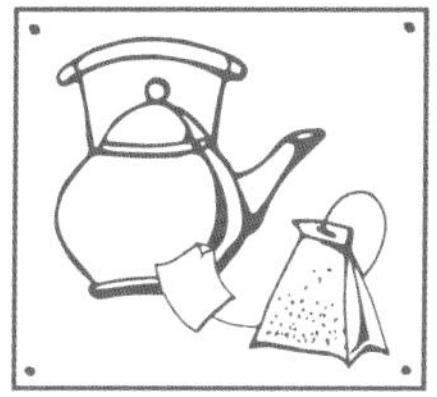

Bei Harnwegsinfektionen

Für die Teezubereitung werden 2 Teelöffel Echtes Goldrutenkraut mit 1 Tasse heißem Wasser übergossen, man läßt 10 Minuten ziehen und seiht dann ab.

Täglich 4-6 Tassen über den Tag verteilt trinken.

Zu jeder Tasse Tee ein Glas Wasser trinken!

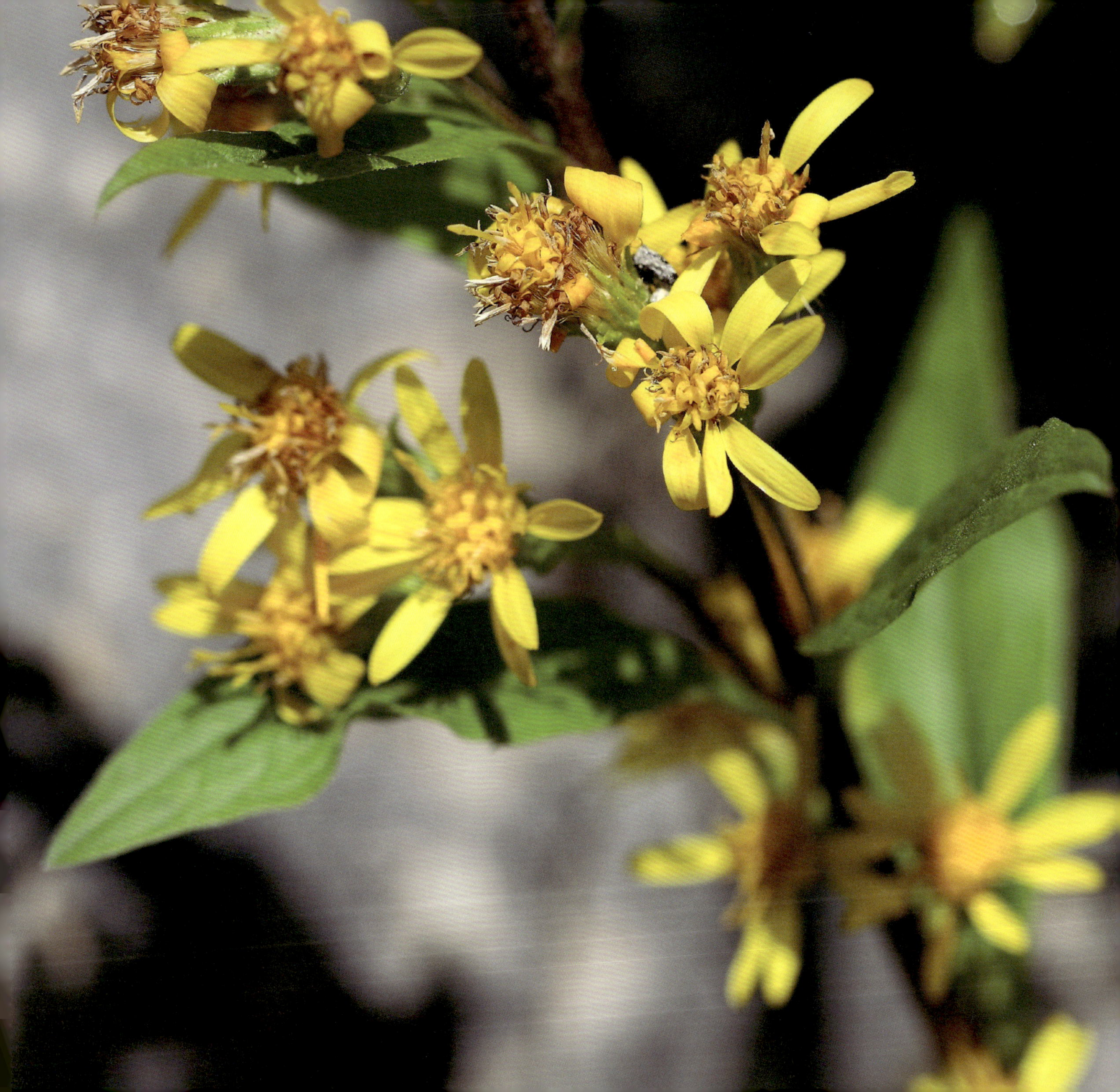

Goldwundkraut, Goldraute, Güldenwundkraut sind weitere Namen. Früher war eine Abkochung äußerlich als Wundheilmittel in Gebrauch, darum heißt sie in alten Kräuterbüchern auch Heydnisch Wundkraut. Goldrute kann bei Harnwegsinfektionen helfen. Die Wirkung ist entzündungswidrig, krampflösend und harntreibend. Die Niere wird angeregt, mehr Wasser auszuscheiden. Dadurch werden die ableitenden Harnwege, also Harnleiter, Blase und Harnröhre, besser durchspült und Keime ausgeschwemmt. Trotz verstärkter Wasserausscheidung werden wertvolle Spurenelemente und Mineralstoffe nicht mit ausgespült. Goldrutenkraut kann aber nur helfen, wenn ausreichend Flüssigkeit getrunken wird! Ein Gebot, das bei allen Harnwegserkrankungen gilt.

Die Droge ist in vielen Fertigpräparaten enthalten. Die getrocknete Tee-Droge ist nur ein Jahr haltbar. Sie hat einen herben, leicht zusammenziehenden Geschmack.
Traditionell wird der Tee auch zur Vorbeugung von Nierengrieß und bei entsprechender Veranlagung empfohlen.
Zu jeder Tasse Tee ein Glas Wasser trinken!
Bei chronischen Erkrankungen sollte die Anwendung mit dem Arzt besprochen werden.
Hochdosierte Extrakte stehen in Fertigpräparaten in Form von Dragees, Kapseln und Tropfen zur Verfügung.

Bei entzündlichen rheumatischen Erkrankungen hat sich die Anwendung von Goldrute auch äußerlich als Umschlag bewährt. Empfehlenswert für einen Tee ist eine Mischung aus Mädesüßblüten, Weidenrinde, Goldrutenkraut, Johanniskraut und Brennesselkraut.
Ein Eßlöffel dieser Mischung wird mit einer Tasse Wasser kalt angesetzt und man läßt eine Stunde ziehen. Danach bis zum Kochen erhitzen, vom Herd nehmen und nochmals fünf bis zehn Minuten ziehen lassen, dann erst abseihen, täglich drei bis vier Tassen trinken.

Hinweis: Wer unter Ödemen leidet, die durch Herzschwäche oder Nierenfunktionsstörungen bedingt sind, darf Goldrute nicht anwenden! Wie alle Korbblütler kann auch die Goldrute Kontaktallergien auslösen!

Hundsrose, Hagebutte

ROSA CANINA

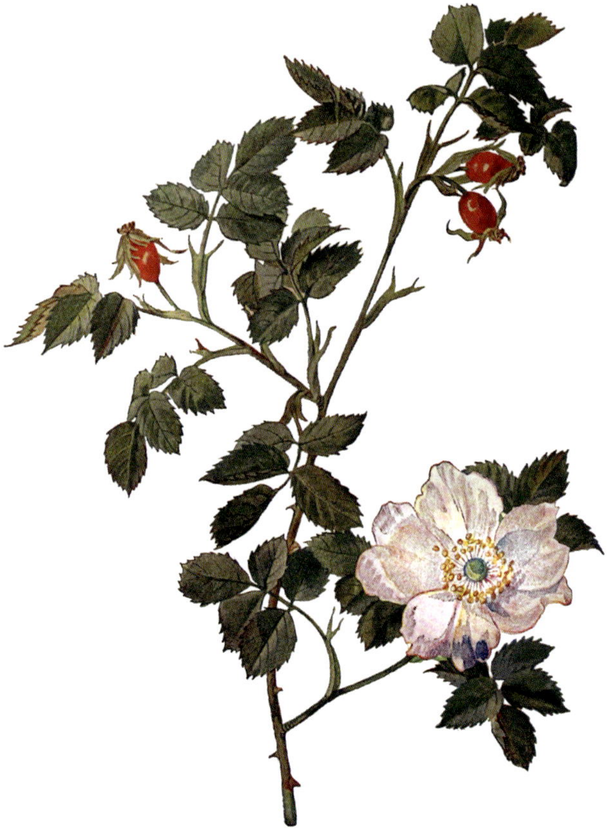

»Ein rotes Männlein steht im Strauch,
hat viele Kernchen in seinem Bauch.
Ein schwarzes Hütchen trägt's auf dem Kopf.
Sag an, wie heißt der kleine Tropf?« Verfasser unbekannt

Die in der Harzregion am häufigsten wild wachsende Rosenart ist die Hundsrose, die zu den Rosengewächsen [ROSACEAE] gehört. Der Wildrosenstrauch ist keine Pflanze der Gebirgslagen. Am hügeligen Harzrand, im Vor- und Unterharz ist die Hundsrose jedoch recht häufig anzutreffen. Der aufrechte Strauch bildet lange, bogig überhängende Äste und Zweige. Im Hochsommer haben die weißen oder zart rosa einfachen ungefüllten Blüten ihren eigenen urwüchsigen Reiz.
Wenn der Maler Herbst auf der Leiter steht und wir zu den dem Harz vorgelagerten Höhenzügen wandern, leuchten uns schon die roten prägnanten Früchte von weitem entgegen. Sie bleiben oft den ganzen Winter über am Strauch und sind trotz Frost immer noch genießbar. Sie schmecken roh süßlich-säuerlich.

Die Bezeichnung Hag [von Hecke] weist auf das Vorkommen des Strauches an Hecken hin, während Butte dem süddeutschen Butzen [Verdickung] entspricht.
Die lateinische Bezeichnung CANINA oder das griechische Kynosbatos von kyon=Hund und batos=strauch sei nach Plinius auf einen Orakelspruch zurückzuführen, der auf der Suche nach einem Mittel gegen Bisse tollwütiger Hunde auf die stark gerbstoffhaltigen Wespengallen hinwies. So steht Hundsrose für Wildrose ganz allgemein, das meint »hundsgemein«.

Als Heilpflanze ist die Hundsrose bisher unterschätzt worden.
Kaum eine andere Frucht beinhaltet so viel Vitamin C, Pektine, Fruchtsäuren und Gerbstoffe. Bei der Hagebutte handelt es sich um eine Sammelfrucht, die aus dem fleischigen Blütenboden entsteht. Die eigentlichen Früchte sind die Kerne oder Nüßchen, die bei Hautkontakt Juckreiz hervorrufen [Juckpulver].
Die wertvollen Inhaltsstoffe jedoch stecken in der prallen Verpackung der Wildfrucht.
Die getrockneten Fruchtschalen als Tee dienen zur unterstützenden Therapie von Blasen- und Nierenleiden, stärken das Immunsystem bei Erkältungen.

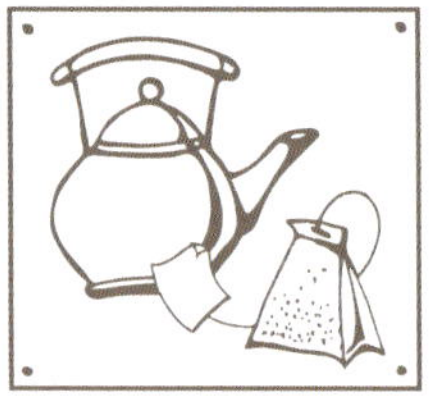

Unterstützend bei Blasen- und Nierenleiden und fürs Immunsystem

2 gehäufte Teelöffel werden mit 1/4 Liter kochend heißem Wasser übergossen, man läßt 15-30 Minuten abgedeckt ziehen, seiht ab und trinkt mehrmals am Tag 1 Tasse.

Entkernte Hagebutten lassen sich zu Mark oder Mus verarbeiten. Weiche Früchte nach dem Frost sind dazu besonders geeignet. Mit wenig Wasser läßt man sie 20 Minuten köcheln, passiert, streicht die Masse durch ein Sieb, versetzt dieses Mark mit der gleichen Menge Zucker und setzt etwas Zitronenschale hinzu und erhitzt so lange, bis sich der Zucker gelöst hat - ein wirksames Heilmittel zur Nahrungsergänzung mit Vitamin C, das unser Körper selbst nicht bilden kann und welches für den Zellstoffwechsel aller Organe notwendig ist. Die Askorbinsäure beeinflußt ferner Fermentreaktionen und die Blutgerinnung und fördert die antivirale Wirkung des von den Zellen gebildeten Schutzstoffes Interferon.
Von diesem Konzentrat nimmt man täglich zwei bis drei Teelöffel ein.

In einer Gemeinschaftsstudie ist ein bisher unbekannter Aktivstoff in der Hagebutte identifiziert worden, ein sogenanntes Galaktolipid, das Menschen mit Gelenkerkrankungen Linderung verschafft. Die Schmerzen nehmen ab, die Beweglichkeit bessert sich, eine Zufallsentdeckung! Positive Erfahrungen eines Landwirtes mit regelmäßigem Verzehr von Hagebutten, die ihm Schmerzlinderung verschafften, veranlaßten die Wissenschaftler, sich eingehender mit der Hagebutte zu befassen.

Für die Gelenke ist das Hagebuttenpulver wie folgt einzunehmen:
Täglich zwei gehäufte Teelöffel in Joghurt oder Fruchtsaft einrühren und verzehren. Nach zwei bis drei Monaten kann die Dosis halbiert werden. Nicht in heiße Speisen einrühren!
Dieses Pulver ist auch für die Daueranwendung geeignet, da es unserem Körper nicht möglich ist, Vitamin C in beachtlichen Mengen zu speichern. Überflüssiges Vitamin C wird mit dem Harn ausgeschieden.

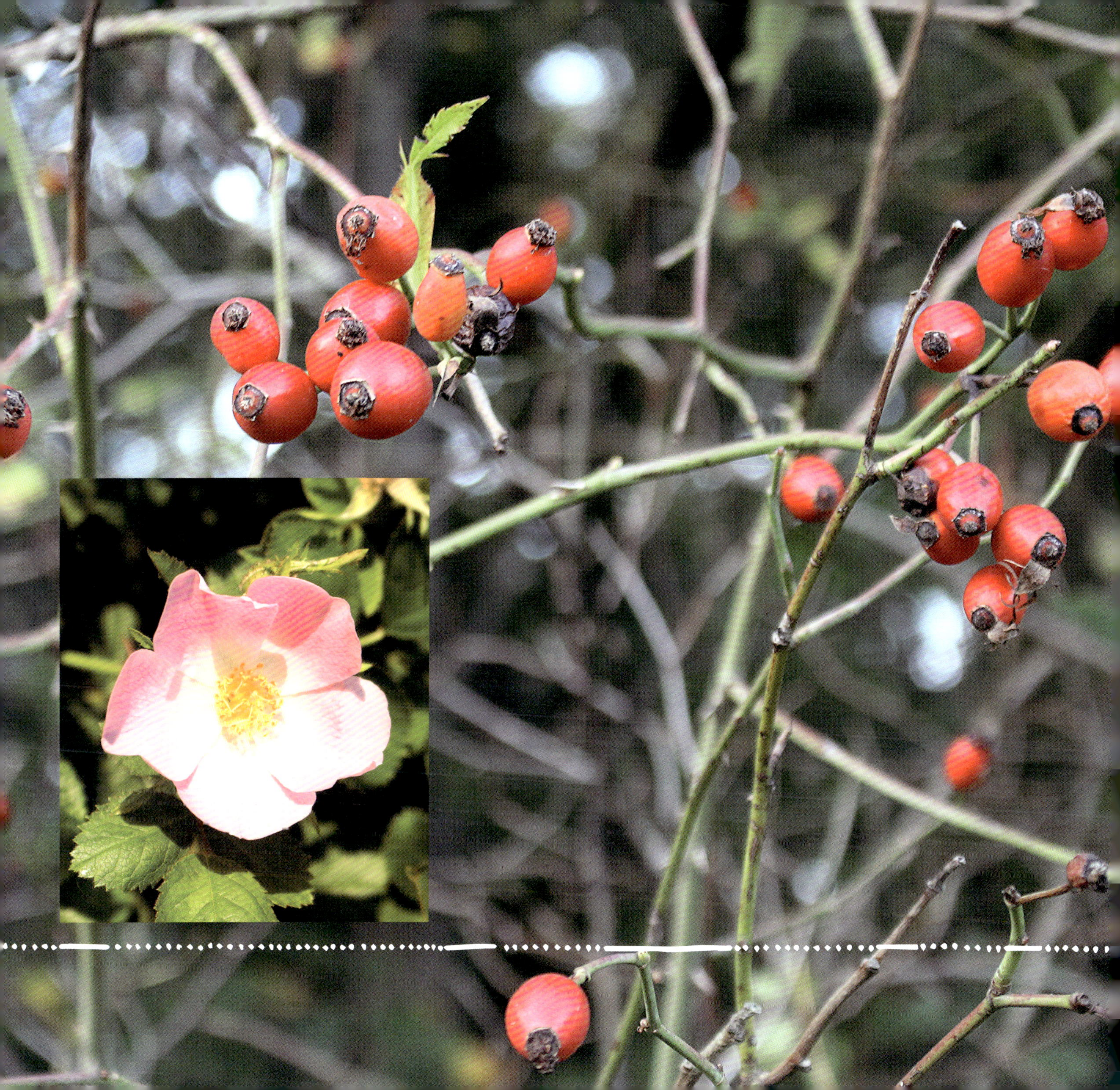

Isländisch Moos

CETRARIA ISLANDICA

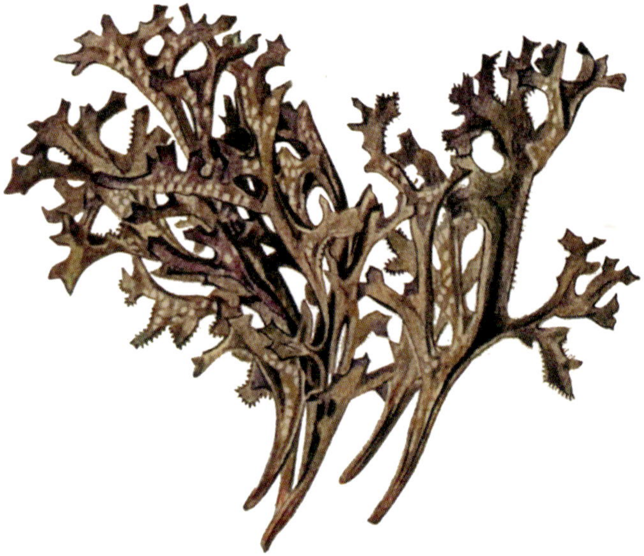

Der Name »Moos« ist irreführend. Das Isländisch Moos zählt weder zu den Blühpflanzen noch zu den Moosen. Es handelt sich bei dieser blüten-, blatt- und wurzellosen Pflanze um eine Flechte. Meist ist sie im Unterholz von Kiefernwäldern am Erdboden, also auf saurer Unterlage, oder an Felsen, Mauern und auf Bäumen anzutreffen, bildet ganze Polster, wird vier bis zehn Zentimeter hoch und verzweigt sich geweihartig.
Isländisch Moos findet sich aber nicht nur auf Island, sondern kommt im Norden Deutschlands und somit auch im Harz und auf dem Brocken vor. Es wird zunehmend seltener, kann außerdem nicht angebaut werden, steht unter Naturschutz und darf also auch nicht gesammelt werden. Hauptlieferant für die Pharmaindustrie sind die skandinavischen Länder.
Unter Rentieren ist sie eine Delikatesse. Rentierflechte wird sie auch genannt. Im 17. Jahrhundert entdeckten die Isländer, die aus dem »Moos« ein Gemüse bereiteten, der »Fjallagrasasupa« die Pflanze als Verdickungsmittel zugesetzt hatten und es gepulvert dem Brotmehl zufügten, wenn die Ernteergebnisse schlecht waren, die Flechte als Heilmittel. Bald danach war sie in ganz Europa als solche bekannt und behielt den Namen Isländisch Moos.
Wie alle Flechten hat sie keinen einheitlichen Organismus; sie wird gebildet aus einer untrennbaren Lebensgemeinschaft von Alge und Pilz, die in Symbiose zu beiderseitigem Nutzen zusammenleben. Daraus entstehen völlig neue Organismen mit neuen Eigenschaften – ein Phänomen im Pflanzenreich.
Isländisch Moos ist ein gabeliger Strauch und gehört demzufolge zu den Strauchflechten [PARMELIACEAE]. Dieser bildet feine, geweihförmig verzweigte oliv-braune Gewebslappen, die an der Unterseite grau gefärbt sind und grubenartige Vertiefungen aufweisen. Bei Feuchtigkeit sind sie elastisch, bei Trockenheit starr und zerbrechlich. Der Duft ist dem Seetang ähnlich, der Geschmack ist bitter.

In nordischen Ländern war Isländisch Moos von Anfang an ein Hausmittel gegen Lungenerkrankungen. Darum ist die Flechte in der langen traditionellen Anwendung auch unter dem Namen Lungenmoos oder Fiebermoos und harztypisch als Brockenmoos oder Hirschhornflechte bekannt. Aufgrund der Inhaltsstoffe zählt sie zu den schleimhaltigen Drogen. Neben den Schleimstoffen Lichenin und Isolichenin zu 50 % in der Droge enthält sie in Form von Flechtensäuren auch reichhaltig Bitterstoffe, polymere Zucker, Jod und Vitamine. Auch eine antibiotische Wirkung und eine allgemeine Stimulation des Immunsystems werden der Droge zugeschrieben.
Geläufig ist der Einsatz bei Schleimhauterkrankungen, bei Husten, Heiserkeit und Bronchialerkrankungen, bei Infekten im Hals-Rachen-Raum mit auswurffördernder Wirkung, geeignet auch für Kinder mit Keuchhusten. Die schleimbildenden Stoffe legen sich wie eine Schutzschicht über die Schleimhaut in Mund, Rachen und Magen, hüllen diese ein, so daß Linderung eintritt bei Halsschmerzen, trockenem Reizhusten und bei Gastritis und Magen-Darm-Entzündungen. Äußere Reize werden abgeschirmt und aggressive Schadstoff-Moleküle werden

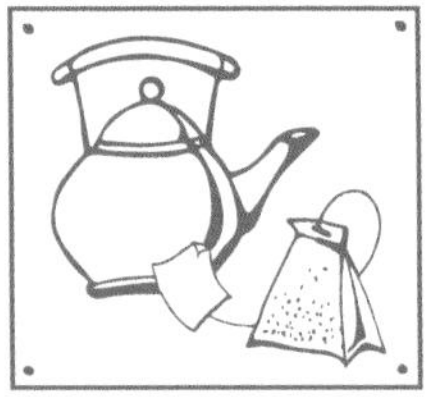

Hustentee

Isländisch Moos kurz aufkochen, das Wasser abgießen und mit frischem Wasser erneut aufkochen.

Ich empfehle den Tee mit Honig zu süßen!

neutralisiert. Die Bitterstoffe rechtfertigen durch ihre reflektorische Anregung der Speicheldrüse den Einsatz bei Appetitlosigkeit und auch bei Gallenleiden.
Verwendet wird der ganze Flechtkörper. Die Droge wird als Tee oder Abkochung verwendet. Heiß überbrühen darf man die Droge nur bei Verwendung des Tees als bitteres Tonikum. Ein bis zwei Teelöffel [= zwei bis vier Gramm] auf eine Tasse Wasser [ca. 150 ml] 10-30 Minuten ziehen lassen und eine halbe Stunde vor den Mahlzeiten schluckweise trinken. Dazu kann auch ein Kaltauszug hergestellt werden. Die Droge läßt man drei bis fünf Stunden ziehen, seiht dann ab, erwärmt den Auszug und trinkt eine halbe Stunde vor dem Essen schluckweise.
Die bitteren Säuren der Flechte fördern die Produktion der Verdauungssäfte, regen den Appetit und die Darmbewegung an.

Zur Reizlinderung des Hustens setzt man mit warmem Wasser an, um die Schleimstoffe zu erhalten. Der Auszug wird getrunken oder bei Halsschmerzen zum Spülen des Rachenraumes verwendet. Der Nährboden wird den Krankheitserregern durch den Schutzfilm entzogen. Besonders wirksam ist ein Extrakt gegen den Erreger der Tuberkulose. In der Volksmedizin und Erfahrungsheilkunde ist die äußerliche Anwendung bei Verletzungen, Geschwüren, schlecht heilenden Wunden und auch bei Akne als Auflage möglich. Außerdem liegen Hinweise auf den Einsatz als Tonikum bei Erschöpfung vor.
Achtung: Schleimstoffe können die Aufnahme von Medikamenten im Darm verzögern oder vermindern. Deren Einnahme sollte in zeitlichem Abstand von Isländisch Moos-Zubereitungen erfolgen.
Häufig kommen auch Lutschpastillen, Tabletten und Extrakte zur Anwendung.
Isländisch Moos ist also eine ideale Naturarznei!

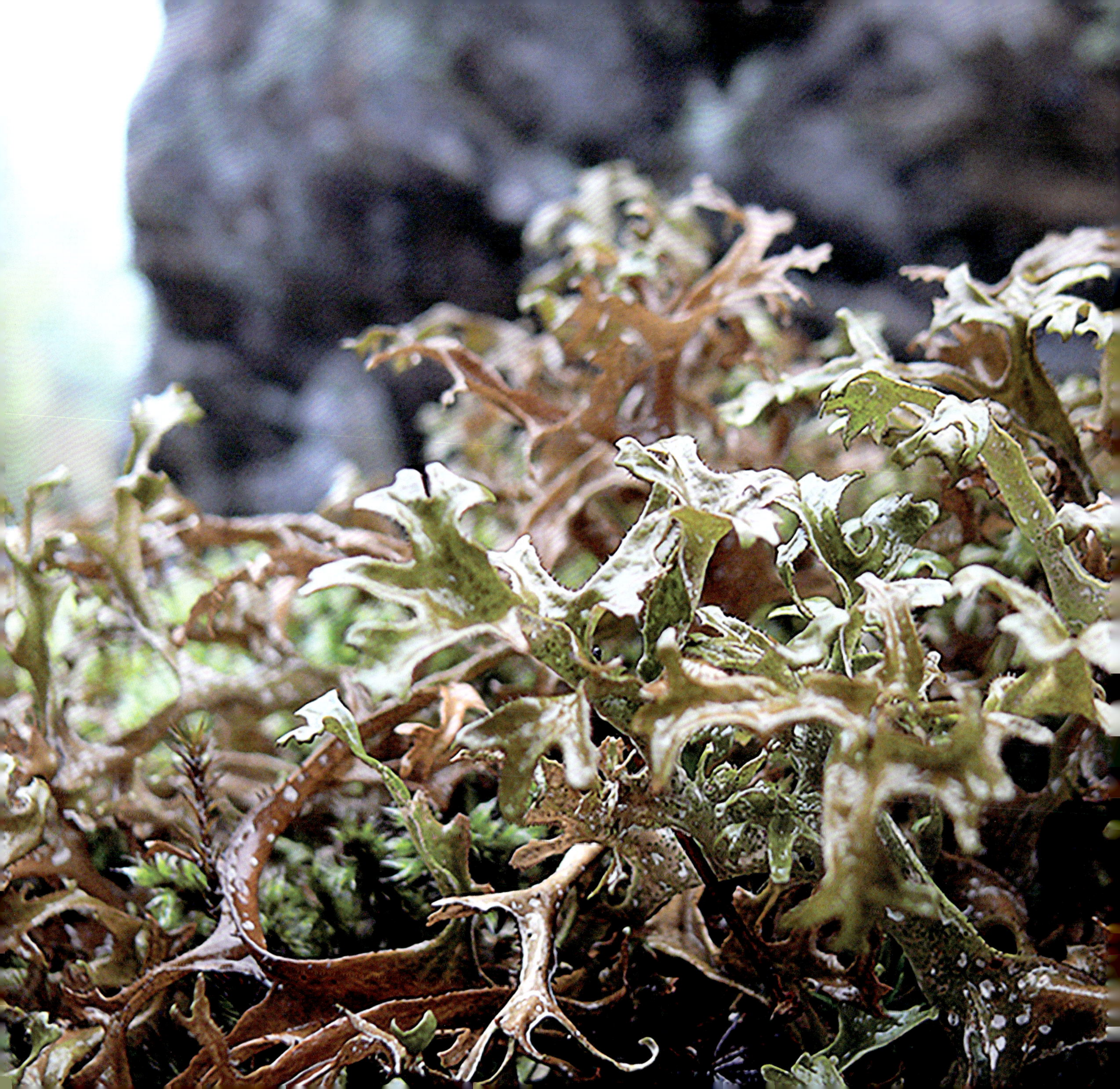

Johanniskraut

HYPERICUM PERFORATUM

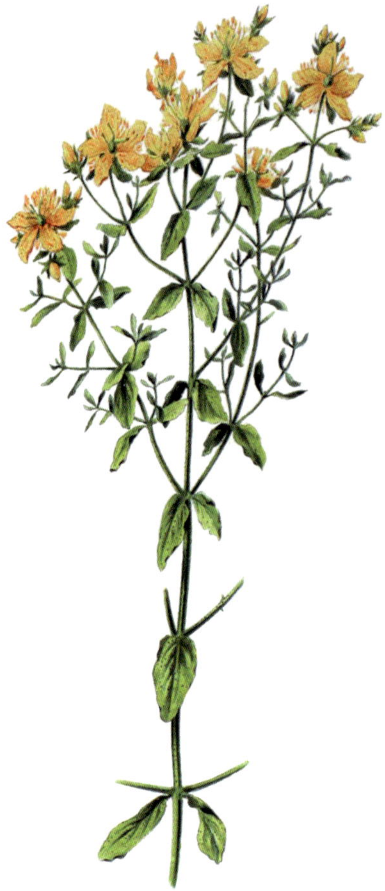

»Die Natur zeichnet ein jegliches Gewächs, das von ihr ausgeht, zu dem, da zu es gut ist.... Denn das soll ein jeglicher Arzt wissen, dass alle Kräfte, die in den natürlichen Dingen sind, durch die Zeichen erkannt werden.« Paracelsus

Das Johanniskraut ist die bekannteste typische Mittsommerpflanze. In der Zeit der Sommersonnenwende, in der Sommer und Sonne auf ihrer Höhe stehen und wir die kürzesten Nächte des Jahres haben, passiert die Sonne den vom Äquator am weitesten entfernten nördlichen Ekliptikpunkt. Germanen, Slaven und Kelten begingen diesen Tag [21.6.] festlich vor allem mit Feuern, um die Helligkeit auch für die wenigen Nachtstunden zu erhalten und damit Dämonen und böse Gewalten zu vertreiben – ein Gipfelpunkt germanischen Jahresbrauches. Die Kirche legte das Fest des Täufers Johannes auf diesen Tag, das Brauchtum blieb aber erhalten, Geistliches und Weltliches verbanden sich.

Wie kaum eine andere Pflanze ist das Johanniskraut mit der Sonne assoziiert. Sie liebt trockene, vor allem sonnige Standorte auf Hügeln, an Acker- und Wegrändern, in lichten Gebüschen und auf Heiden. In den Tagen der Sommersonnenwende öffnet sie ihre gelben Blüten, daher ist der deutsche Name im Zusammenhang mit dem Johannistag, dem 24. Juni, zu erklären. Alle Kräuter, die um dieses Datum herum gelb blühen, werden unter dem Sammelbegriff Johanniskräuter genannt – wie Beifuß, Arnika, Labkraut und andere. Dem Volksglauben nach sind alle diese Pflanzen auch besonders heilkräftig.

Viele Bräuche an diesem Tage stehen orakelhaft mit dem Johanniskraut in Verbindung. Von den vielen Bräuchen hat sich fast nur noch das Feuer der Johannisnacht erhalten, das auch im Harz wiederbelebt wird; ein Festtag, wie es schon in Wagners »Meistersinger« heißt: *»Das schönste Fest, Johannistag, Ihr wisst, begehn wir morgen, auf grüner Au, am Blumenhag, bei Spiel und Tanz im Lustgelag.«*

Paracelsus erkannte die besonderen Eigenschaften der Pflanze für ihre arzneiliche Verwendung: *»Diese Blumen purifizieren in ein Blutsform, das ist ein Signatur, das zu den Wunden gut ist und was von Wunden kommt.«*

Die gelben Blüten stehen in Trugdolden. Die Blütenstände und die Ränder der fünf Kronenblätter weisen Drüsen auf, die beim Zerreiben einen roten Farbstoff abgeben. Die Blätter scheinen – gegen das Licht gehalten – wie durchlöchert [perforiert], diese Tüpfel sind Öldrüsen. Das Signum von Stichen und die Farbe rechtfertigen den Einsatz bei Stichwunden, der wissenschaftlich und erfahrungsgemäß bestätigt ist.

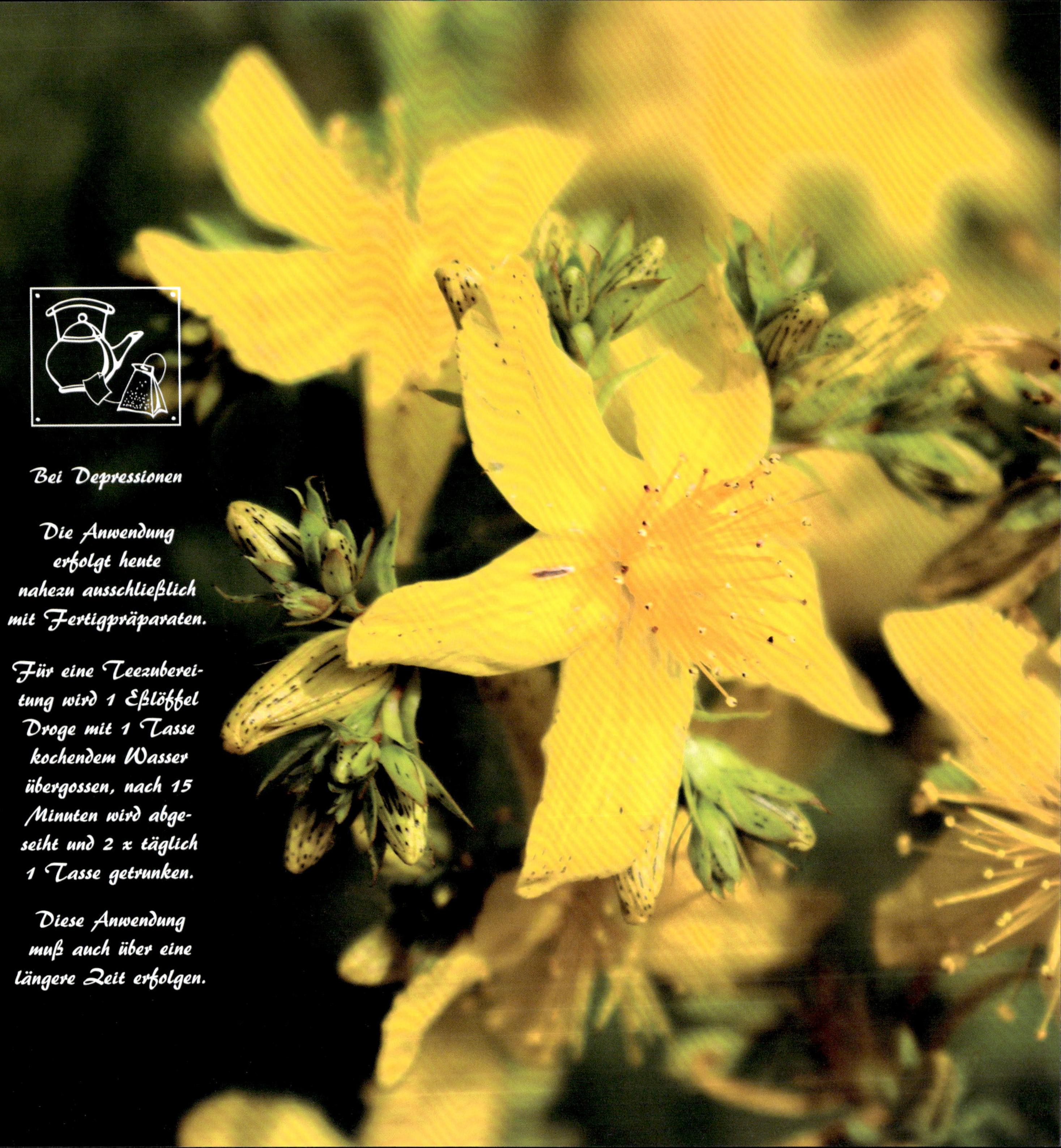

Bei Depressionen

Die Anwendung erfolgt heute nahezu ausschließlich mit Fertigpräparaten.

Für eine Teezubereitung wird 1 Eßlöffel Droge mit 1 Tasse kochendem Wasser übergossen, nach 15 Minuten wird abgeseiht und 2 x täglich 1 Tasse getrunken.

Diese Anwendung muß auch über eine längere Zeit erfolgen.

Daraus ergaben sich andere Namen wie Johannisblut, Sonnenwendkraut, Tüpfelhartheu [getrocknetes Kraut ist hart], Blutkraut oder Christi Wundkraut. Als Wundkraut erwähnt es bereits Dioskurides, während das Lorscher Arzneibuch Johanniskraut gegen Melancholie empfiehlt.
Gelb ist außerdem die Farbe der Sonne. Goethe lobt das Sonnengelb in seiner »Farbenlehre« so: *»Sie führt in ihrer höchsten Reinheit immer die Natur des Hellen mit sich und besitzt eine heitere, muntere, sanft reizende Eigenschaft... Das Auge wird erfreut, das Herz ausgedehnt, die Seele und das Gemüt erheitert; eine unmittelbare Wärme scheint uns anzuwehen.«*

Wirksam sind die oberirdischen Teile zur Hochblütezeit. Zu den Inhaltsstoffen zählen Hypericine, Flavonoide, Gerbstoffe und ätherisches Öl. Die Wirkung ist in der äußerlichen Anwendung entzündungswidrig, wundheilend und antibakteriell.
Innerlich angewendet ist das Johanniskraut das stimmungsaufhellende und stimmungsstimulierende Phytopharmakon überhaupt! Es wird empfohlen zur unterstützenden Behandlung mittlerer Depressionen, bei leichten Angstzuständen, im Klimakterium, bei psychovegetativen Störungen und Winterdepression. Diese Wirkung wird dem Hypericin zugeschrieben, der das Gleichgewicht in bestimmten Gehirnregionen so beeinflußt, daß weniger ein beruhigender, aber mehr ein stimmungsaufhellender Effekt resultiert. Der seelisch ausgleichende Effekt tritt jedoch nicht sofort ein, erst nach 14 Tagen ist eine Besserung zu erwarten.
Für die Wundheilung läßt sich leicht das sogenannte Rotöl herstellen. Dazu werden ca. 250 g zerriebene Blüten mit einem Liter Speiseöl versetzt. In einer weißen Flasche wird der Ansatz auf ein sonniges Fensterbrett gestellt und sechs Wochen stehen gelassen, gelegentlich muß umgeschüttelt werden. Wenn das Öl rot ist, ist es gebrauchsfertig. Die Droge wird abgefiltert und das Öl in kleinen dunklen Flaschen im Kühlschrank aufbewahrt.
Äußerlich heilt es nicht nur Wunden, sondern lindert Prellungen und Verrenkungen, hilft bei Hämorrhoiden und kann auch als Massageöl verwendet werden. Gegen Bettnässen hilft, die Bauchdecke mit Johannisöl einzureiben oder vor dem Schlafengehen Johanniskraut, Ringelblume und Schafgarbe zu gleichen Teilen als Teemischung aufzubrühen und eine Tasse Tee zu trinken. Achtung! Bei empfindlichen Menschen kann eine Photosensibilisierung eintreten! Dann muß direkte Sonneneinwirkung vermieden werden!

Kamille, Echte

MATRICARIA RECUTICA

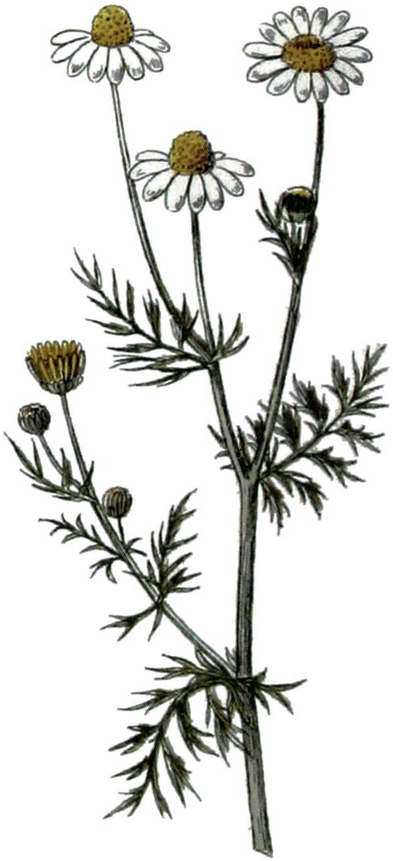

»Hör auf mit dem Gebrülle, ich koch Dir gleich Kamille,
die trinkst Du und bist stille.
Da sieht man ohne Brille die Heilkraft der Kamille.« Heinz Kahlau

Die Kamille ist wohl das bekannteste Hausmittel. Ein jeder wird sie kennen, vielleicht noch über die Großmutter. Viele Jahre war sie aus unserem Blickfeld verschwunden, weil ihr durch den übertriebenen Ordnungssinn der Menschen der letzte typische Standort genommen wurde – das Kornfeld. In letzter Zeit findet man sie dort wieder, wenn auch nicht üppig. An sich ist die Kamille eine Pionierpflanze, die sogar Bahndämme und Brachen bevorzugt, denn was den Boden betrifft, ist sie nicht wählerisch. Sie blüht von Juni bis September, ist einjährig und gehört zu den Korbblütlern [ASTERACEAE].
Die Schönheitsideale einer Blume erfüllt sie zwar nicht, obwohl sie in Ägypten als Blume des Sonnengottes hoch verehrt wurde. Auch die nordischen Völker verehrten sie als Attribut des Sonnengottes Baldur.

In der Klosterheilkunde war die Kamille der »Pflanzendoktor«; seit 1588 stellten Mönchsärzte bereits ein Kamillenöl her.
Chamomilla bedeutet so viel wie »am Boden wachsender Apfel«, das beschreibt Leonhard Fuchs 1543 in seinem New Kreüterbuch so: *»Diß kraut so wir Teutschen Chamillen heißen, ist in Griechischer und Lateinischer Sprach genennet chameleum, derhalben das sie ein lieblichen geschmack hat wie ein äpffel.«*
Oft wird die Kamille Apfelblümlein oder Apfelkraut genannt. Der lateinische Name MATRICARIA verrät die ursprünglich vorwiegende Anwendung bei Frauenleiden.
Die vielfältigen Anwendungen sind nahezu bei allen Gebrechen gebraucht worden, und das hat sich bis heute nicht geändert. Wenn sie auch jeder zu kennen meint, können Verwechslungen auftreten mit der Hundskamille, die nicht duftet, und mit der Strahlenlosen Kamille, der die weißen Zungenblüten fehlen. Eindeutiges Kennzeichen der Echten Kamille ist neben dem Aroma der hohle Blütenboden. Die Kraft steckt in der Blüte. Neben Flavonoiden und Schleimstoffen ist der Hauptwirkstoff das ätherische Öl mit dem blauen Azulen, dem Chamazulen, das durch Wasserdampfdestillation gewonnen wird.
Kamille wirkt entzündungshemmend, antibakteriell, beruhigend, krampflösend, blähungswidrig. Für die äußerliche Anwendung zur Förderung der Wundheilung bei Hautverletzungen unterschiedlicher Genese, bei Verbrennungen und Furunkeln, ist das Kamillenöl zu empfehlen.

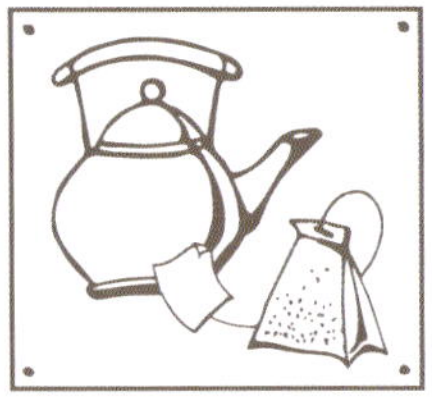

Tee für die Hausapotheke

1 Eßlöffel Blüten auf 1 Tasse heißes Wasser 10 Minuten zugedeckt ziehen lassen, damit das ätherische Öl nicht entweichen kann.

Nach dem Abseihen wird 3 bis 4 mal 1 Tasse zwischen den Mahlzeiten getrunken oder zum Gurgeln und Spülen verwendet.

Bei Mundschleimhautentzündungen werden durch Spülungen die Schleimhäute geschützt und die Bakterien in ihrem Wachstum gehemmt.

Hauptanwendungsgebiete innerlich sind Magen-Darm-Erkrankungen wie Gastritis, Magengeschwür und Durchfälle. In der Frauenheilkunde hat die Kamille als Mutterkraut ihren Platz. Bei Entzündungen und Reizzuständen der Luftwege werden Kamillen-Inhalationen empfohlen. In zunehmendem Maße werden entsprechende Zubereitungen in der Kosmetik zur Pflege empfindlicher Haut verwandt.

Zur äußerlichen Anwendung haben sich auch Kamillensäckchen bewährt. Die getrockneten Blüten, in Baumwolle oder Leinen genäht oder gebunden, sind als Auflage bei Zahn-, Ohren-, Bauchschmerzen oder zum Einschlafen wohltuend, vor allem für Kinder und Kleinkinder.

Kamille sollte in keiner Hausapotheke fehlen! Vor allem als Tee wird sie empfohlen.

Für ein Kamillen-Sitzbad benötigt man 50 g Droge auf einen Liter Wasser. Es können auch verschiedene Fertigpräparate verwendet werden.

Merke: Die Anwendung von Kamille und ihre Zubereitungen haben keine Nebenwirkungen.

»Die Kraft, das Weh im Leib zu stillen,
verlieh der Schöpfer den Kamillen.
Sie blühn und warten unverzagt
auf jemand, den das Bauchweh plagt.« Heinrich Waggerl

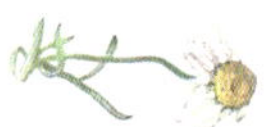

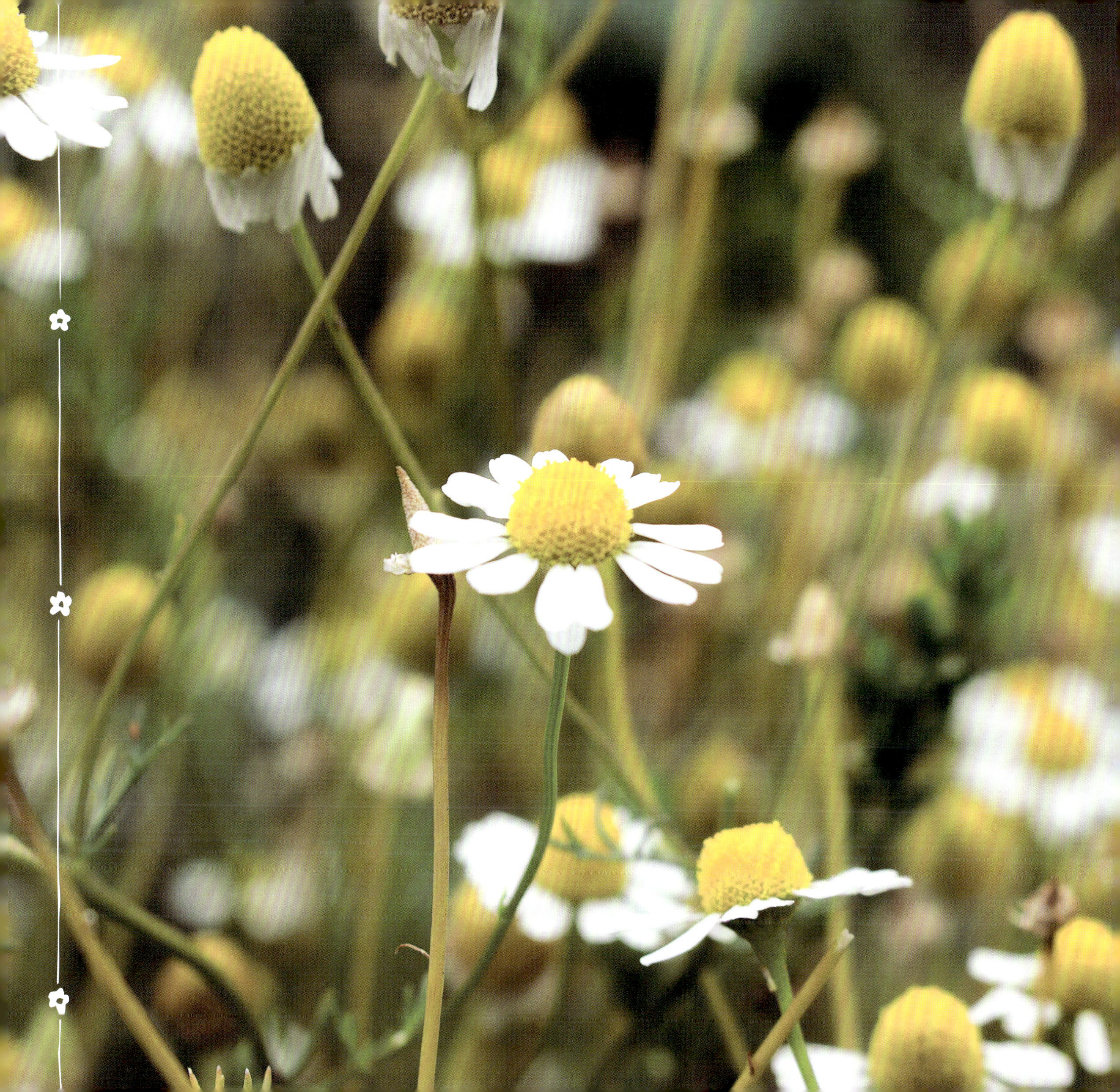

Königskerze

VERBASCUM DENSIFLORUM

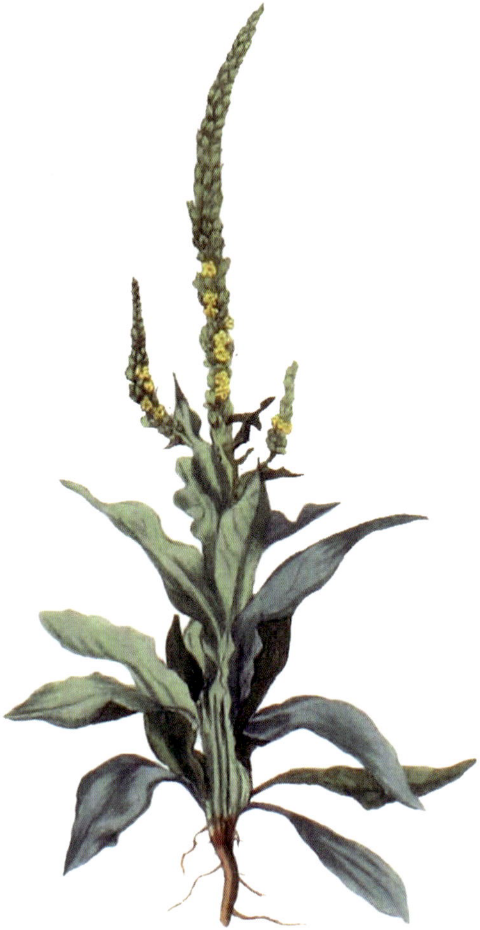

In stattlicher, ja majestätischer Größe erhebt sich diese Pflanze an weniger königlichen Stellen: an Hängen und Bahndämmen, auf Schutthalden und Kahlschlägen. Oft genügt ihr nur eine Mauerritze, um sich emporzurecken. Dort brennt sie aber wie ein Leuchter, wie eine Kerze mit unzähligen gelben Einzelblüten besteckt, und überragt unübersehbar alle ihre Nachbarpflanzen – wahrhaft eine Erscheinung in der Natur, auch im Harzgebiet.

Aber nicht nur deswegen trägt sie ihren königlichen Namen. In keinem Weihebusch'n durfte oder darf sie als Straußmitte fehlen, dem großen Kräuterstrauß, der in katholischen Gegenden am 15. August, dem Tag der Mariä Himmelfahrt, in der Kirche an Mariens Altar geweiht wird.

Außerdem wurde sie auch als Kerze gebraucht. In seinem Kreuterbuch von 1532 berichtet Otho Brunfels, einer der Botanik-Väter, *»so mans mit hartz oder bech überstreycht, brennet es wie eine kertz«*. Der Flaum diente noch später als Zunder und die Blätter als Lampendocht.

In Frankreich haben junge Leute am »Jour des Brandons« aus den ölgetränkten Stengeln der Königskerze Fackeln gemacht und sind abends in Dunkelheit durch das Dorf gelaufen. Auch Heinrich Waggerl wußte von diesem Brauch:

»Mit Königskerzen ist nicht zu spaßen.
Unsereiner sollte die Hand davon lassen,
obwohl der König doch keine Kerze gebraucht,
die wie ein Talglicht flackert und raucht.«

Die Königskerze ist eine Blume des Sommers, sie blüht von Juni bis in den September hinein. Sie war wichtig im germanischen Sonnenwendkult, später spielte sie mit den Bräuchen zum Johannistag ihre Rolle: Mit Erd- und Himmelskräften ausgestattet, gewährt sie Schutz, wenn sie durch das Johannisfeuer gezogen oder als Fackel zum Ausräuchern von Viehställen benutzt wird, damit niemandem Böses zustoße. Neben der großblumigen wird noch die filzige Königskerze [VERBASCUM PHLOMOIDES] verwendet. Hildegard von Bingen nannte sie Vulluna nach den behaarten Blättern, wir bezeichnen sie heute mit Wollblume, auch Himmelsbrand oder Marienkerze, die Hildegard gegen rauhen Hals und Schmerzen in der Brust empfahl.

Von den vielen auch nicht genannten Bräuchen ist sicher nicht mehr viel übrig geblieben, aber nach wie vor zählt die Königskerze zu unserem unentbehrlichen Heilschatz. Sie ist zweijährig mit langer Pfahlwurzel, ihre Rachenblüten entfaltet sie erst im zweiten Jahr. Die Rachenform ist an den Blüten zwar kaum zu erkennen, aber sie stellen bei den verschiedenen Verbascum-Arten doch die Grundform der Rachenblütler [SCROPHULACAE] dar.

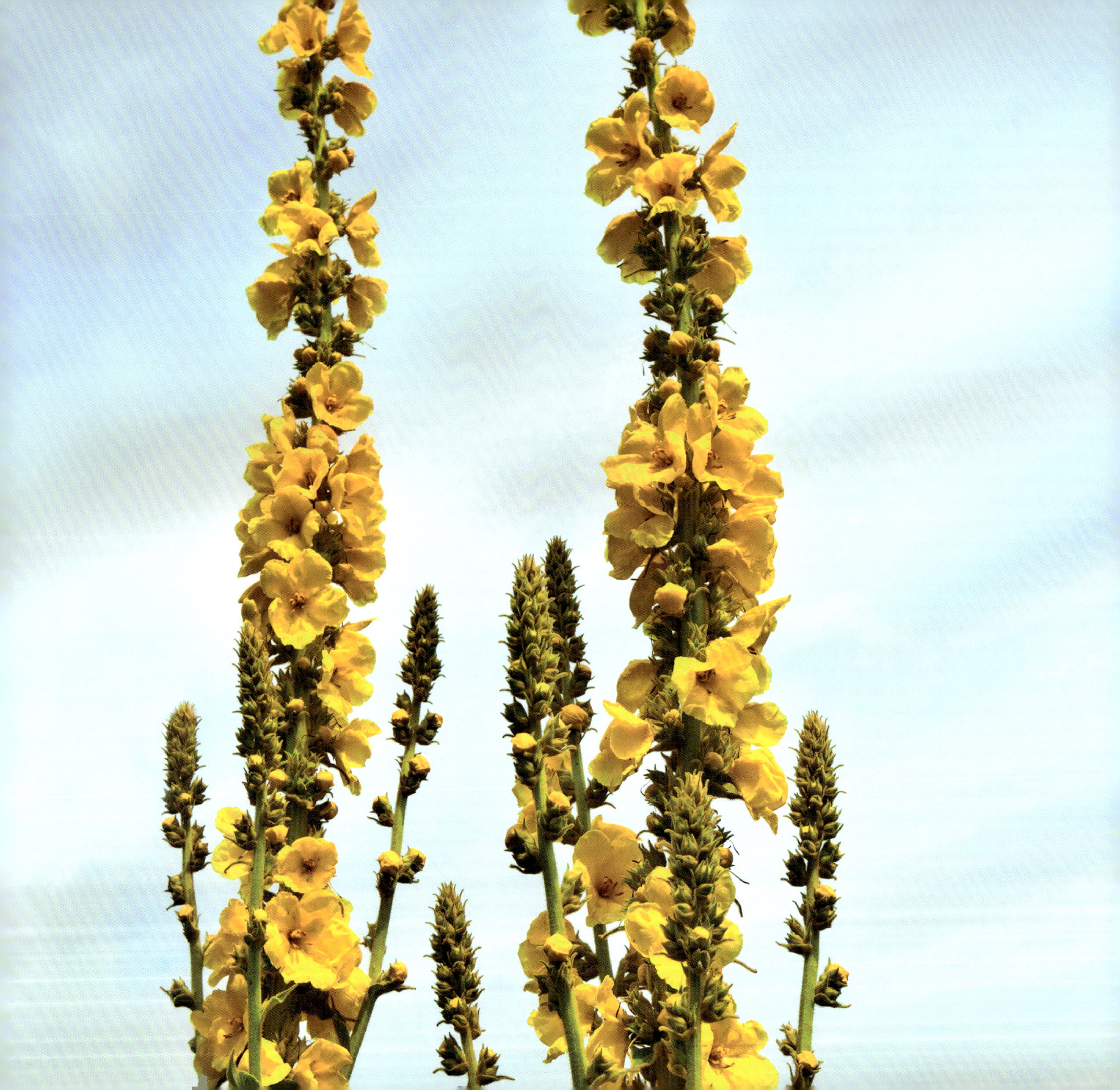

Im ersten Jahr erscheint lediglich eine Blattrosette, aus der sie dann im Folgejahr einen bis zu 1,50 Meter hohen, runden, meist filzigen Stengel hervortreibt. Die Blätter sitzen dicht am Stiel.
Der Blütenstand ist ährenartig und setzt sich aus zwei- bis fünfblütigen Büscheln zusammen. Blütenbesucher empfängt die Königskerze nur zu bestimmten »Öffnungszeiten«, die bestäubenden Insekten können so von sechs bis neun Uhr zur Pollenernte kommen, weil sie ausschließlich zu dieser Tageszeit die Staubbeutel öffnet. Die späteren Früchte sind vielsamig, die die Wiederaussaat an Ort und Stelle garantieren.
Von den insgesamt 240 Arten sind etwa vierzehn in Deutschland beheimatet, zu Heilzwecken sind jedoch nur die Großblumige und die Wollige Königskerze verwendbar.

Die Blätter, besonders aber die Blüten enthalten Schleimstoffe, Invertzucker, Flavonoidglykoside und Saponine und haben sich bereits in der Antike bei Husten und Heiserkeit, Asthma und Bronchialerkrankungen bewährt. In der Volksheilkunde dienen beide Pflanzenteile außerdem als harntreibende und wundheilende Mittel. Alle Zubereitungen [Tee, Umschläge] sollten aber filtriert werden, denn die Wollhaare, die nicht nur auf den Blättern, sondern auch auf Staub- und Kelchblättern sitzen, könnten Haut- und Schleimhautreizungen hervorrufen. Die Blüten dienen hin und wieder als Schmuckdroge oder als Färbemittel. Hieronymus Bock empfiehlt sie in seinem Kreutterbuch zur Haarwäsche, sie *»machen schönes Haar«*. Wer aufmerksam durch die Natur wandert, begegnet der gelben Majestät Königskerze immer noch relativ häufig auf Waldschlägen oder an Wegrändern. Er sollte auch einmal vor ihr stehen bleiben, um ihr den königlichen Gruß zu entbieten; er wird mit ehrwürdiger Schönheit belohnt und an ihre Heilkraft erinnert.

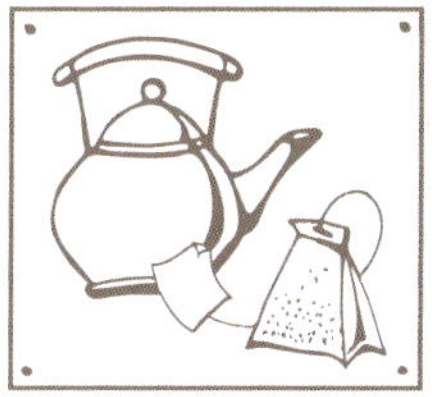

Husten- und Erkältungstee

1 Eßlöffel Königskerzenblüten mit einer Tasse kochend heißem Wasser übergießen, nach 10-15 Minuten abseihen und mehrmals am Tage 1 Tasse trinken.

Ein Kaltauszug würde die Schleimstoffe schonender erhalten.

Labkraut, Echtes

GALIUM VERUM

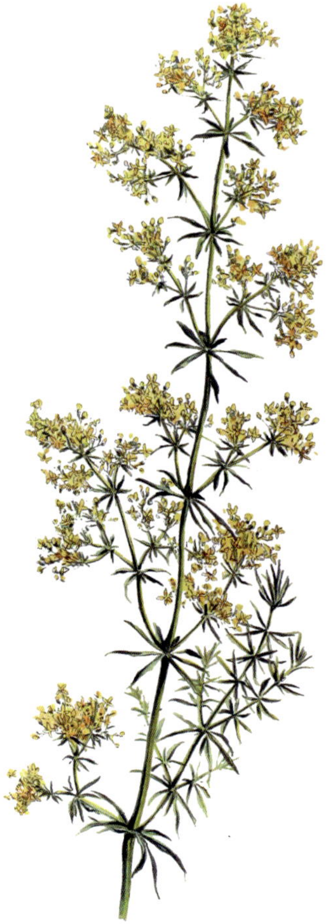

»Du bist gut für manches Weh,
heilest manche Wunden.
Bei der Jungsfrau heil'gem Strauß -
lasse uns gesunden.«

Diesem Vers kann man entnehmen, daß viel Mythologisches mit dem Labkraut ins Spiel gebracht wird. Es war wie bei anderen gelb blühenden Pflanzen die Blütenfarbe, die immer Schutz versprach. So legte man besonders den Kindern und Schwangeren das Kraut ins Bett, um böse Mächte fernzuhalten und berief sich dabei auf die Schutzkraft der Jungfrau Maria. Liebfrauenbettstroh wurde es oft genannt.

Viele kennen dieses Kraut als Klettenkraut, weil es beim Durchstreifen von Wiesen an der Kleidung hängen bleibt. Es besiedelt vorwiegend sonnenexponierte Standorte auf Magerrasen und -weiden, Halbtrockenrasen, Wegrainen und Gebüschsäumen. Auch in Flachmooren ist es anzutreffen.

Von Mai bis September kann man es an seiner vollen gelben Blütenpracht leicht erkennen und weil es zudem mit süßlichem Honigduft Käfer, Bienen und andere Insekten zur Nektarsuche anlockt. Besonders intensiv soll der Duft vor einem Gewitter zu spüren sein. In Duft-Kräuterkissen findet es gerne Verwendung. Zu den einst zahlreichen, heute kaum noch benutzten Namen gehören deshalb Butterstiel, Schwefelblume und Riechkraut.

Die Pflanze gehört zur Familie der Rötegewächse [RUBIACEAE]. Dank der Ausläufer, die der kriechende Wurzelstock treibt, und des sperrig verzweigten Wuchses erreicht das Echte Labkraut recht beachtliche Ausmaße. Hinzu kommen noch die zahlreichen Blüten, so daß es oft auffällige Elemente in der Landschaft bildet.
Die Laubblätter sind in Scheinquirlen wirbelig angeordnet und sehr schmal, eher nadelförmig stachelspitzig, eine Anpassung an den trockenen Standort. Die relativ kleinen, gold- bis zitronengelben, in rispigen Blütenständen angeordneten Blütchen riechen intensiv nach Honig. Die Wuchshöhe kann bis zu einem Meter erreichen.

Von anderen Labkrautern unterscheidet sich das Echte Labkraut nicht nur durch die gelbe Blütenfarbe, sondern auch in seiner Bedeutung bei der Käsebereitung, weil es das kälberlabähnliche Ferment enthält, von dem Dioskurides bereits berichtet, indem er die Gerinnungseigenschaften des Krautes bei der Milch hervorhebt. Überwiegend wird das Echte Labkraut heute der Labwirkstoffe, seiner Gerbstoffe und des gelben Blütenfarbstoffes wegen für die Herstellung des englischen Chesterkäses verwendet. Der Farbstoff verleiht diesem Käse auch den besonderen Geschmack.

Für die Verwendung als Heilmittel dient das getrocknete blühende Kraut. Seine Wirkstoffe sind Flavonoide, Iridoid-Glykoside, Antrachinonderivate, ätherisches Öl. Das dem Labenzym ähnliche Protein findet sich nur in dem frischen Kraut.

Das Echte Labkraut wird ausschließlich in der Volksmedizin verwendet. Im Vordergrund stehen harntreibende Eigenschaften. Außerdem wird es gelegentlich als krampflösendes Mittel sowie bei angeschwollenen Knöcheln und äußerlich bei Hautverletzungen genutzt.
Erfahrungswerte liegen nur zur Unterstützung der Ausscheidungsfunktion der Niere und zur allgemeinen Stärkung und Kräftigung vor.
Zur Beseitigung und Linderung von Krankheiten und Leiden ist es nicht geeignet.
Hinweis: Aufgrund unzureichender Erfahrungen nicht in der Schwangerschaft und Stillzeit anwenden und nicht bei Kindern unter zwölf Jahren!
Die Wurzeln und Blüten werden heute noch in Schottland als Färbemittel verwendet: die Wurzeln färben rot, die Blüten gelb.
Das Echte Labkraut zählt zu den eßbaren Kräutern. Obwohl die Blüten honigsüß duften, schmecken sie eher bitter und weniger angenehm. In kleinen Anteilen bringen sie in kräftig würzigen Salaten eine besondere Note in den Geschmack.

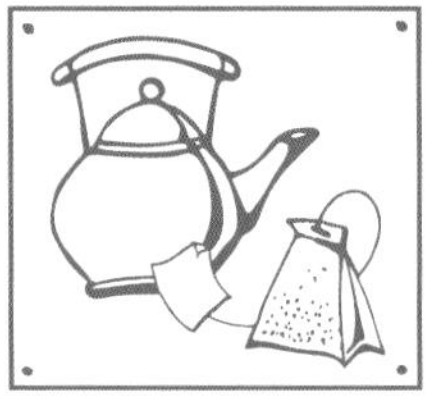

Labkrauttee

Für die Teezubereitung 1 Teelöffel Labkraut auf 1 Tasse Wasser (80°) 5-10 Minuten ziehen lassen, abseihen und nach Wunsch mit Honig süßen.

3 bis 4 mal am Tag eine Tasse trinken.

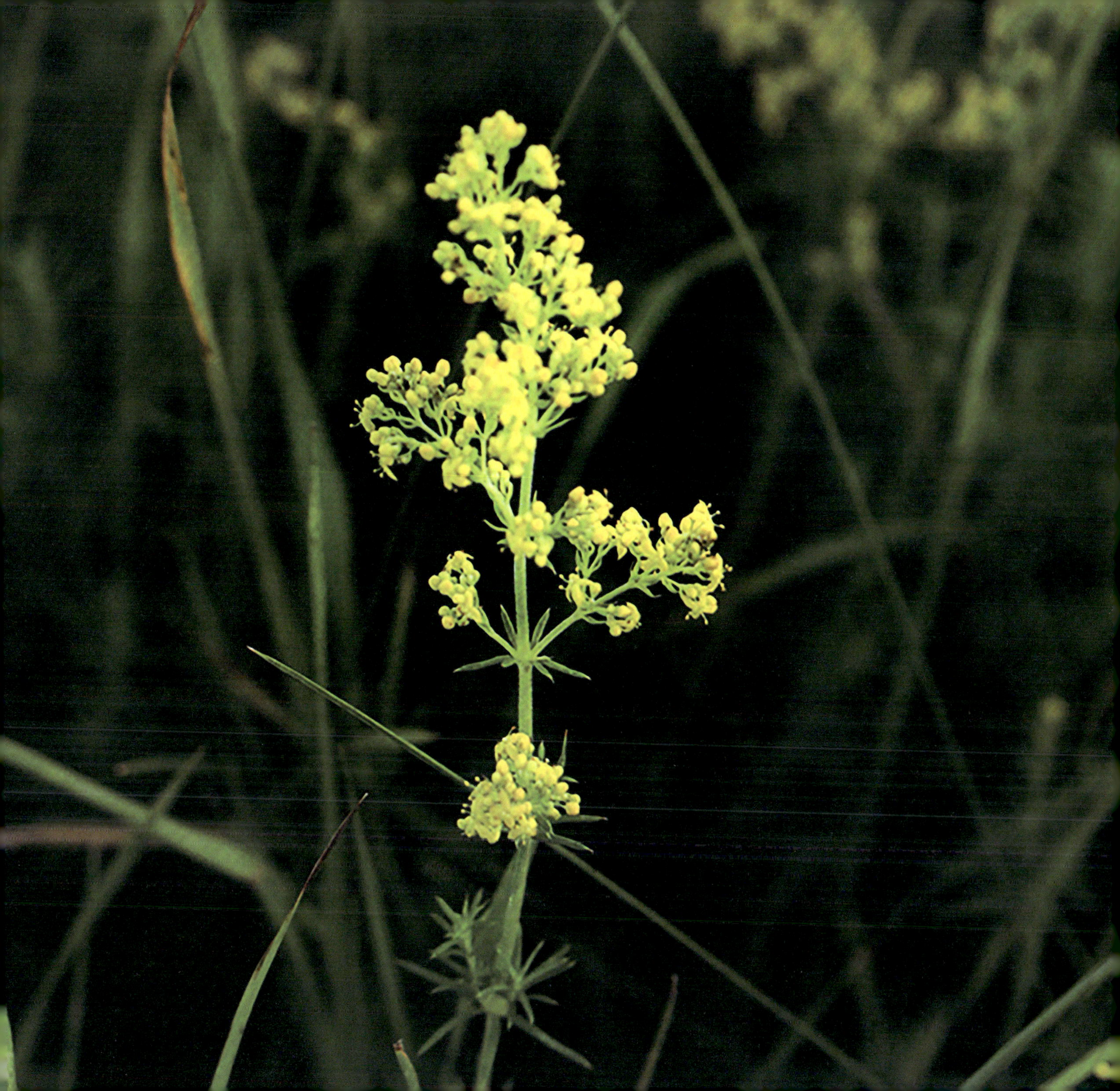

Löwenzahn

TARAXACUM OFFICINALE

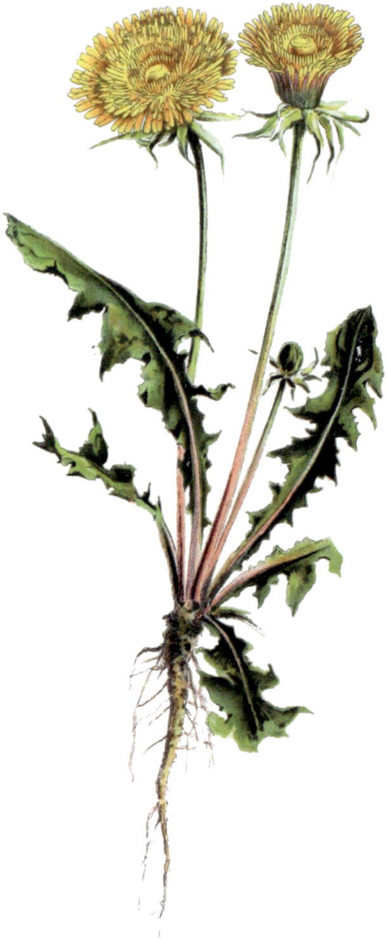

*»Löwenzahn – da lachen Galle, Leber, Magen, Niere –
alle sind für seine Kräfte offen, dürfen auf Genesung hoffen.«*

Vielen Gartenbesitzern ist der Löwenzahn lästig, weil er sich ungehindert überall auch da ausbreitet, wo er nicht erwünscht ist. Er steht auf jeder Wiese, auf jeder Weide und jedem Rasen, auch in Mauerfugen und an Wegrändern. Überall kann er sich frei und kräftig entfalten und ist daher eine Allerweltspflanze. Sie ist von Natur aus so ausgestattet, daß sie sichere Ausbreitungschancen hat: Pfahlwurzel und gefaltete Blätter, die den Regen in das Innere der Blattrosette leiten und reicher Samenansatz mit guter Flugsicherung. Wir kennen die Pflanze auch als Pusteblume, Kuhblume und Butterblume.
Im zeitigen Frühjahr streckt der Löwenzahn seine gezackten Blätter aus dem Boden zu einer Rosette, und es dauert dann nicht mehr lange, bis das Gold der Korbblüten zu leuchtenden Farbtupfern wird. Später sind es die Pusteblumen, vom Wind oder von Kindern über die Wiese geblasen, die so für Nachwuchs sorgen. Jedoch entstehen die Früchte ohne Staubbeutel und Narbe, wir sprechen von einer Jungfernzeugung! Vielleicht war das der Grund im 15. Jahrhundert, den Löwenzahn auf fast allen Marienbildern festzuhalten.

Der Pflanzenstengel des Löwenzahn ist hohl und führt weißen Milchsaft, der auf der Haut und der Kleidung unangenehme Flecken hinterläßt. Die ganze Pflanze steht stabil aufrecht, Wachstum und Blühfreudigkeit sind mühelos. Sie übersteht jede Rasenmahd und erholt sich, wenn wir die Pflanze rücksichtslos heruntertreten.
So kann sie auch uns aufrichten. Ihre Zähigkeit überträgt sich auf alle, die den Löwenzahn richtig anzuwenden wissen; dann schenkt er Lebenskraft als Tonikum und Blutreinigungsmittel, das die Schlacken aus dem Körper treibt.
Der Löwenzahn ist der Ginseng in Europa, also auch bei uns im Harz, und sollte deshalb aus dem Garten nicht völlig verbannt werden! Um den Wert dieser vorzüglichen Heil- und Küchenpflanze wissen viele Menschen nichts oder nutzen die Vorzüge aus Bequemlichkeit nicht. Dabei zählt Löwenzahn zu den wichtigsten Heilpflanzen für zu Hause und eignet sich besonders für eine Frühjahrskur. Blatt, Blüte und Wurzel enthalten Bitterstoffe, Vitamine und Mineralstoffe, Cholin und Inulin. Alle Pflanzenteile werden im Frühjahr frisch verwendet.
Der Löwenzahn besitzt einen ausgedehnten Anwendungsbereich: Die Wirkung hat Einfluß auf alle Organe, die an der Verdauung beteiligt sind. So ist ein Tee hilfreich bei Leberschäden und Leberschwäche, sorgt bei Gallenschwäche und Gallensteinen für Gallenfluß, regt die Bauchspeicheldrüsenfunktion und die Nierentätigkeit an.

Löwenzahn-Kur

Für eine kurmäßige Anwendung empfiehlt sich der Tee über 4-6 Wochen.

1-2 Teelöffel Wurzeldroge oder eine Mischung aus Kraut und Wurzel werden mit 150 ml Wasser kurz aufgekocht und nach 15 Minuten abgeseiht. Der warme Tee sollte frisch getrunken werden.

Nicht anwenden darf man den Tee bei Entzündungen der Gallenwege und bei Darmverschluß sowie bei Ödemen infolge Nieren- oder Herzinsuffizienz.

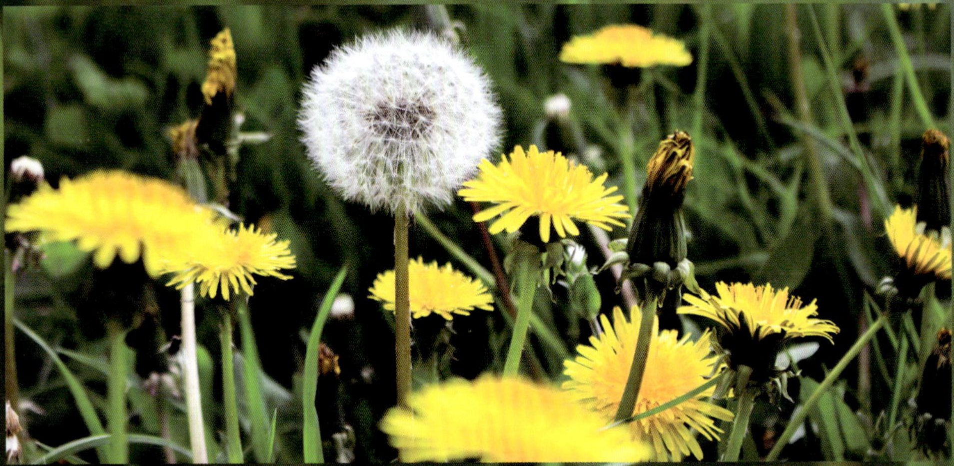

Es kommt zur vermehrten Wasserausscheidung und zur Senkung des zu hohen Blutdrucks. Über diese allgemeinen Stoffwechselwirkungen hinaus lassen sich auch günstige Einflüsse auf Gicht, Rheuma und gegen Verkalkung erzielen.
Leonhart Fuchs beschreibt den Löwenzahn, botanisch korrekt, als eine spezielle Art der Wegwarte und nennt ihn wegen der harntreibenden Wirkung »Pfaffenstöckchen«. Der lateinische Name TARAXACUM kommt aus dem Arabischen und bedeutet so viel wie harnen lassen. Der Tee ist am wirksamsten, wenn alle Pflanzenteile zusammen zum Einsatz kommen.
Auch in der Küche hat der Löwenzahn im Frühjahr seinen Platz. Die zarten Blätter eignen sich für einen feinen, aber herzhaften Salat. In dieser Zeit, in der es noch nicht viel anderes gibt, ist er eine Delikatesse, die gleichzeitig den Stoffwechsel fördert. Für den Salat werden die Blätter gründlich mit warmem Wasser gewaschen, damit sie etwas von der Bitterkeit verlieren, klein geschnitten und mit einer gewürfelten Zwiebel oder Knoblauchzehe unter eine Soße aus Sauerrahm, etwas Essig und Honig gehoben. Die Knospen sind eine den Artischocken ähnliche Köstlichkeit.
Für einen Löwenzahn-Honig nimmt man drei Handvoll Löwenzahnblüten, übergießt sie in einem Topf mit einem Liter Wasser, läßt zwei Stunden ziehen und den Ansatz aufkochen und danach abkühlen. Am Folgetag wird abgefiltert, man versetzt den Ansatz mit einem Kilogramm Zucker, dem Saft und der geriebenen Schale einer halben Zitrone, läßt unter Rühren aufkochen und so lange köcheln, bis die Flüssigkeit Fäden zieht.
Sogar ein Kräuterkaffee läßt sich aus getrockneter Wurzel herstellen: Ein Teelöffel gepulverte Droge wird mit 150 ml Wasser aufgekocht, kurz ziehen lassen und abseihen. Am besten schmeckt der Kaffee mit Milch, Zimt und Honig. Für Diabetiker ergeben die Wurzeln im Herbst ein schmackhaftes Gemüse.

Bei arthrotischen und rheumatischen Beschwerden empfiehlt sich ebenfalls eine kurmäßige Anwendung. Statt Tee kann auch fertig im Handel erhältlicher Löwenzahnsaft verwendet werden. Aus Blättern und Wurzeln läßt sich in der Küchenmaschine ebenso ein Frischsaft herstellen, von dem zwei bis drei Eßlöffel zu nehmen sind.
Eindrucksvoll ist die harntreibende Wirkung eines Löwenzahntees aus Blättern und Wurzeln – das einzige Diuretikum, das wegen seines hohen Mineralstoffgehaltes nicht zum Kaliumverlust als Nebenwirkung führt!
Der Tee sollte möglichst nicht abends getrunken werden.

Mädesüß, Echtes

FILIPENDULA ULMARIA

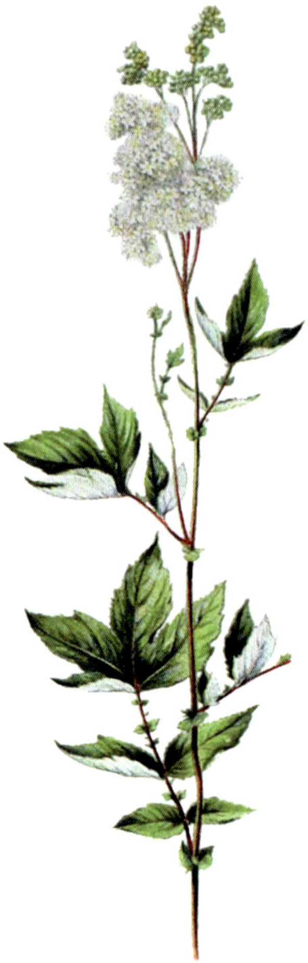

*»Labkraut blüht und Mädesüß über grauen Nesselbüschen.
Aus den Brüsten einer Göttin schäumten sie als weiße Quellen
die Verdorrten zu erfrischen.«* Wilhelm Lehmann

Das Echte Mädesüß ist eine Wiesenkönigin mit vielblütigen doldig-rispigen Blütenständen, die wie Schaum-Wolken am Pflanzenstiel mit einer Länge von bis zu zwei Metern aus der Wiese herausragen und einen starken Duft verströmen.
»*...sein Geruch macht das Herz lustig und froh und beglückt die Sinne*«, so wurde die Pflanze bereits im Mittelalter verehrt.
Die winterharte Staude wächst sowohl auf kalkarmen als auch auf Kalkböden, will diese aber nährstoffreich und am liebsten feucht. An solchen Stellen finden wir sie auch in der Harzregion, vorwiegend im Vorharzgelände auf feuchten Wiesen und an feuchten Gräben, sonst sogar bis auf 1500 m Höhe. Sie ist eine Bienenpflanze, die zu den Rosengewächsen gehört.
Der Name Mädesüß wird in Beziehung gebracht zu Met, dem Honigwein, zu dessen Aromatisierung die Pflanze verwendet wird. Sie wird deshalb auch Honigblüte genannt. Andere Bezeichnungen sind Wiesengeißbart, Bocksbart und Metkraut.
Die schmackhaften Blüten, die uns von Juli bis August erfreuen, erlauben auch eine Verwendung in der Küche zu Marmeladen und Desserts.
Der lateinische Name ULMARIA weist darauf hin, daß die Einzelblättchen der ununterbrochen gefiederten Blätter denen der Ulme ähnlich sind. Spierstaude wird das Mädesüß auch genannt, weil die ursprüngliche Bezeichnung von Linné SPIRAEA lautete.
Auf Mager- und Trockenrasen kann man noch das Kleine Mädesüß [FILIPENDULA VULGARIS] finden, das auch Knolliges Mädesüß wegen der Knollen an der Wurzel genannt wird. Es unterscheidet sich von dem Echten Mädesüß mit seinen 20-50 fiederspaltigen bis gesägten Fiederblättchen in einer grundständigen Rosette; außerdem ist der Blütenstand maximal zehn cm lang. Diese Pflanze kann arzneilich nicht verwendet werden.

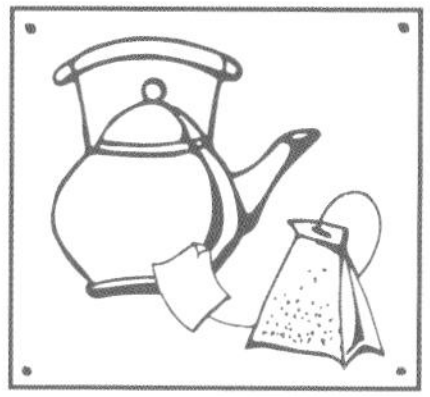

Pflanzliches Aspirin

Dazu wird ein Tee aus Blüten zubereitet, indem etwa 2-3 Teelöffel Droge mit 150 ml kochendem Wasser überbrüht werden; nach 10 Minuten wird abgeseiht und über den Tag verteilt mehrmals 1 Tasse warm getrunken.

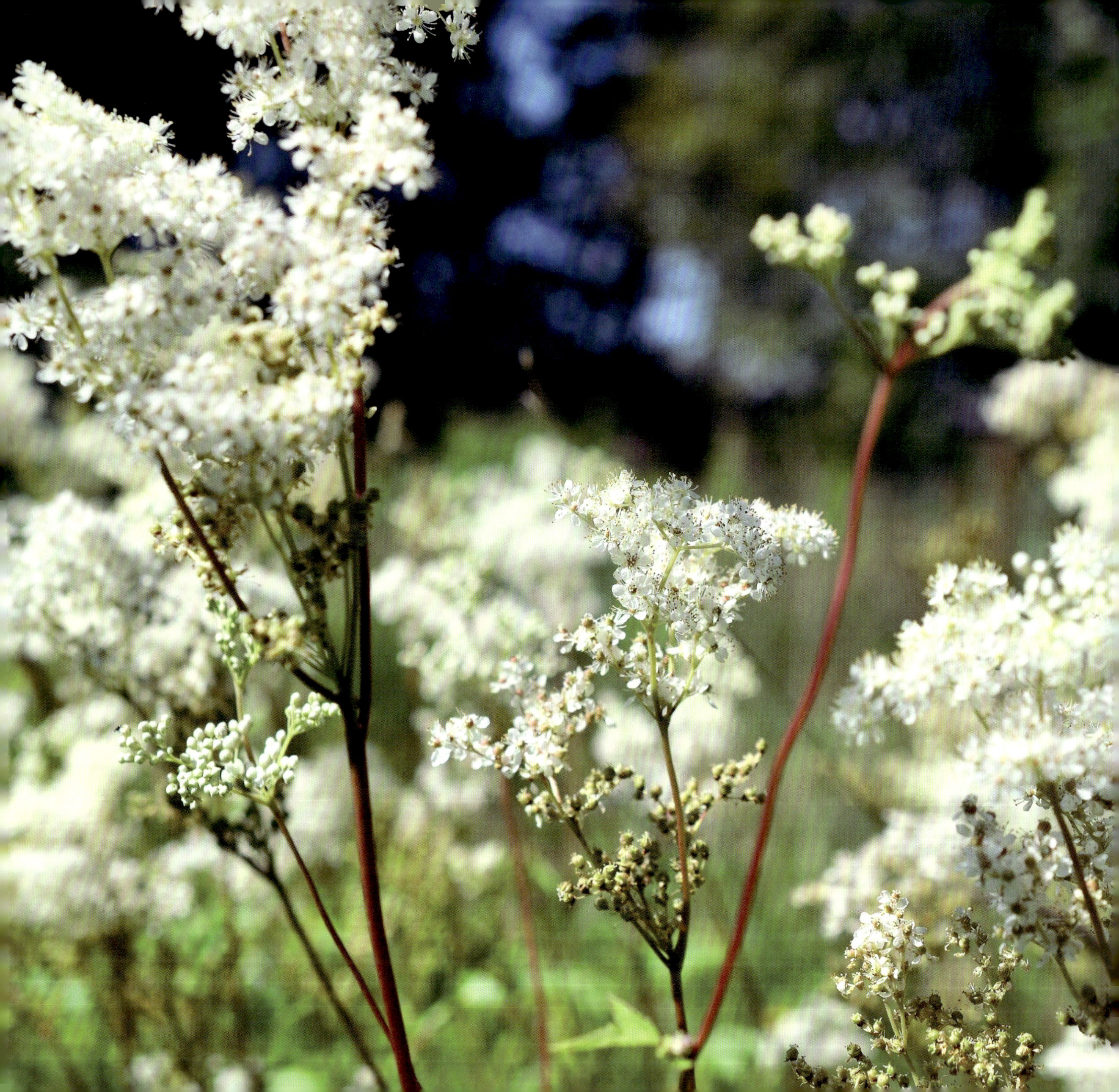

Über einen medizinischen Gebrauch des Echten Mädesüß in der Antike und im Mittelalter gibt es nur sehr spärliche Quellen. Adam Lonitzer nennt die Pflanze in seinem Kräuterbuch auch »Roter Steinbrech« und meint, »*dieses Krauts Wurzel ist gut für den Stein*«.

Als Heilmittel ist die Pflanze erst spät entdeckt worden. Vor ungefähr 150 Jahren fanden Forscher nicht nur in der Weidenrinde, sondern auch in dem Mädesüß oder der Spierstaude Salicylsäurederivate. Jahre später gelang dann erstmalig die synthetische Herstellung von Acetylsalicylsäure. Dieses Mittel wurde dann Aspirin genannt – abgeleitet von dem lateinischen Namen der Spierstaude: ASPIREA – ein bahnbrechendes Pharmakon, das leider unangenehme Nebenwirkungen verursacht. In der Pflanze sind noch weitere Wirkstoffe wie Gerbstoffe und Flavonoide enthalten, die sich gegenseitig mit weniger Nebenwirkungen ergänzen.

Als sogenanntes pflanzliches Aspirin ist das Mädesüß bei fieberhaften Erkrankungen, grippalen Infekten und zu Schwitzkuren angezeigt, diese wirken schweiß- und harntreibend, fiebersenkend, schmerzlindernd, entgiftend und antiseptisch. Für einen Kaltauszug [ein Teelöffel auf eine Tasse] läßt man die Droge zehn Stunden auslaugen, seiht ab und wärmt vor dem Trinken leicht an.

Wissenschaftlich bewiesen ist sowohl die Minderung der Magensäure als auch die Linderung von Gelenkschmerzen. Das deutet darauf hin, daß der Säurespiegel im gesamten Körper verringert wird.
In der Volksheilkunde schätzt man den Tee auch bei Rheuma, Gicht und Migräne ohne die Nebenwirkungen von Aspirin in Tablettenform.
Bei Grippe und Erkältungen empfiehlt sich zusätzlich ein Fußbad mit den Mädesüß-Blüten.
Blätter und Wurzel enthalten Gerbstoffe, die einen Einsatz bei Schleimhautreizungen und Durchfall rechtfertigen. Ein Aufguß aus den Blättern ist wohlschmeckend.
Mädesüß verdient wieder entdeckt zu werden!
Hinweis: Nicht in der Schwangerschaft und in der Stillzeit anwenden!
Auch nicht bei Kindern unter zwei Jahren!

Quendel

THYMUS SERPYLLUM

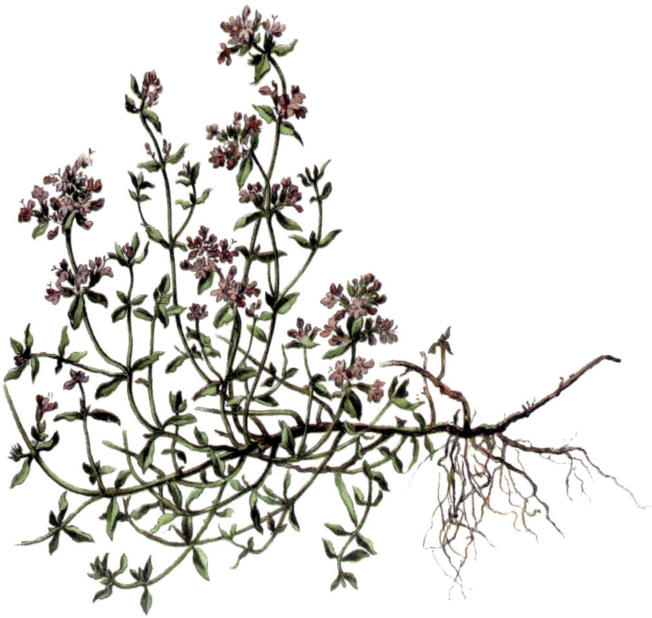

»Du schmückst das Gefilde,
von keinem Aug' betrachtet,
vom Wanderer kaum beachtet,
der dich mit Füßen tritt.« Karl von Gerok

Dem Quendel, Sand- oder Feld-Thymian, dem wilden Bruder des Echten Thymian [THYMUS VULGARIS] begegnen wir im Harz und Vorharzgelände auf Trockenrasen, Triften und Kalkhügeln ziemlich häufig als rosa blühende Halbsträucher, die große Polster bilden und aus diesem Grund längst Einzug in Steingärten gehalten haben. An steinigen Plätzen in praller Sonne ist der Wuchs kriechend, so daß Teppiche entstehen, die den ganzen Sommer über blühen und einen herbwürzigen Duft verbreiten. Und trotzdem wird er oft übersehen.

»Ein jeglicher soll aus dem Kleinen große Dinge entnehmen. Denn die Natur ist so reich begabt, dass der Thymian auf dem Felde nicht genug erkannt werden... Darum steh es viel ehrliche an, ein Kraut gründlich zu erkennen, als die ganze Matte zu überblicken und nit zu wissen, was drauf steht.«

Paracelsus war es, der zu dieser Erkenntnis kam, und es lohnt sich, seinen Gedanken nachzugehen. So sei denn diese anspruchslose Pflanze neu betrachtet, die uns sowohl in die »Matte« als auch in die Gärten führt.

Alle Thymiane machen auf vielerlei Art auf sich aufmerksam: die lila-rosa und weißen Blüten drängen ins Auge, das Gesumm der Bienen, die sie fleißig besuchen, weckt unser Ohr, und sein Aroma animiert die Nase. Und so entstand unter sprachlichem Einfluß vom lateinischen THYMIAMA [Räucherwerk] die Bezeichnung Thymus für die Gattung der Lippenblütler [LAMIACEAE] mit etwa 35 Arten in Eurasien und Nordafrika, die durch den Gehalt an ätherischen Ölen stark duften und früher ganz sicher auch zu kultischen Rauchopfern verwendet wurden. Wir kennen neben den zwei genannten noch den Gemeinen Thymian [THYMUS PULEGIONIDES] und die Sorten, die der Zitronen-Thymian bietet.

Quendel wird oft dem Echten Thymian gleichgesetzt, weil man sie beide gleichwertig verwenden kann, aber es sind botanisch zwei verschiedene Pflanzen, die sich auch in der prozentualen Zusammensetzung der Inhaltsstoffe, wenn auch geringfügig, voneinander unterscheiden. Im folgenden Text werden trotzdem beide Arten gleichwertig beschrieben. Der Echte Thymian oder Römischer Quendel ist eine reine Kulturpflanze, die im Mittelmeerraum beheimatet ist, über die Klostergarten in unseren Breiten heimisch wurde und in wärmeren Gegenden auch verwildert vorkommt. Plinius berichtet nicht nur vom Thymian, sondern auch von dem Quendel und nennt ihn SERPYLLUM. Beide Arten waren demnach im Altertum arzneilich in Gebrauch. Bei Hildegard von Bingen wird Quendel mit Quenula bezeichnet.

Das kräftige Aroma rechtfertigte den Gebrauch als Schutz- und Abwehrmittel, um mit dem Kraut das Haus vor Unheil zu schützen. Um die konservierenden Eigenschaften, die zum Einbalsamieren von Toten genutzt wurden und um Fleisch für einige Tage vor dem Verderb zu retten, wußte man bereits früh in Ägypten.
Heute wissen wir, daß die ätherischen Ölkomponenten entzündungsabbauende Wirkung entfalten, entgiften und damit die freien Sauerstoffradikale fangen. Diese Eigenschaften verdanken wir einem der wichtigsten Bestandteile des ätherischen Öles, dem Thymol, das stark antiseptisch und bakteriostatisch wirkt. Bitterstoffe [Serpyllin], Flavone, Gerbstoffe und Saponine erweitern die Anwendungsmöglichkeiten.
Thymian und Quendel stärken und beleben den Organismus, wirken beruhigend, krampf- und schleimlösend, aber auch harntreibend, darmstärkend und wurmtreibend, geruchsabsorbierend und antiseptisch. Sie eignen sich innerlich bei Husten, Keuchhusten und Bronchialerkrankungen, Asthma, Halsschmerzen, Verdauungsstörungen, Menstruationsbeschwerden und äußerlich in Form von Bädern oder Kräuterduftkissen bei schlechtem Schlaf, Nervenschwäche und als Umschlag bei Rheuma und Abszessen.
Die antiseptischen Eigenschaften kommen auch in Mundwässern und Zahnpasten zur Wirkung.
»Thymian gestoßen zu pulver und mit saltz vermischt/ zu der speiß genützt/ macht lustig essen«, das wußte man schon zu Paracelsus' Zeiten, also ein unerläßliches Gewürz für Schmalz, Wurst, Fleischspeisen und Bestandteil der Kräuter de Provence.
In der häuslichen Anwendung kommen neben den erwähnten Bädern und Umschlägen das reine Thymian- oder Quendelöl zu Inhalationen und verdünnt zu Einreibungen sowie die Teezubereitung in Frage.
So stehen uns zur Freude der Echte Thymian mit seinem wilden Bruder als Naturheilmittel, Bienenfreund, Augen- und Nasenweide und wider den schlechten Geschmack das ganze Jahr zur Verfügung und es ist, um mit Paracelsus zu sprechen, *»doch eine Blume genug, um [die ganze Schöpfung] zu verstehen, eine gibt alles an.«*

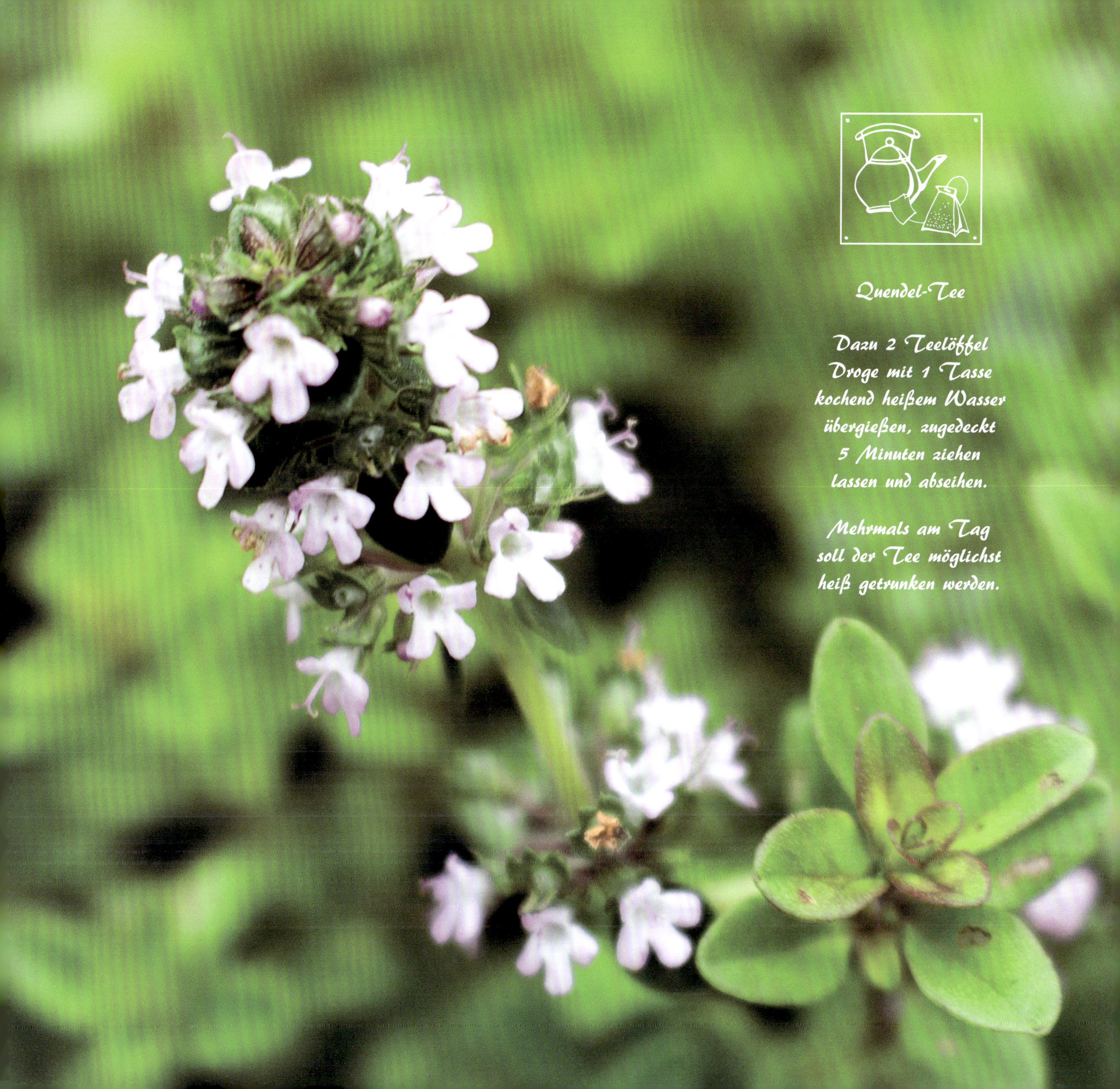

Quendel-Tee

Dazu 2 Teelöffel Droge mit 1 Tasse kochend heißem Wasser übergießen, zugedeckt 5 Minuten ziehen lassen und abseihen.

Mehrmals am Tag soll der Tee möglichst heiß getrunken werden.

Roter Fingerhut

DIGITALIS PURPUREA

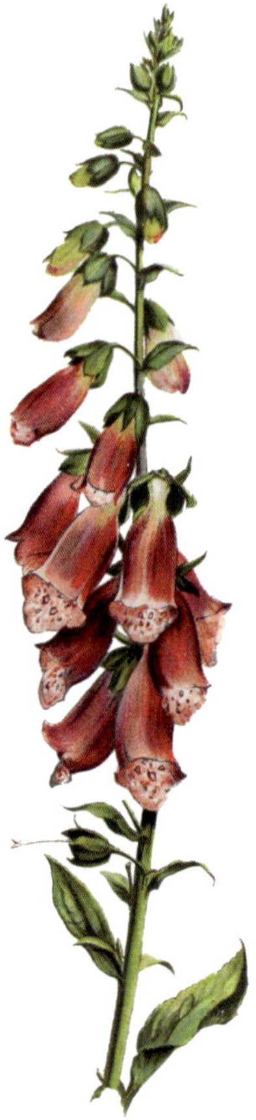

stark toxisch

Zur Behandlung von Erkrankungen des Herzens hält die Natur dem Arzt wertvolle Pflanzen bereit. Der wichtigste Vertreter ist zweifelsohne der Rote Fingerhut.
Er ist, wenn er seine Kerzen anzündet, ein prachtvoller Schmuck! Zuweilen sind es sogar Massenbestände, denen wir auch im Harz, wo er natürlich vorkommt, begegnen. Fontane beschreibt ihn in »Cecile« als *»an der Sonne ausgebreiteten Purpur des Bergkönigs«*. Das üppige Vorkommen ist auf vermehrten Kahlschlag, Pflanzung von Nadelhölzern und Sturm- oder Windbruch zurückzuführen, denn der Fingerhut ist sehr lichtbedürftig.
Aber diese Schönheit ist in allen Teilen stark giftig!

Der Rote Fingerhut ist die in Mitteleuropa am meisten verbreitete Fingerhut-Art. Andere Arten sind der Großblumige Fingerhut [DIGITALIS GRANDIFLORA] mit hellgelben Blüten, der Gelbe Fingerhut [DIGITALIS LUTEA] und der Wollige Fingerhut [DIGITALIS LANATA], die zu den Wegerichgewächsen [PLANTAGINACEAE] gehören.
Die Pflanze ist kalkscheu und gedeiht daher auf sauren, stickstoffhaltigen Böden.
Faszinierend sind die glockigen und oft riesengroßen Blüten, wenn sie von Juni bis August in dicken Trauben am oberen Ende des Stengels hängen und alle in eine Richtung weisen. Sie besitzen zwei lange und zwei kurze Staubgefäße und einen kegelförmigen Fruchtknoten und werden nach der Lichtseite ausgerichtet.
Von unten in den Schlund oder Rachen geschaut, sieht man, daß dieser gefleckt ist. Die einzelne Blüten-Glocke erinnert an den Fingerhut aus dem Nähkasten, daher der Name der Pflanze [DIGITABULUM = Fingerhut].
Der unverzweigte Stengel, der sich aus der grundständigen Blattrosette herausschiebt, kann bis zu zwei Meter hoch werden: in großen Beständen ein beeindruckend leuchtendes Feld von roten, teilweise auch weißen Kerzen, die in den Himmel hinein ragen.

Die Pflanze ist zweijährig, blüht aber erst im zweiten Jahr und stirbt dann ab. Für Nachwuchs können nur Hummeln sorgen. Kleineren Insekten wird der Eingang zu den Staubbeuteln durch sogenannte Sperrhaare verwehrt.
Die Fingerhutblüten sind zwittrig, das heißt diejenigen, die am Stengel von unten nach oben zunächst aufblühen, sind vor-männlich. Wenn sich die unteren dann im weiblichen Stadium befinden, sind die oberen erst im männlichen Stadium. Die Fremdbestäubung kann gelingen, weil die Hummeln die Blütenstände von unten nach oben anfliegen. Die Einzelblüte verwelkt nach fünf bis sechs Tagen.
Die zweifächrige Kapselfrucht enthält viele kleine braune Samen, die nach Aufspringen der Kapsel vom Wind ausgestreut und verbreitet werden.
Der Rote Fingerhut war schon vor Jahrhunderten in Irland und Großbritannien, wo er häufig vorkommt, innerlich und äußerlich in Gebrauch. Bei Verwendung größerer Mengen kam es zu Vergiftungen, und die DIGITALIS

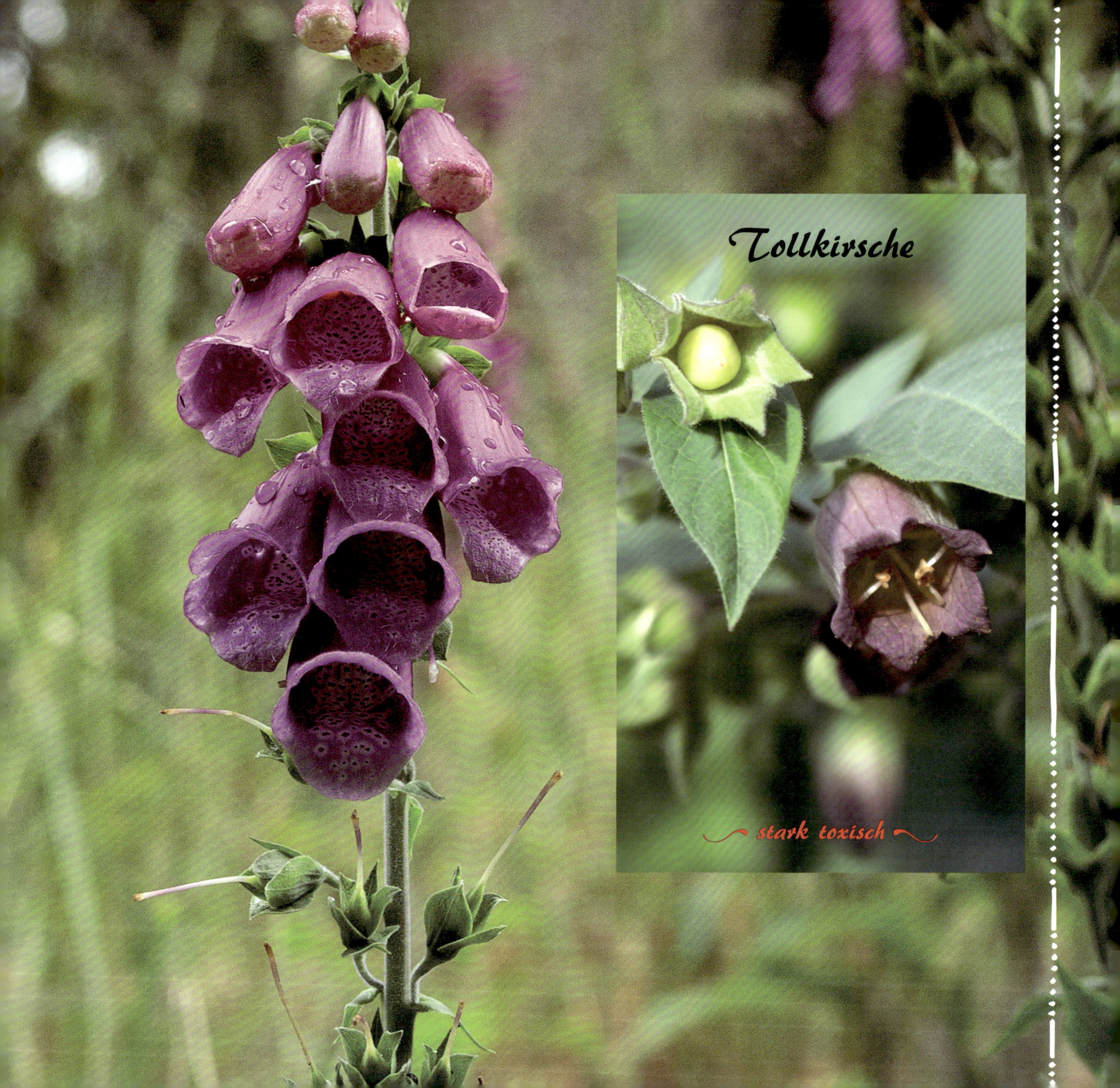
Tollkirsche
stark toxisch

als Heilpflanze geriet in Mißkredit. Erst 1785 führte der englische Arzt Withering sie wieder in die Heilkunde ein und machte als erster auf die dosisabhängigen Wirkungen und Nebenwirkungen aufmerksam. Seitdem ist der Rote Fingerhut für viele Patienten ein unentbehrliches Heilmittel geworden, das aber ausschließlich in die Hände eines Arztes gehört.

Nicht alle Kräuter können bedenkenlos verwendet werden. Manche ihrer Stoffwechselprodukte wirken sich ungünstig auf den menschlichen Organismus aus. Um die giftigen von den ungiftigen Pflanzen unterscheiden zu können, um Verwechselungen und damit auch unheilvolle Vergiftungen zu vermeiden, sind entsprechende Kenntnisse auf dem Gebiet der Pflanzenkunde erforderlich.
Der Harz beheimatet eine ganze Reihe von häufig vorkommenden Giftpflanzen, die also für eine Selbstbehandlung nicht in Frage kommen, deren Inhaltsstoffe für die Heilkunde aber unentbehrlich sind.
Hierzu zählen vor allem der Rote Fingerhut, der Blaue Eisenhut, die Herbstzeitlose, der Schierling, der Aaronstab und die Nachtschattengewächse wie die Tollkirsche, das Schwarze Bilsenkraut, der Stechapfel und der Bittersüße Nachtschatten.
Es sind teilweise sogar Schönheiten, aber leider gefährlich, wenn Kinder nach den Früchten der Tollkirsche greifen oder auf Stengeln kauen oder an Blüten saugen.
Jeder Kontakt mit diesen Gewächsen sollte vermieden werden, denn Schleimhäute und selbst die sensible, unverletzte Haut können mit nachhaltigen Folgen gereizt und geschädigt werden!

Eine Vergiftung kann sich durch Übelkeit, Herzklopfen, schwachen oder erhöhten Puls, trockene Mundschleimhaut, Durchfall, Krämpfe bis zur Bewußtlosigkeit bemerkbar machen.
Im Fall einer Vergiftung Erbrechen auslösen, keine Milch geben und sofort einen Arzt rufen. Teile der betreffenden Pflanze und Erbrochenes aufheben und Symptome genau beschreiben.

Sanikel

SANICULA EUROPAEA

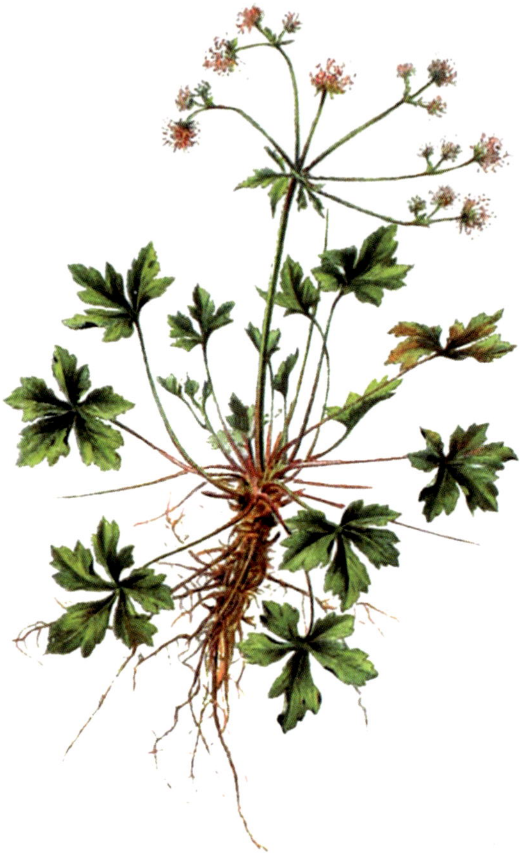

»Sanikel heilt das Fleisch im Topf zusammen.«

Der Sanikel ist keine alltägliche Pflanze. Sie wächst einzeln und wird daher oft gar nicht wahrgenommen. Hat man sie aber bewußt entdeckt und genau betrachtet, wird man sie immer wieder erkennen und nicht vergessen.

Sanikel ist eine Waldpflanze und gedeiht vereinzelt an beschatteten, frischen bis trockenen kalkliebenden Stellen, bevorzugt in Buchen- und Hainbuchenwäldern. Der Wald-Sanikel ist die einzige in Europa heimische Art der Gattung Sanikel. Insgesamt gibt es allein in Nord-Amerika 22 andere Arten.

Unser Wald-Sanikel ist eine mehrjährige krautige, wintergrüne Pflanze, die von 20 bis zu 60 cm hoch wachsen kann. Die grundständigen Blätter sind dunkelgrün und am Rande gesägt. Am Stengel wachsen wenig, manchmal gar keine Blätter. Von Mai bis Juni lässt sich der Sanikel am leichtesten finden, weil er dann mit seinem doppeldoldigen Blütenstand auf sich aufmerksam macht. Die Dolde setzt sich aus vielen halbkugeligen Döldchen zusammen, die Hochblätter haben; die Blütenfarbe ist weiß. Die Samen sind braunschwarze längliche Früchte, die mit hakig gekrümmten Stacheln besetzt sind. Sie bleiben im Fell der Tiere hängen und sorgen so für die Verbreitung. Waldklette wird die Pflanze auch genannt.

Der Name SANICULA, der sich von sanare = heilen ableitet, bringt die hohe Wertschätzung, die Sanikel bereits in Vorzeiten genoß, zum Ausdruck.
Hildegard von Bingen hat die Pflanze erstmals beschrieben und sie mit warm eingestuft.
Die traditionelle Volksmedizin nennt viele nicht vertretbare Anwendungsmöglichkeiten. So verführen allein die Bezeichnungen »Heildolde« oder »Heil aller Schäden« zu Anwendungen, vor denen gewarnt werden muß, auch vor der traditionellen Anwendung bei Darmblutungen, Nierenblutungen und Ruhr!

Wirksam sind die Blätter der Sanikelpflanze. Sie enthalten Saponine, Flavonoide, organische Säuren, Allantoin, Gerbstoffe, Schleimstoffe und Spuren von ätherischem Öl.
Sanikel genießt nicht nur in der Volksmedizin hohe Wertschätzung. So wird das Kraut vorwiegend bei Katarrhen der oberen Luftwege wie zum Beispiel Husten mit zähflüssigem Schleim empfohlen. Ein Aufguß ist angezeigt bei Halsschmerzen zum Gurgeln und bei Mund- und Zahnfleischentzündungen zum Spülen.

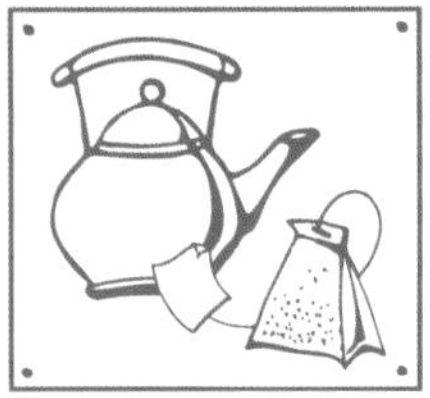

Für einen Teeaufguß nimmt man 1 Teelöffel Droge auf 1 Tasse, läßt 10 Minuten ziehen, seiht ab und trinkt mehrmals täglich 1 Tasse.

Die Tagesdosis sollte nicht mehr als 6 g Droge betragen.

Teeumschläge oder Kompressen bei Wunden, Hautentzündungen, Prellungen und Verbrennungen sind blutstillend und wohltuend lindernd. Ein frisches Blatt eignet sich als Wundpflaster. Auch bei Paracelsus stand die Pflanze als Wundheilmittel hoch im Ansehen.
Gärtner berichteten früher vom Anbau des Sanikel in Hausgärten, um selbst alkoholische Auszüge als Hausmittel herstellen zu können.
Sanikel war der Talisman der Raufbolde, die sich Schutz und Heilung von ihm erhofften.

Die antimikrobielle und entzündungshemmende Wirkung sind experimentell bestätigt worden. Die auswurffördernde Wirkung erklärt sich durch den Gehalt an Saponinen, die blutstillende und adstringierende Wirkung durch die Gerbstoffe.
Wegen der geringen Größe der Pflanze ist die Ausbeute an Wirkstoffen zu gering, als daß der Sanikel als universelles Wundmittel verwendet werden könnte. Darum hat die Pflanze an Bedeutung eingebüßt, ist aber nicht völlig in den Hintergrund getreten. Ihr großer Konkurrent ist der Beinwell.

Verwechslungen kann es mit der Sterndolde [ASTRANTIA MAJOR] geben, deren Dolde aber einfach ist und weiße Hüllblätter aufweist.

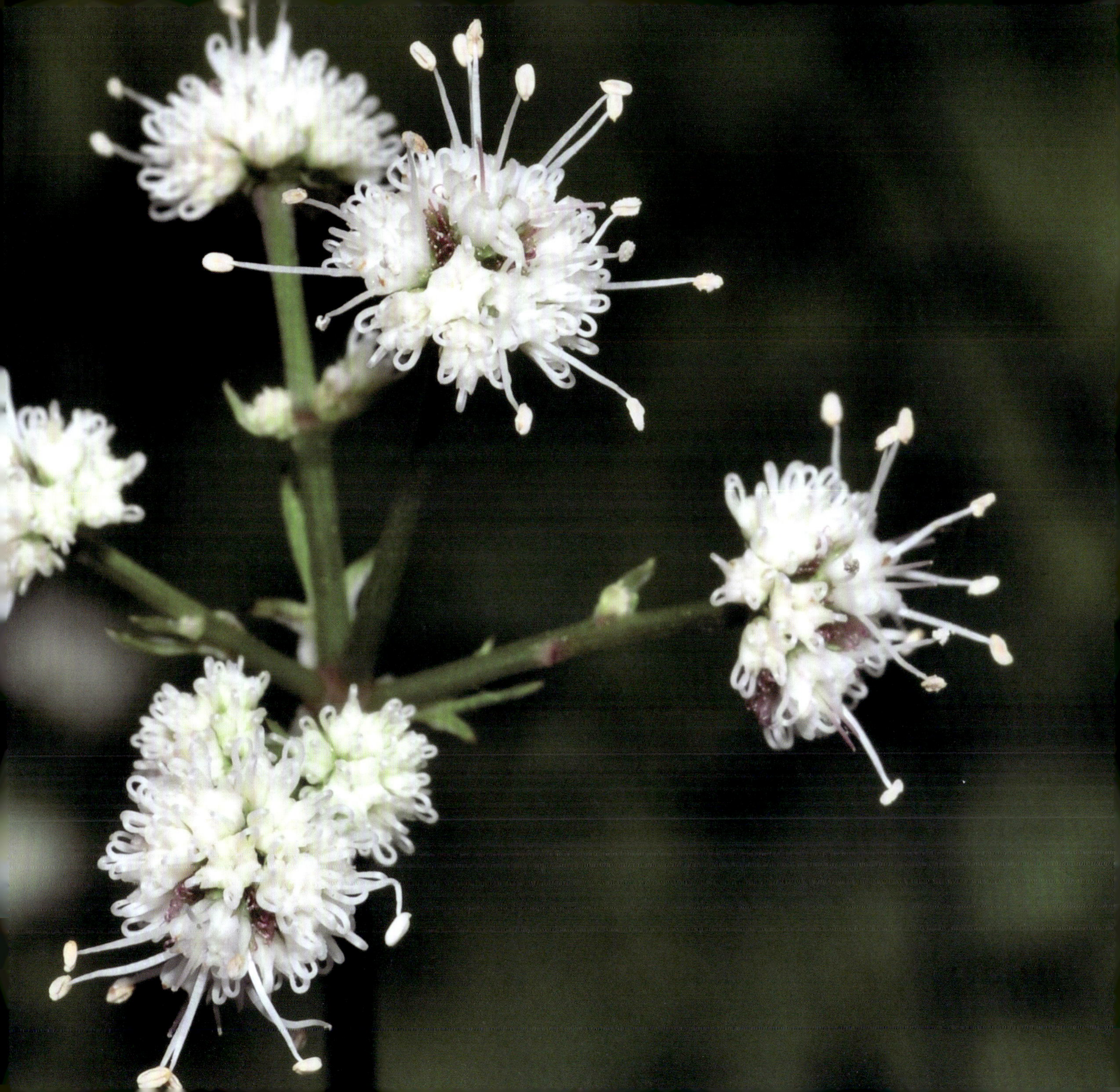

Schafgarbe

ACHILLEA MILLEFOLIUM

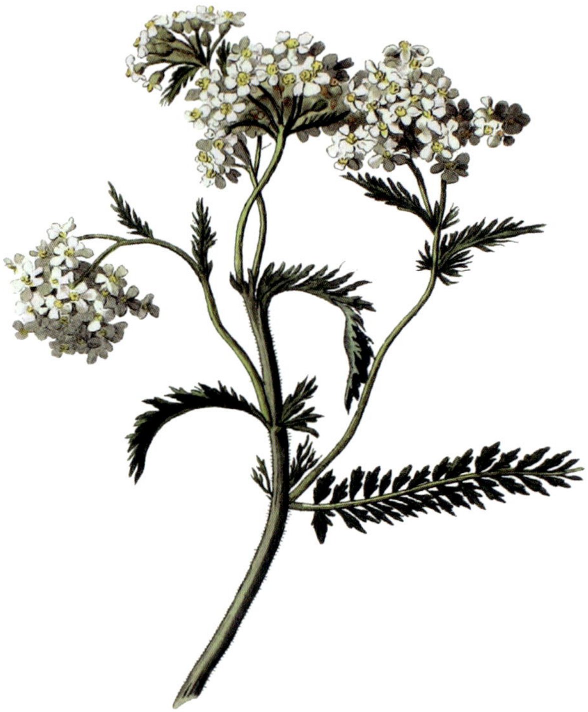

*»Laß wandern uns durch Wies und Wald, durch Anger, Heid und Flur;
erkennen sollst du froh und bald die Heilkraft der Natur.«* Richard Willfort

Bis heute zählt die Schafgarbe zu den wichtigsten Heilkräutern. Bei Kräuterkundigen genießt sie nach wie vor hohes Ansehen. Sie wächst auf mageren Wiesen, auf Schafweiden, an trockenen Böschungen. Die Trockenrasenlandschaftspflege erfolgt mit Schafherden, weil die Tiere die Pflanze gerne fressen, besonders wenn sie erkrankt sind. Dann werden sie zuweilen auch mit Schafgarbe gefüttert. Noch begegnet man in der Harzregion dem Hirten mit seinen Schäfchen.
Die Pflanze ist ein Wurzelkriecher und eine Pionierpflanze. Die drahtige trittfeste Struktur ihrer Stengel, Blätter und Blüten und ihre Widerstandskraft gegen Trockenheit, Hitze und Kälte charakterisieren sie als ein robustes Gewächs mit starken heilenden Eigenschaften, die offenbar erst im Zusammenspiel ihre komplexen Wirkungen entfalten.

Der lateinische Name geht auf Achilles, den sagenhaften Held des trojanischen Krieges zurück, er soll nach den rostigen Spänen seines Speeres entstanden sein. Dem Mythos nach war es der Zentaur Chiron gewesen, der dem Griechenheros die Heilkräfte von der Schafgarbe näher brachte. Eine andere Überlieferung berichtet, Aphrodite selbst habe die Schafgarbe auf die Wunden gelegt. Achill heilte danach viele Mitkämpfer mit Schafgarbe. Speerkraut wird sie deswegen auch genannt oder Tausendblatt [MILLEFOLIUM] wegen der fein zerteilten Blattspreite.
Insgesamt macht das Erscheinungsbild der Pflanze nicht so viel von sich her, aber umso wirksamer sind ihre Heilkräfte, die der Echten Kamille ähnlich sind.
Der Stengel wird 50-80 cm hoch, die Blätter sind wechselständig angeordnet, doppelt gefiedert und behaart. Sie duften stark, der Geschmack ist aromatisch bitter. Die schirmartige Blütendolde ist weiß bis rötlich weiß.
Ihre kräftigen Eigenschaften sind auf die Inhaltsstoffe zurückzuführen; vorwiegend ätherisches Öl mit Chamazulen, Bitterstoffe, Flavonoide und Cumarin mit insgesamt krampflösenden, antiseptischen und blutstillenden Eigenschaften. Soldatenkraut wird die Schafgarbe bei Dioskurides auch genannt, weil sie bei Verwundungen Soforthilfe liefert. Sie ist die Jodtinktur der Wiese: die Pflanze zerrieben und zerquetscht auf die Wunde gelegt, heilt, ohne daß nachträglich Entzündungen entstehen.
Die Anwendungsgebiete sind Magen- und Darmbeschwerden, Bauchkrämpfe, Appetitlosigkeit, Steigerung der Gallensaftsekretion. Bauchwehkraut wird es auch genannt. Äußerlich angewendet, hilft es bei Hämorrhoiden,

Krampfadern, Venenentzündung, Geschwüren, Blutergüssen und Wunden. Hildegard von Bingen empfahl vor jedem operativen Eingriff als vorsorglichen Schutz vor Komplikationen und zur Wundheilung nach der OP diese Heilpflanze als Pulver.
Die Entgiftungsleistung der Leber mit Hilfe von Schafgarbe zu fördern ist eine Empfehlung als Hausmittel [Leberwickel]. Ein Tuch wird im Teeaufguß getränkt, ausgewrungen und direkt auf den rechten Rippenbogen gelegt, darüber eine Wärmflasche gelegt und mit einem Wickeltuch abgedeckt; 20-30 Minuten sollte der Wickel auf dieser Stelle liegen bleiben.

Die Schafgarbe ist die Nummer Eins der bei Frauenleiden wirksamen Kräuter. *»Schafgarbe im Leib tut wohl jedem Weib.«* Bäder oder auch Sitzbäder mit Schafgarbe wirken krampflösend bei Wechseljahrsbeschwerden, Menstruationsbeschwerden und blutstillend bei Haut- und Schleimhauterkrankungen. Für Sitzbäder oder Umschläge kocht man 100 g Droge in ein bis zwei Liter Wasser, läßt 20 Minuten ziehen und setzt den Aufguß dem Badewasser zu.
Bei Haarausfall nach Bestrahlungen oder Chemotherapie wird ein Schafgarbenöl empfohlen. Zwei Handvoll Blüten mit 250 ml Jogobaöl läßt man drei bis vier Wochen stehen, schüttelt täglich und seiht dann ab. Dann ist das Öl gebrauchsfertig.
Hinweis: Nicht über längere Zeit einnehmen. Bei empfindlichen Personen können allergische Reaktionen [Wiesendermatitis] auftreten.

Zur Würzung von Salaten und anderen Speisen oder in Kräutersalzen liefert Schafgarbe die nötigen Bitterstoffe, die wir über die Nahrung kaum noch zu uns nehmen. Heute werden sie aus vielen Gemüsesorten schon herausgefiltert. Schafgarbenblüten sind neben der würzenden Zutat auch noch eine Dekoration.
Mit Schafgarbenkraut können Wolle und Seide gelb gefärbt werden.

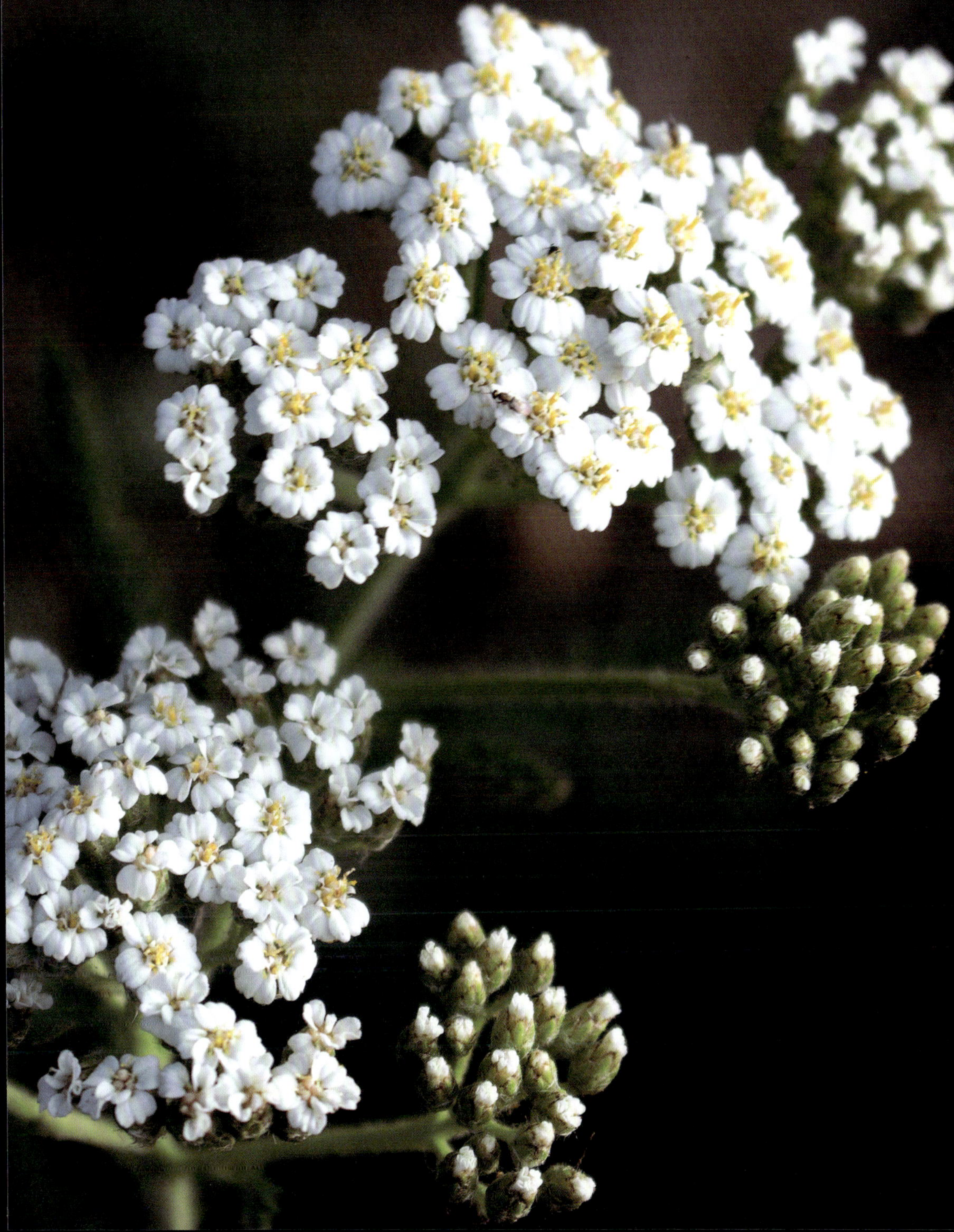

Für einen Tee
zum innerlichen
Gebrauch werden
1-2 Teelöffel
des Krautes mit
einem viertel Liter
kochend heißem
Wasser übergossen,
man läßt 5-10
Minuten ziehen,
seiht ab und
trinkt in kleinen
Schlucken 2-3 ma
täglich eine Tasse

Schlüsselblume, Echte

PRIMULA VERIS

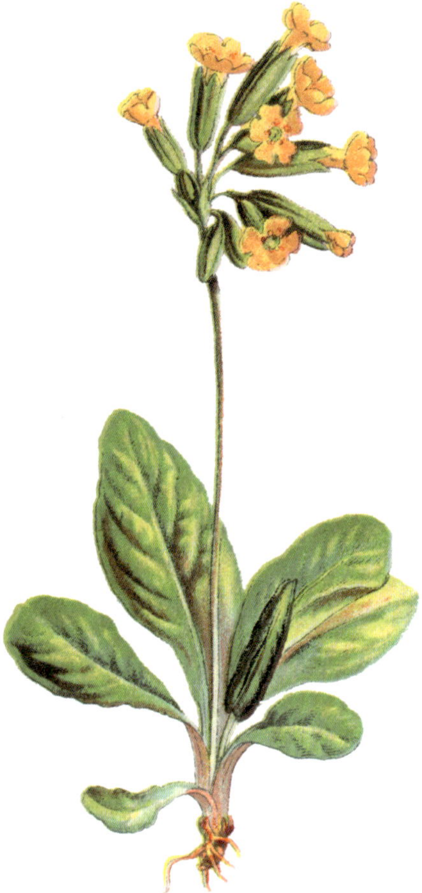

»Sie hat ihre ganze Grünkraft vom Scheitelstand der Sonne ... Daher unterdrückt sie die Melancholie im Menschen ... daher lege er das Kraut auf das Fleisch und auf das Herz, damit es davon warm werde.« Hildegard von Bingen

So beschreibt Hildegard von Bingen die Eigenschaft der Schlüsselblume. Allein durch die Freude an den großen gelben Blüten des Frühlingskünders öffnet sich auch uns der Himmel und vertreibt die trübe Zeit des Winters. Und bei dieser Freude muß es für uns auch bleiben, denn sie ist – da sie sehr selten geworden ist – eine geschützte Pflanze, die weder gepflückt noch gesammelt werden darf.

Die Echte Schlüsselblume ist eine alte Heilpflanze. Was im Mittelalter von ihrer Heilkraft gehalten wurde, hat der Arzt J. J. Becher 1667 so zusammengefaßt:

»Die Schlüsselblume wärmt, sie trocknet und erweicht,
stillt Schmerzen, in dem Schlag sie bald ein Mittel reicht.
Vertreibt die laufend Gicht zu böser Tiere Biß,
hält man die Schlüsselblume für köstlich und gewiß.«

Im Volksmund hat der Himmelsschlüssel auch noch die Namen Gichtblume, Schlagkraut, Frauenschlüssel und Fastenblume.
Sie ist eine nordische Pflanze, dort heimisch und kalkliebend. Daher finden wir sie im Harzgebiet noch auf trockenen Wiesen oder versteckt in Gebüschen, auf Trocken- und Halbtrockenrasen, an Böschungen und in trockenen Waldgebieten. Bereits im April beginnt sie mit der Blüte und ist damit eine österliche Frühlingsbotin, ein Symbol für den Frühling.
Sie wird oft mit der Wald-Schlüsselblume oder auch Hohe Schlüsselblume [PRIMULA ELATIOR] verwechselt, die vierzehn Tage früher blüht, selten auf Wiesen zu finden ist, eine größere Blumenkrone hat und gegenüber der Echten Schlüsselblume nicht duftet. Die heilkundliche Verwendung ist aber vergleichbar.

Die endständigen, doldigen Blütenstände hängen wie Schlüsselbunde am aufrechten bis nickenden Stengel. Ihr Duft ist honigartig. Die Blätter der Pflanze sind oberseitig dunkelgrün mit runzliger Struktur, die Unterseite ist hellgrün. Die kräftige Wurzel ist ein Speicherrhizom, das sich mit zwiebelförmigen Erneuerungsknospen verzweigt. Sie enthält Triterpensaponine, Phenylglykoside sowie seltene Zuckerstoffe. In den Blüten finden sich neben den Saponinen noch Flavonoide und ätherisches Öl. Wissenschaftlich anerkannt ist die Anwendung der Wurzel und der Blüten bei Katarrhen der Atemwege. Die Saponine reizen die Magenschleimhaut, dadurch wird das unwillkürliche Nervensystem angeregt und es kommt zur Steigerung des Bronchialsekretes und zur Förderung des Auswurfs.

In der Erfahrungsheilkunde wird sie zusätzlich bei Gicht und Rheuma, Asthma, Migräne und Herzbeschwerden eingesetzt. Hinzu kommen noch Angstzustände und Schlaflosigkeit.
Die Schlüsselblumenwurzel kann gepulvert oder zerkleinert bei akuten Erkältungskrankheiten und Atemwegskatarrhen als Tee eingenommen werden. Die Wirkung der Teezubereitung kann mit Anis oder Fenchelfrüchten verstärkt werden.

Für Kinder ist der Tee von Schlüsselblumenblüten empfehlenswert, weil er gut verträglich ist. Dazu nimmt man zweiTeelöffel Blüten auf einen viertel Liter kochendem Wasser und seiht nach fünf Minuten ab. Mit Honig gesüßt, wird mehrmals am Tag eine Tasse getrunken.
Hinweis: Bei Überdosierung kann es zu Übelkeit und Brechreiz kommen!

In der Volksheilkunde spielte die Signaturenlehre eine Rolle: das Gelb der Blüten wurde als wirksam bei Gallen- und Lebererkrankungen gedeutet.
Die Schlüsselblume galt ebenso als Schutz- und Fruchtbarkeitsmittel. Eine Sage berichtet, daß die Wurzel wunderkräftig sei, weil sie zum Heben verborgener Schätze diente und ein Schlüssel war, um geheimnisvolle Kammern zu öffnen.

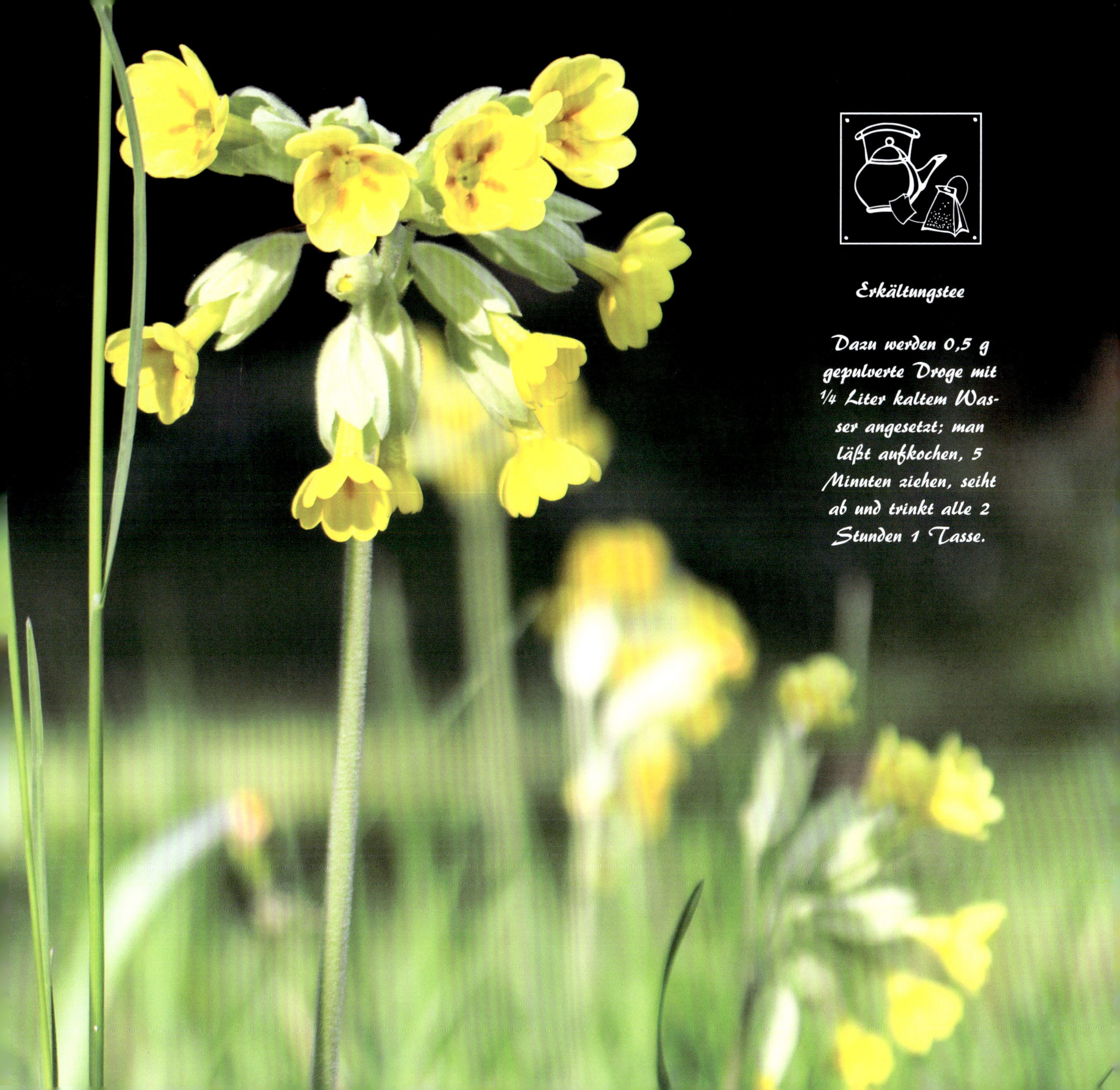

Erkältungstee

Dazu werden 0,5 g gepulverte Droge mit 1/4 Liter kaltem Wasser angesetzt; man läßt aufkochen, 5 Minuten ziehen, seiht ab und trinkt alle 2 Stunden 1 Tasse.

Schöllkraut

CHELIDONIUM MAJUS

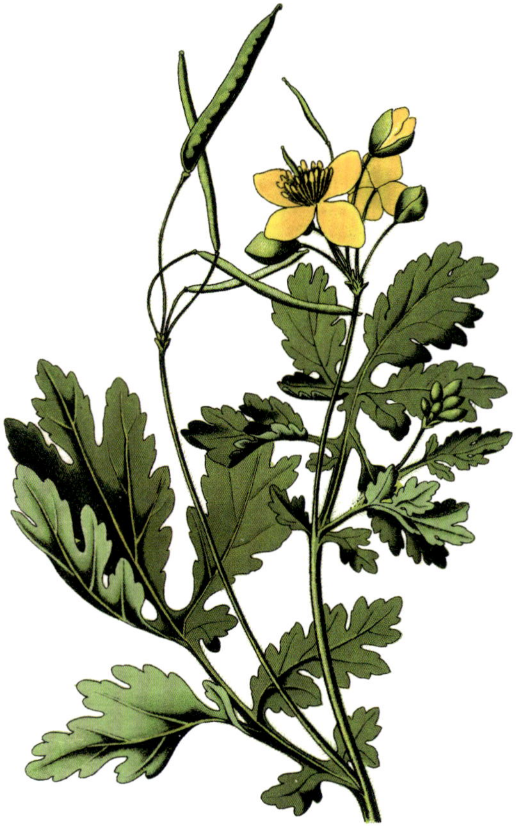

toxisch

»Alle Dinge sind Gift, und nichts ist ohne Gift, allein die Dosis macht, dass ein Ding kein Gift sei.« Paracelsus

Schöllkraut ist eine typische Ruderalpflanze, die meist für ein sogenanntes Unkraut gehalten wird, es hat mit seinen zarten Blättern ein wenig attraktives Aussehen, als ob es zu nichts nutze sei. Auffällig ist, daß es nahezu ausschließlich menschliche Siedlungen begleitet, so in Hecken und Mauerritzen, an Zäunen und Wegen, auf Schuttplätzen und in Gärten.
Von Mai bis Oktober öffnen sich die leuchtendgelben Blüten, die zu zweit bis zu sechst in lockeren Dolden am bläulich-grünen Stengel stehen und immer wieder nachblühen. Mit den vier Kronenblättern unterscheidet sich die Pflanze von vielen anderen gelben Blüten, ebenso durch die hellen, leicht behaarten Blätter in Form von Eichenblättchen. Das eindeutige Merkmal ist jedoch der orangegelbe Milchsaft, der bei Verletzung der Pflanze austritt und der bei allen anderen Mohngewächsen [PAPAVERACEAE] milchig weiß ist. Schöllkraut ist ein Verwandter des Schlafmohns, hat aber ein völlig anderes Aussehen. Sein Saft ist giftig, schmeckt scharf bitter und unangenehm. Auf der Haut hinterläßt er braune Flecken. Die goldgelbe Farbe war für die Alchemisten das Auswahlkriterium zur Darstellung des AURUM POTABILE [Stein der Weisen]. Sie interpretierten CHELIDONIUM als »donum coeli«= himmlisch gab [Himmelsgabe].

Schöllkraut liebt die Sonne. Bei schlechtem Wetter ist die Pflanze traurig, sie läßt den »Kopf« hängen und schließt die Augen [Blüten]. Dioskurides hat beobachtet, daß die Pflanze mit Eintreffen der Schwalben zu wachsen beginnt und mit ihrem Abzug verwelkt. So entstand der Name CHELIDONIUM [chelidon = Schwalbe]. Er empfahl das Schöllkraut bei Sehschwäche, Gelbsucht und Hautausschlägen. Der MACER FLORIDUS nennt die gleichen Anwendungen, die in der Klostermedizin mit anderen Verwendungen erweitert worden sind.
Hildegard von Bingen nennt nur die äußerliche Anwendung. Sie warnt vor innerlichem Gebrauch und zählt Schöllkraut zu den Giftpflanzen. Sie empfiehlt es gegen Hautwarzen.
Die geläufigste Schilderung des Schöllkrautes, auch Schellkraut oder Schwalbenwurz genannt, ist im Kreutterbuch von Hieronymus Bock zu finden: *»Der bitter Saft...ist hitziger natur. Er öffnet innerlich gebraucht die verstopfte Leber, reinigt außwendig faule Wunden und macht klare Augen...das gebrannte Wasser...so mans trinckt, die Leber eröffnet, die Gelsucht vertreibt...und die Gall zum theil auch durch die harngänge außtreibt...Saft von Schöllwurzel heilet die Fisteln, krebs und den wolff.«*

Wir wissen heute, daß das Schöllkraut oder Warzenkraut mit der Wurzel 20 verschiedene Alkaloide, ätherische Öle, Carotinoide und Fermente enthält und äußerlich leicht ätzend das Bakterienwachstum und das Zellwachstum bei Tumoren hemmt durch die proteolytischen Enzyme in dem Milchsaft.
Die oberirdischen Teile wirken krampflösend auf Verdauungsorgane und haben entzündungshemmende, leicht schmerzstillende und beruhigende Eigenschaften. Extrakte wirken antiviral, antibakteriell, antimykotisch und schwach zytostatisch. Sie fördern den Gallefluß, regen die Leberfunktion an und wirken entkrampfend.

Auf Warzen wird der Saft aufgestrichen, die gesunde Haut sollte als Schutz vor der ätzenden Flüssigkeit eingefettet werden.

Die Anwendung muß täglich erfolgen, so lange, bis die Warze oder auch das Hühnerauge abgeheilt sind.

Eine Teezubereitung entfällt, weil das getrocknete Kraut wertlos ist.
Es werden die Fertigpräparate, also Tabletten, Dragees, Tropfen, empfohlen, zusätzlich der ärztliche Rat für eine klare Diagnose.
Achtung! Die angegebene Dosierung einhalten und lange genug anwenden!
Nur bei Überdosierung treten toxische Nebenwirkungen wie Reizung von Magen/Darm, Krämpfe, Erbrechen und Benommenheit auf. Sogar eine arzneimittelbedingte Gelbsucht kann entstehen.
Keine Dauertherapie! Bei regelmäßiger Einnahme häuften sich in der Vergangenheit lebertoxische Nebenwirkungen mit Anstieg der Laborwerte!

Schöllkraut darf nicht in der Schwangerschaft und während der Stillzeit angewendet werden.

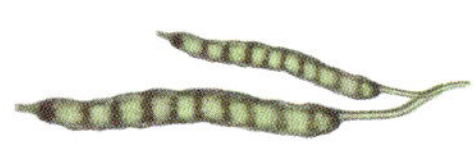

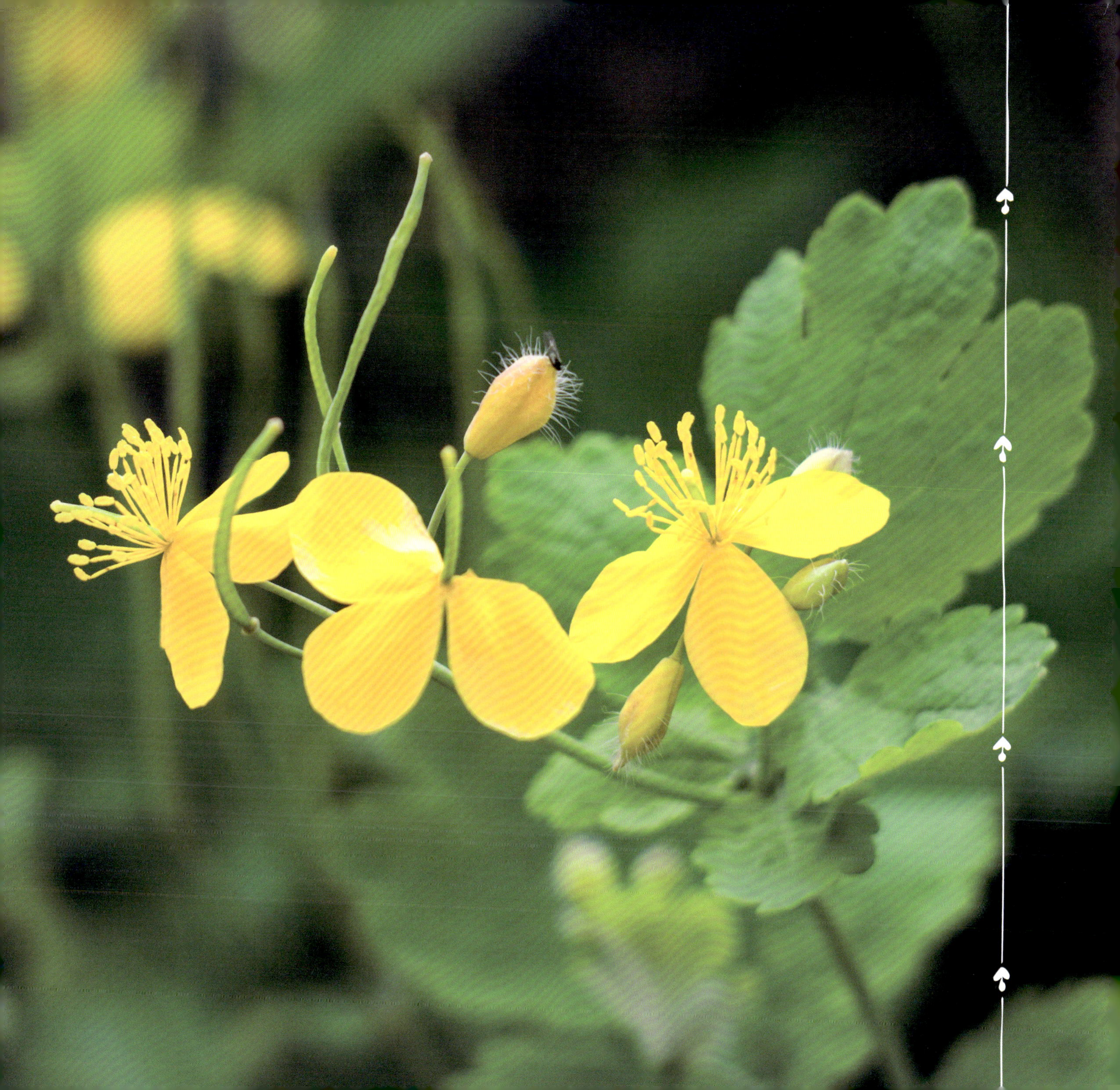

Spitzwegerich

PLANTAGO LANCEOLATA

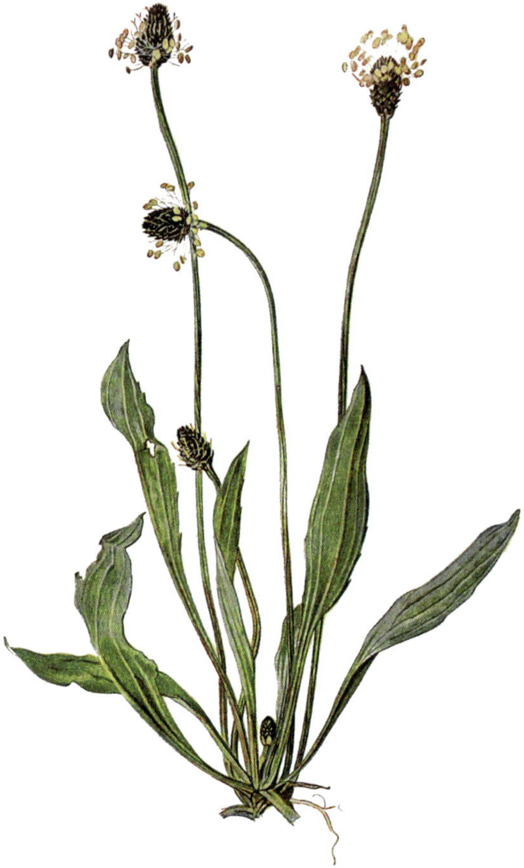

»Diese Pflanze im Garten läßt den Doktor draußen warten.«

Obwohl der Wegerich weltweit artenreich vertreten ist und als Kosmopolit die Welt bevölkert, wird er in dieser Bedeutung und auch als »König« am Wegesrand heute nicht mehr wahrgenommen. Hat Heinrich Waggerl Recht mit seinem Vers:

»Der Mensch jedoch in seiner Pein
glaubt nicht an das, was allgemein
zu haben ist. Er schreit nach Pillen«?

Der Wegerich kommt und geht mit den Menschen, mit den Hufen der Haus- und Reittiere, selbst über die Wagenräder, weil seine klebrigen Samen auch an den Fußsohlen hängen bleiben. Daraus erklärt sich auch der lateinische Name PLANTAGO: planta = Fußsohle, auch Pflanze, und -ago [von agere = bewegen, gehen]. Seit dem Neolithikum ist der Wegerich ein Kulturanzeiger und war auch mit den frühen Besiedlungen in der Harzregion angekommen. In unseren Breiten kennen wir neben dem Spitzwegerich den Breitwegerich [PLANTAGO MAJOR], auf dessen Blattform sich die »Fußsohle« bezieht, und den Mittleren Wegerich [PLANTAGO INTERMEDIA]. Als Arzneipflanze ist heute lediglich der Spitzwegerich anerkannt, der seinen deutschen Namen seinen spitzen fünfnervigen Blättern verdankt, und wegen der rauhen Oberfläche auch noch Schafzunge genannt wird. Andere Bezeichnungen sind Hundsrippe, Rippenkraut, Spießkraut oder auch Spitz-Wegeblatt. Die Endung -rich leitet sich vom gotischen -reikos [lat. Rex = König] ab, denn der Wegerich beherrscht wie der Knöterich, der Hederich oder vormals auch der Gute Heinrich nicht nur die Wegränder.

Den Bestäubungsdienst übernehmen sowohl die Insekten als auch der Wind. Außerdem vermehrt er sich durch Ausläufer, so daß um den Herrscheranspruch keine Sorge besteht. Und zur Blütezeit des Spitzwegerichs überragt der kantige Blütenschaft die Blattrosette und trägt wie einem König angemessen auch ein zartes Krönchen.

In alten Kräuterbüchern wird uns von zahlreichen Anwendungsmöglichkeiten berichtet. Auch Pfarrer Kneipp schreibt: *»Wie mit Goldfäden näht der Wegerichsaft den klaffenden Riß zu, und wie an Gold sich nie Rost ansetzt, so flieht den Spitzwegerich jede Fäulnis und faules Fleisch«.*

Bei den germanischen Völkern hatte die Pflanze ein hohes Ansehen als Sympathiemittel bei Fieber. Dazu wurden die Blätter mit den offenen Leitbündeln nach unten als Wickel um den Hals gebunden. Nach einer bestimmten Anzahl von Tagen war dieser Kragen unbesehen in ein fließend Gewässer zu werfen: Das Fieber war dann ab-

Zu Hause läßt sich ein Auszug aus den Blättern selbst herstellen, der äußerlich auf die betroffenen Hautstellen aufgetragen wird. 1-2 Handvoll frische Blätter in kaltem Wasser ansetzen, danach 3 Minuten kochen, Kräuter ausseihen und ausdrücken und warm auf die betroffene Stelle auflegen.

Mundschleimhaut- und Halsentzündungen lassen sich mit einem Teeaufguß (50 g auf 1 Liter Wasser) als Spül- und Gurgelmittel kurieren.

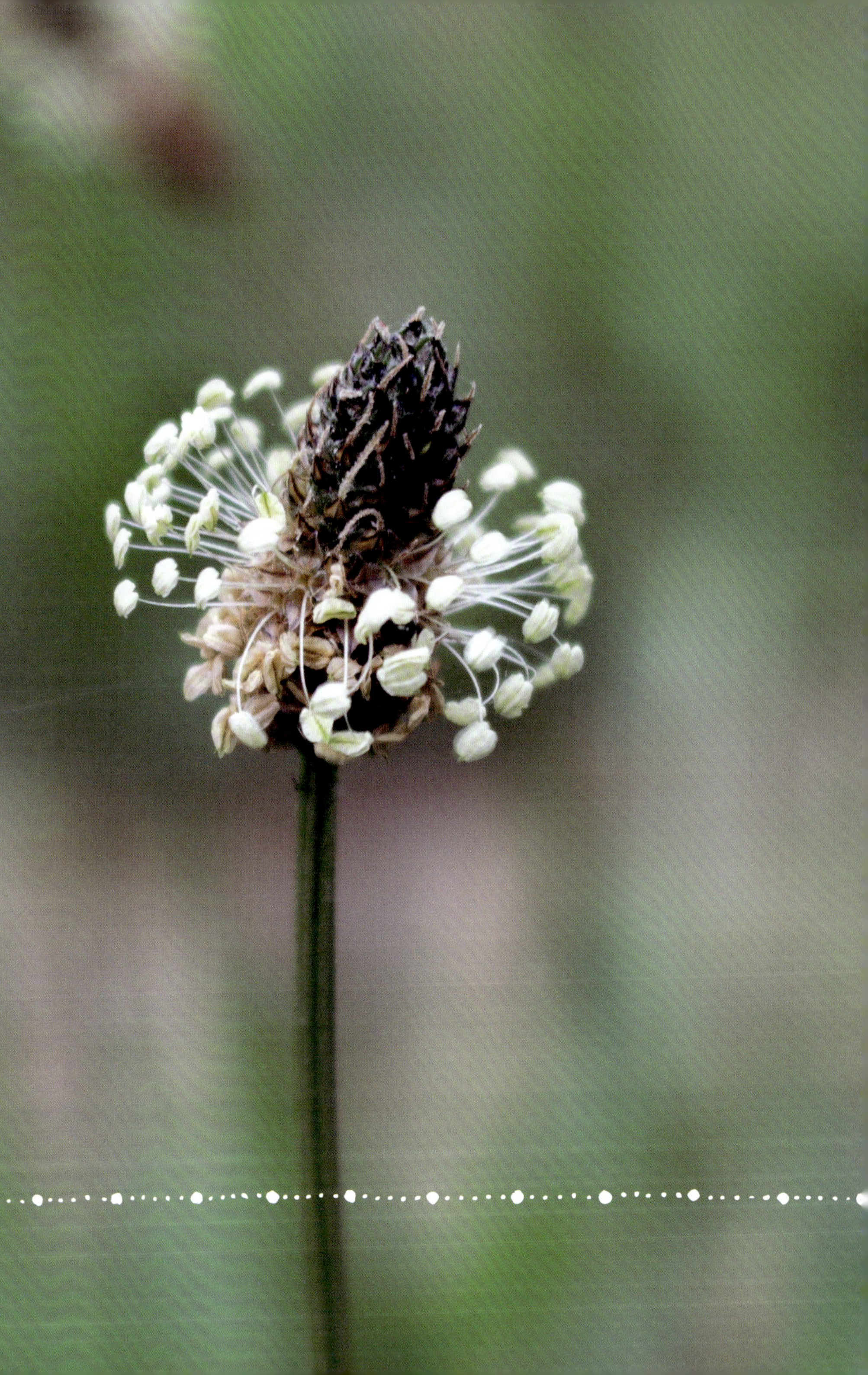

geleitet und hinweggespült. Symbolhaft eine sinnvolle Handlung. – Vorwiegend wegen der antibakteriellen und blutstillenden Wirkstoffe verdient der wertvolle Spitzwegerich eine gebührende Anerkennung. Nachgewiesene Inhaltsstoffe sind unter anderem Aucubin, Glycoside, Gerbstoffe, Phenolcarbonsäuren, Flavonoide, Kieselsäure und Saponine. Daraus erklärt sich der bittere, salzige und zusammenziehende Geschmack der Blätter. Die Wirkung ist antibiotisch und antibakteriell und soll der des Penicillins entsprechen. Weiterhin sind wundheilende, hustendämpfende, auswurffördernde, reizlindernde und entzündungshemmende, aber auch blutstillende und sogar harntreibende Wirkungen hervorzuheben.
Die vordergründigen Indikationen sind Bronchialerkrankungen, Katarrhe der oberen Luftwege und Hustenreiz, außerdem äußerlich als Wiesenpflaster bei Hautverletzungen, Quetschungen oder Insektenstichen.
Die Gerbstoffe berechtigen die Anwendung bei Schleimhautentzündungen und bei blutenden Wunden. Leichte Verbrennungen lassen sich mit frischem Saft aus den Blättern kühlen [Feuerlöschereffekt].
In der Homöopathie findet der Spitzwegerich Anwendung bei Zahnschmerz, Ohrweh und Neuralgien.

Aber der Spitzwegerich ist mehr als ein Arzneimittel. Neben seinen heilenden Vorzügen ist sein Kraut auch in der Küche willkommen. Junge Blätter verfeinern Salate und Kräutersoßen.
Für den Spitzwegerich-Honig – eine wirkungsvolle und einfach zuzubereitende Hustenmedizin – benötigt man gleiche Teile Spitzwegerichblätter und Bienenhonig, der mit seinen eigenen antibiotischen und desinfizierenden Eigenschaften die arzneiliche Wirkung ergänzt und verstärkt.
Die zerkleinerten Spitzwegerichblätter und der flüssige Honig werden schichtweise einen Zentimeter hoch in ein Glas gefüllt, mit Honig wird abgeschlossen. Nach zwei Stunden haben sich die Blätter gesenkt, nun muß mit Honig randvoll aufgefüllt werden. Luftdicht verschlossen wendet man die Flasche täglich so, daß das Kraut immer von Honig umspült ist. Nach vier bis sechs Wochen den Honig in kleine dunkle Flaschen füllen und kühl stellen. Bei Husten mehrmals einen Teelöffel langsam schlucken und danach eine halbe Stunde nichts essen und trinken, damit sich die Wirkstoffe an der kranken Stelle gut entfalten können.
In der Landwirtschaft ist der Wegerich nicht beliebt, er ist ein Heudieb! Denn da, wo er seine Rosette spreizt, wächst kein Gras [Heu] mehr.

Tausendgüldenkraut

CENTAURIUM ERYTHREA

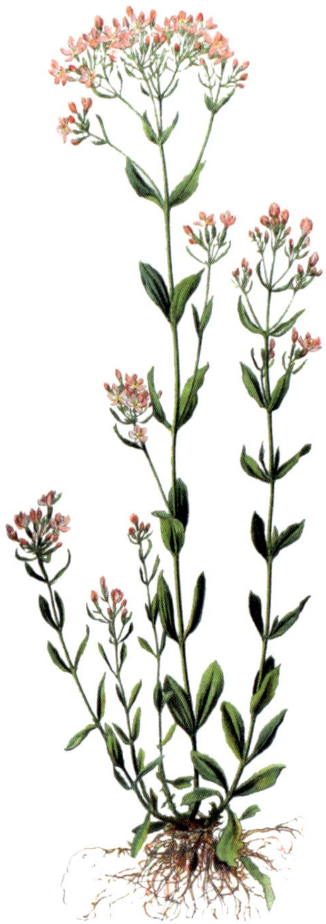

»Wenn das Tausendgüldenkraut offen blüht in Waldgehegen, darf gewiß sein, wer es schaut, daß es hat bei Nacht gethaut und am Tage kommt der Regen.« Friedrich Rückert

Als der heilkundige Zentaur Cheiron durch die vergifteten Pfeile des Herakles verletzt wurde, behandelte er sich der Sage nach mit Erfolg mit dem Saft des Centaurion, dem Kraut des Zentauren, wie das Tausendgüldenkraut von den Griechen bezeichnet wurde. Dieser Bezug läßt auf eine hohe Wertschätzung dieses Krautes in der Antike schließen. Autoren wie Plinius, Hippokrates oder Dioskurides bestätigen es in ihren Schriften.
Und so berufen sich dann später im 16. Jahrhundert auch die deutschen Väter der Botanik auf diese Quellen und sprechen dieser Pflanze unzählige Eigenschaften und eine hohe Anzahl von Indikationen zu. So heißt es beispielsweise:
«Das Kraut in Wasser oder Wein gesotten und getrunken, führt durch den Stuhlgang schlechte Säfte aus, hilft wider das Fieber, weshalb es manche Fibrifuga nennen. Dieses Mittel dient auch bei Lähmungen durch Schlag und bei Krämpfen; es öffnet die verstopfte Leber, erweicht die harte Milz. Tausendgüldenkraut ist ein gutes Wundkraut. Zerstoßen und aufgelegt, oder Umschläge mit dem Saft gemacht, heilen die Wunden und alten Geschwüre. Der Absud dient zum Waschen unreiner Haut und heilt den fließenden Grind.«
Später kommen noch kosmetische und hygienische Anwendungen hinzu, es würde Haut und Haare schön machen. Hildegard von Bingen charakterisiert das Tausendgüldenkraut als warm und trocken und empfiehlt es bei Knochenbrüchen sowohl innerlich als auch äußerlich als Umschlag und als Salbe gegen Gicht.

Bitterkraut oder Erdgalle wird das Kraut auch genannt, begründet durch die Bitter- und Gerbstoffe sowie Flavonoide, die ausgezeichnet bei Appetitlosigkeit und Verdauungsbeschwerden wie Völlegefühl, Blähungen oder Magenbeschwerden helfen, wenn sie auf einem Mangel an Verdauungssäften beruhen. Seit jeher gilt das Echte Tausendgüldenkraut als kräftigend und fiebersenkend. Pfarrer Kneipp empfiehlt es sogar bei Gemütskrankheiten, Grippe und Gelenkrheumatismus. Der Erfolg und damit der Wert dieser Heilpflanze kommt in ihrem lateinischen Namen Centaurium [CENTUM AURUM, was 100 Gulden bedeutet] ERYTHRAEA [rot] zum Ausdruck, obwohl dieser vermutlich aus einer Fehlinterpretation der lateinischen Bezeichnung entstanden ist. Aus 100 wurden dann 1000 Gulden, gerechtfertigt durch die vielfältig heilende und kräftigende Wirkung dieses Krautes. Im Wesentlichen ist das Tausendgüldenkraut ein Bittermittel wie der Gelbe Enzian und wird gelegentlich auch als dessen Ersatz verwendet. Man würde es diesem kleinwüchsigen und reizend rosablühenden Blümchen nicht zutrauen, daß es so außerordentlich bitter schmecken kann.

Diese eher unbekannte und mehr im Verborgenen wachsende Pflanze gehört auch zu den Raritäten unserer Flora und steht unter Naturschutz. Auf Kalkrücken des Harzes und auf Trocken- und Halbtrockenrasen kann man das von Juli bis Oktober rosarot bis leicht violett schimmernd blühende Enziangewächs [GENTIANACEAE] noch in verstreuten Beständen finden. Die ein- oder zweijährige Pflanze wird bis zu 50 cm hoch, wirkt mit ihren kleinen Blütchen nicht sehr auffällig und kann doch selbst als Einzelpflanze kaum übersehen werden, weil es während der Blütezeit keine ähnlich aussehenden Konkurrenten gibt. Von der Grundrosette sieht man meist nichts, sie ist entweder abgewelkt oder von Nachbarpflanzen überdeckt. Aus ihr wächst ein vier- bis sechskantiger, hohler, aufrechter und oberwärts ästig verzweigter Stengel. Die Blätter sind länglich eiförmig bis zugespitzt, werden von fünf Nerven durchzogen und sitzen zu zweit kreuzweise gegenständig am Stengel. Die fünfzähligen Blüten bilden eine Trugdolde. Eine Besonderheit, durch die sich das Echte Tausendgüldenkraut von anderen Enziangewächsen unterscheidet, sind die Staubgefäße, die sich nach dem Verblühen spiralig einrollen.
Die Gattung Tausendgüldenkraut kommt in etwa 30 Arten vor, davon blühen einige auch gelb oder weiß. Das Echte Tausendgüldenkraut ist darunter das bekannteste. Da die Pflanze unter Naturschutz steht, darf sie nicht gesammelt werden. Ein Anbau im eigenen Garten würde auch nicht gelingen. Darum muß die Droge für die Pharma-Industrie aus Marokko, Jugoslawien und Bulgarien importiert werden.
Der Wunsch von Heinrich Waggerl, den er in Versen zusammenfaßt, ist und bleibt wohl ein frommer:

Überdrüssig meiner Schulden, will ich ein paar Tausend Gulden
Kräuter in den Garten pflanzen. Jahr um Jahr will ich den ganzen
Guldenschatz zusammen legen, Kunst und Wissenschaften pflegen,
und zum Kummer meiner Erben einst als Kräuterkrösus sterben.

Dieses Kräutlein ist und bleibt ein Guldenschatz, den es zu bewahren und zu schützen gilt.

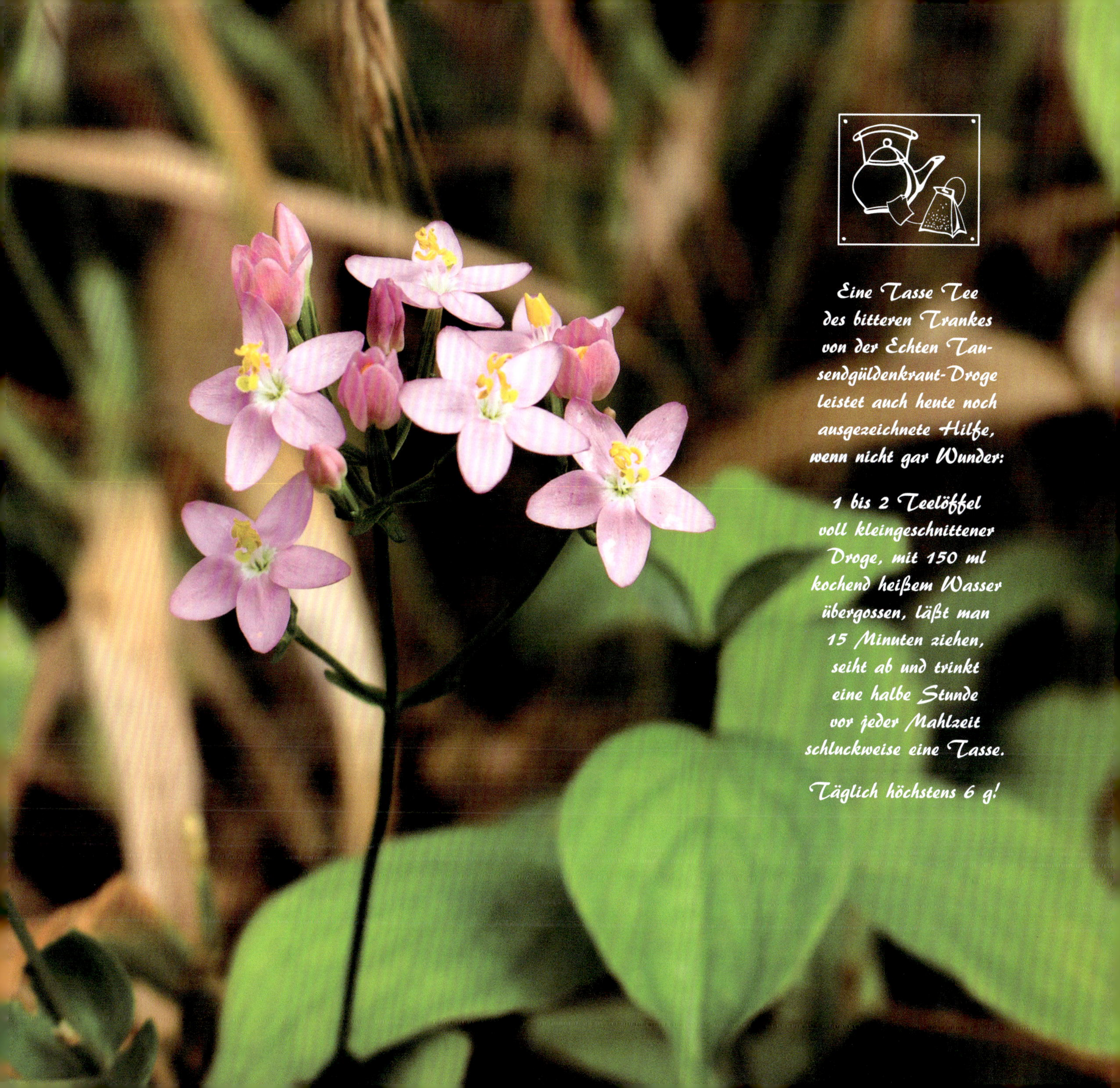

Eine Tasse Tee
des bitteren Trankes
von der Echten Tausendgüldenkraut-Droge
leistet auch heute noch
ausgezeichnete Hilfe,
wenn nicht gar Wunder:

1 bis 2 Teelöffel
voll kleingeschnittener
Droge, mit 150 ml
kochend heißem Wasser
übergossen, läßt man
15 Minuten ziehen,
seiht ab und trinkt
eine halbe Stunde
vor jeder Mahlzeit
schluckweise eine Tasse.

Täglich höchstens 6 g!

Wegwarte

CICHORIUM INTHIBUS

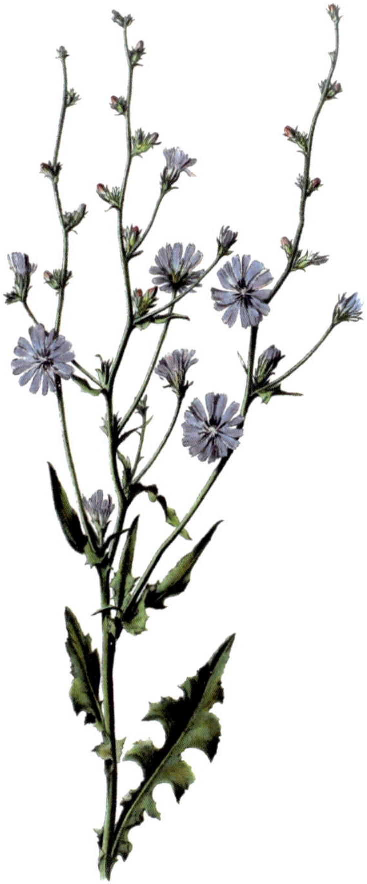

»Es steht eine Blume
Wo der Wind weht den Staub.
Blau ist ihre Blüte,
aber grau ist ihr Laub.« Hermann Löns

Die Wegwarte ist ein unverwüstlicher Wegelagerer und wird so leicht übersehen, obwohl sie eine so schöne blaue Blüte hat. Und dieses zarte Blau steht im krassen Gegensatz zur Zähigkeit der Pflanze, die sich mit kräftiger Wurzel in die stärksten Lehmböden eingräbt, sich platt fahren läßt und doch immer wieder blüht.

Der lateinische Name CICHORIUM setzt sich aus dem griechischen kio = gehe und chorion = Feld zusammen. Sie besiedelt Ruderalstellen und Äcker; Weg- und Straßenränder in Trittpflanzengesellschaften, verträgt Trockenheit und begegnet uns weniger im Bergland des Harzes, aber in den Ebenen und dem Hügelland der Vorharzgebiete.

Aus einer Rosette grobgezähnter Blätter, die an Löwenzahn erinnern, wächst ein hoher, ziemlich harter und kahler, steif aufrecht stehender und sparrig verästelter Stengel mit kleinen rauhhaarigen Blättchen, spärlich an diesem verteilt. Er kann bis zu eineinhalb Meter hoch werden und enthält einen Milchsaft, der auch in der spindelförmigen Wurzel vorkommt und der bitter schmeckt.

An kurzen Nebenzweigen stehen von Juli bis September leuchtende Blüten in einem unverwechselbaren Blau. Sie öffnen sich nur bei Sonnenschein, meist nur vom frühen Morgen bis gegen Mittag, und geben dieser Wilden Zichorie ihre vielen Namen wie Sonnenkraut, Blaue Sonnenwende, Sonnenwirbel, Wegeleuchte und schließlich Wegwarte.

Um die blaue Blume in der Romantik rankt sich ein Mythos, der bis heute nachhallt. Die Sehnsucht nach ihr brachte die Wandervögel auf den Weg und die Blume in die Literatur. Botanisch ist sie verschiedenen Pflanzen zuzuordnen, letztlich ist und blieb es als Auserwählte die Wegwarte.

Unter dem deutschen Begriff Zichorie wird eine Reihe wildwachsender und züchterisch bearbeiteter Pflanzen, also Kulturpflanzen, zusammengefaßt. Die Gemeine Wegwarte wird in zwei Kulturvarietäten angebaut: die Wurzelzichorie und die Chicoree.

Bereits in einem Papyrustext aus dem vierten Jahrtausend v. Chr. findet die Wegwarte Erwähnung, vorwiegend wegen des bitteren Geschmacks als Antidot, ein Gegenmittel bei Vergiftungen, genannt.

Seit dem Altertum blieb sie eine beliebte Heilpflanze. Sie ist magenwirksam, appetitanregend, galletreibend und hat vor allem bei Leberleiden eine günstige Wirkung. Verantwortlich dafür sind neben den Bitterstoffen vor al-

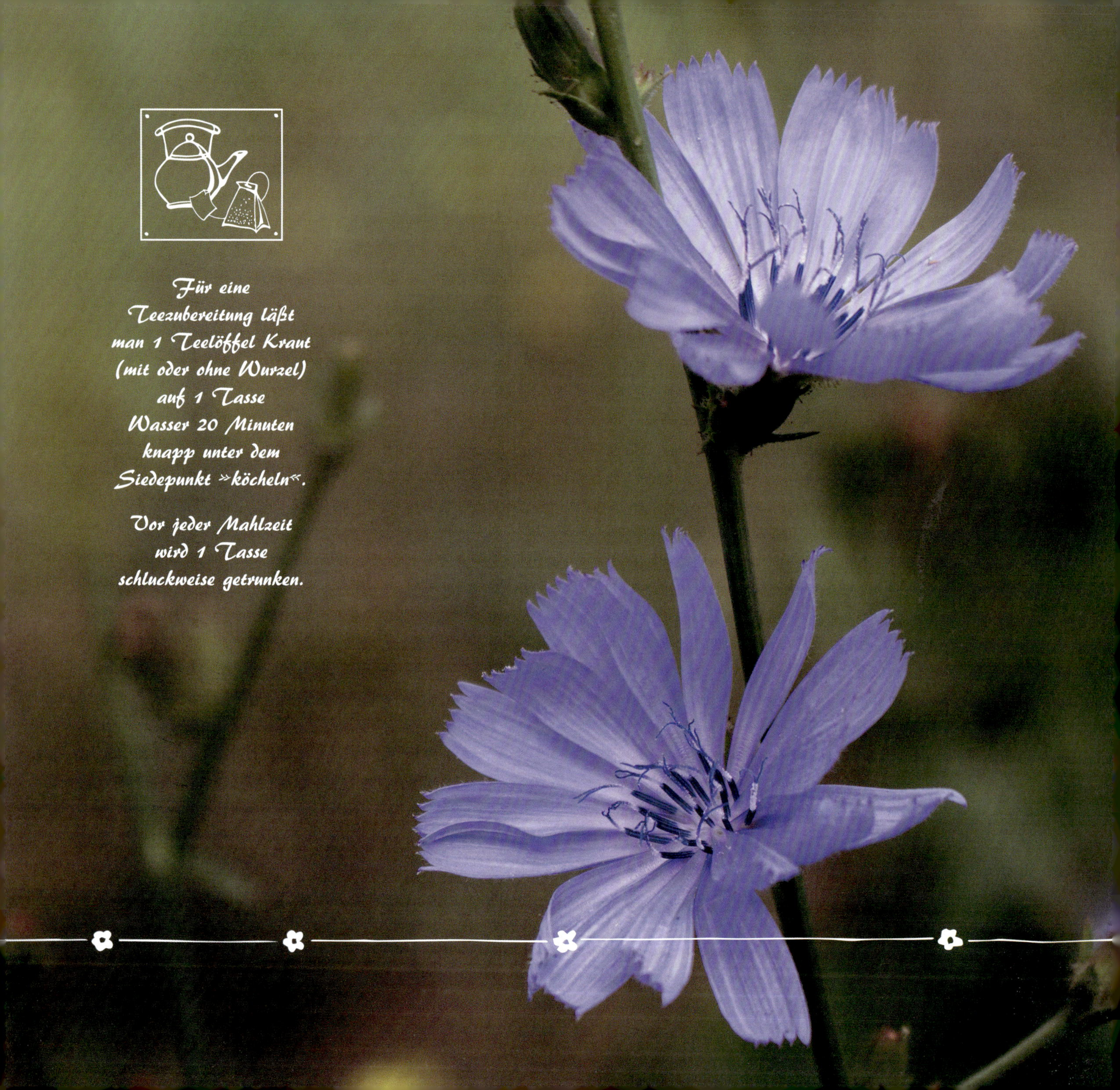

Für eine Teezubereitung läßt man 1 Teelöffel Kraut (mit oder ohne Wurzel) auf 1 Tasse Wasser 20 Minuten knapp unter dem Siedepunkt »köcheln«.

Vor jeder Mahlzeit wird 1 Tasse schluckweise getrunken.

lem das Inulin als Reservekohlenhydrat, Aesculin und Umbelliferon. Wegen des hohen Inulingehaltes wurde die Wegwarte auch angebaut, um aus den gerösteten Wurzeln Kaffeezusatz oder Kaffeeersatz herzustellen. Friedrich der Große hat die Verwendung der Pflanze für den »Muckefuck« sehr gefördert. Darum wird er auch »Preußischer Kaffee« genannt. Für Anbau und Verarbeitung erhielt der Braunschweiger Gastwirt Christian Gottlieb Förster 1770 preußische Privilegien. Auch Pfarrer Kneipp empfahl seinen Patienten diesen Kaffee als magen- und leber/gallewirksames Getränk.

Mit ihrer ehemaligen Nutzung als Kaffee-Getränk spielt die Wurzelzichorie heute keine große wirtschaftliche Rolle mehr. Der Caro-Kaffee enthält sie nur anteilmäßig.
In der Volksheilkunde wird die ganze Pflanze verwendet; zur Stimulierung der Sekretion aller Verdauungssäfte mit abführender Wirkung, zur Heilung von Milz, Leber und Galle und zur allgemeinen Reinigung der Haut.
Auch sedative Wirkungen sollen über Studien bestätigt sein.
Rheumatische Beschwerden erfordern regelmäßige Teekuren.
Gerhard Madaus schreibt 1938: »*Wegen seiner umfassenden Wirksamkeit und Zuverlässigkeit wird Cichorium... zu den wichtigsten Pflanzenheilmitteln gezählt.*«

Die Bachblüte Chicory ist ein Zeichen für Hingabe und Mutterliebe.
Die Chicoree, uns als Gemüse wohl bekannt, ist eine Varietät der Art Gemeine Wegwarte. Sie bildet eine 15 cm lange und drei bis fünf Zentimeter dicke Rübe und eine dem Boden aufliegende Blattrosette. Die gebleichten Blätter sind vermutlich zufällig entdeckt worden. Als die Wurzeln im Herbst in Sand eingemietet waren, trieben dann die weißen Blätter heraus. Durch das bewußte Bleichen heute soll der Bitterstoffgehalt reduziert werden.
Die Chicoree bietet in Salaten eine große Vielfalt für Augen und Gaumen – eine wertvolle Unterstützung in der bewußten Gesunderhaltung. Sie ergänzt im Winter und Frühjahr den Speiseplan sinnvoll mit Vitaminen, Mineralien und wertvollen Bitterstoffen.

Weidenröschen, kleinbl.

EPILOBIUM PARVIFLORUM

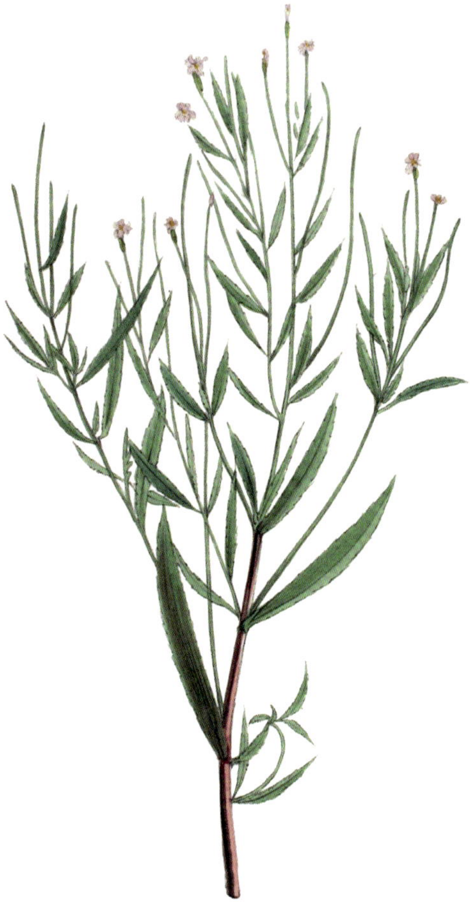

»Im Tannenwald durchsichtig ganz von Sonnenschein
steht Weidenröschen hier am Rain.
Rubinen, die aus dunklem Grün
der Tannen doppelt feurig glühn.
Kleinod der leuchtenden Natur,
Juwelen holder Abendflur.« Karl Mayer

Weidenröschen sind kleine Schönheitskönige nicht nur im Tannenwald, sondern auch in den naturbelassenen Wiesen, die leider kaum beachtet, vielmehr als sogenanntes Unkraut, also als unwürdiges wildes Gewächs verurteilt werden. Wachsen sie doch nicht nur auf Wiesen, Weiden und in Gärten, sondern auch an Bahndämmen und auf Schuttplätzen. Sie erscheinen mit verästeltem Habitus kerzenartig und können Körpergröße erreichen. Weidenröschen überwintern mit bodenständiger Rosette. Sie gehören zur Familie der Nachtkerzengewächse [ONAGRACEAE].
Die Pflanzengattung Weidenröschen ist sehr artenreich; weltweit sind es fast 190 Arten, davon etwa 20 in Mitteleuropa, die sich nicht immer leicht unterscheiden lassen.

Das Kleinblütige Weidenröschen ist lange als Heilpflanze vergessen worden, bis Maria Treben, eine Kräuterheilkundige, die Pflanze im 20. Jahrhundert wieder populär machte. Es ist eine charakteristische Männerpflanze. Mit 20 bis 60 cm fällt sie nicht auf, auch wenn von Juni bis September die kleinen rosa bis hellvioletten fast unscheinbaren Blüten in Traubenform auf schmalen Schoten stehen, die bei Reife ihre Samen mit federartigem Anhängsel entlassen.

Das blühende Kraut enthält starke Wirkstoffe wie Beta-Sitosterin, Flavonoide, Gerbstoffe, Gallotannin und verschiedene Pflanzensäuren. Wissenschaftliche Versuche bestätigen im Extrakt aus der Pflanze eine antibakterielle und entzündungshemmende Wirkung und daß das Wachstum von dem im menschlichen Darm angesiedelten Bakterium ESCHERICHA COLI, dem häufigsten Verursacher von Infektionskrankheiten, gehemmt wird.
Die Hauptanwendung sind Prostatabeschwerden. Für diese Indikation [Entzündung, Prostatavergrößerung] sind nicht viele Kräuter gewachsen. Auch bei Prostata-Krebs kann sich eine Therapie mit Weidenröschen günstig auswirken.

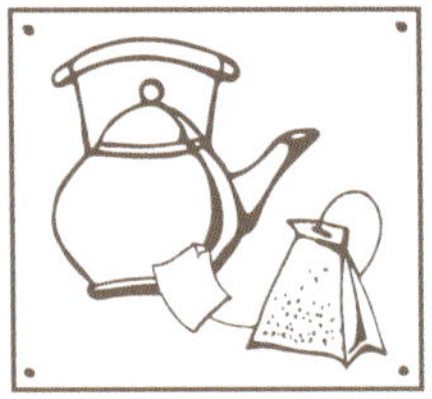

Für einen Tee wird 1 Teelöffel getrocknetes Kraut mit 1/4 Liter kochendem Wasser übergossen; man läßt 15 Minuten ziehen, seiht ab und trinkt morgens und abends 1 Tasse.

Die Wirkung soll sofort eintreten.

Frische Droge läßt man nur 5 Minuten ziehen.

Oft wird verkannt, daß das Kraut außerdem bei Blasen- und Nierenkrankheiten und Entzündungen der ableitenden Harnwege eingesetzt werden kann.
Bei Prostatabeschwerden empfiehlt sich zusätzlich das Knabbern von Kürbiskernen.
Nebenwirkungen sollten nicht unbeachtet gelassen werden. Bei mehrtägiger Anwendung kann der Magen-Darm-Trakt belastet werden.

Neben dem Kleinblütigen finden wir noch das Schmalblättrige Weidenröschen [EPILOBIUM ANGUSTIFOLIUM], auch Waldweidenröschen genannt. Es erreicht eine Höhe bis zu 120 cm und breitet sich durch weit kriechenden Wurzelstock und Selbstaussaat aus. Die schmalen Blätter ähneln denen der Silberweide. Und weil es als erste Pflanze auf Brandplätzen erscheint, heißt es auch Feuerkraut oder St. Antonienkraut. Nach dem Weltkrieg war es die Ruinenblume.
Die Heilwirkung ist der des Kleinblütigen Weidenröschens vergleichbar. Durch den Gerbstoffgehalt kann es auch bei Magen-Darm-Entzündungen eingesetzt werden.
Diese Pflanze ist im Hausgarten eine Zier und Nutzpflanze.
Die Blüten eignen sich für Salate, die Blätter als Gemüse; weil ihre Mittelrippe ziemlich kräftig ist, müssen die Blätter mindesten 15 Minuten weich kochen.

Für einen Tee wird ein gehäufter Teelöffel Kraut auf einen Liter Wasser nur kurz gebrüht! Morgens nüchtern und abends eine halbe Stunde vor dem Essen eine Tasse trinken.

Aus den Haarschöpfen der verblühten Pflanzen haben Zigeuner eine Wolle gesponnen, mit Ziegenwolle gemischt und sie zu Decken und Tüchern verarbeitet.

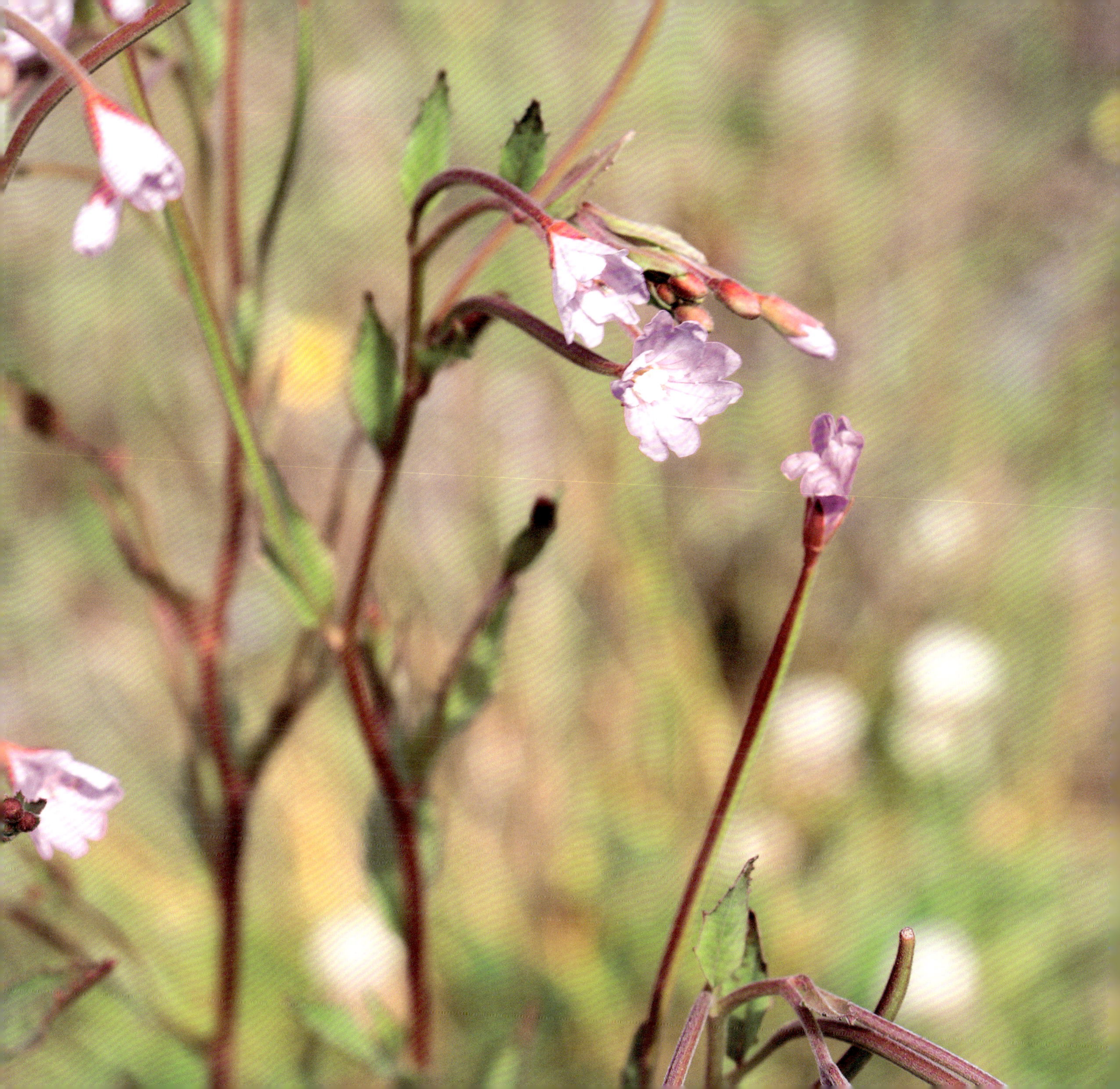

Weißdorn

CRATAEGUS MONOGYNA

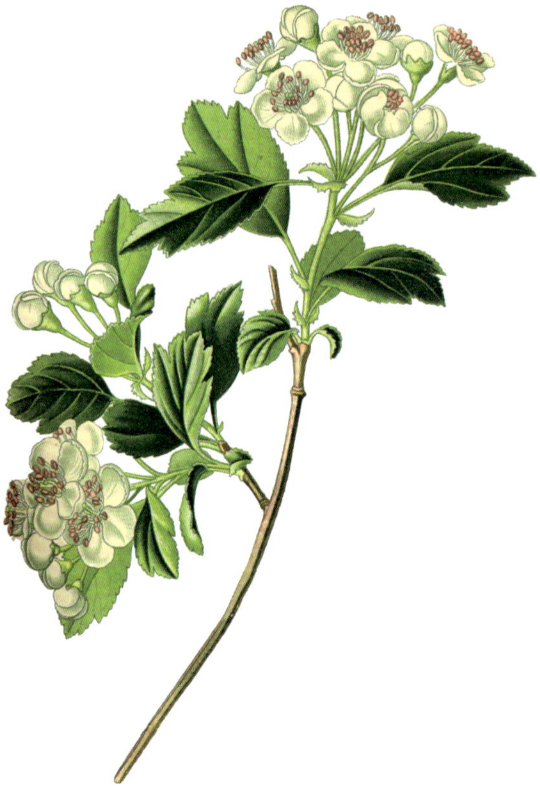

»Mit dem Weißdorn schreibt die Natur an das Herz einen Liebesbrief.«

Der Weißdorn mit seinen zahlreichen Arten, die sich durch Bastardisierung und Kreuzung kaum noch bestimmen lassen, bildet natürliche Hecken, daher heißt er auch Hagedorn. Im Zuge der Flurbereinigungen wurden viele Hecken gerodet und damit ganze Lebensgemeinschaften zerstört. Das Schutzgebiet Harz blieb weitgehend verschont und hat noch reichlich Weißdorn- oder Hagedornhecken als ökologische und medizinische Schatzkammern. Wir finden Weißdorn auch als Gebüsch in lichten Wäldern, denn er liebt einen sonnigen Standort.
Die schneeweißen Blüten bilden große Doldenrispen ab Mai bis Juni. Ihre Schönheit blendet, aber ihr Duft ist unangenehm wie Mäuseurin, ein Lockmittel für Insekten zur Bestäubung!

»Die dornigen Zweige blühten im Mai,
als die Amseln ihr Frühlingslied sangen.
Da waren sie dicht wie von Zauberei
mit schneeweißen Blüten behangen.

Kommt jetzt nicht endlich jemand vorbei,
scheint der Elf sich zu denken.
Im Herbst ist der Weißdorn wie immer so frei
und will seine Beeren verschenken.« Cicely Mary Barker

Im August und September leuchten dann die roten oder orangefarbenen Früchte, die keine Beeren sind sondern kleine Apfelfrüchte, und warten auf Kundschaft. Sie schmecken säuerlich-süß und sind mehlig. Frisch geerntet, lassen sie sich zu Kompott, Saft und Sirupen mit anderen Früchten verarbeiten, da sie gut gelieren. Oft bleiben sie den ganzen Winter über an den Zweigen und nähren Vögel.
Als Hagedorn war der Weißdorn im Mittelalter bekannt, spielte aber in der mittelalterlichen Klostermedizin keine Rolle.
Die heilende Wirkung auf das Herz ist erst Ende des 19. Jahrhunderts entdeckt worden. Seine milde Wirkung zur Stärkung des Herzens macht ihn zur Liebesbotschaft an uns Menschen. Er wirkt meßbar ohne Nebenwirkungen! Weißdorn ist das Mittel der Wahl für das schwache Altersherz, um es sanft zu behandeln. Die heilende Wirkung

Für einen Tee 1 bis 2 Teelöffel Blüten oder Blätter mit 250 ml kochendem Wasser übergießen, 20 Minuten ziehen lassen, abseihen und über den Tag verteilt 2-3 Tassen trinken, unter Umständen mit Honig süßen.

Nur eine Kur von mindestens 6 Wochen kann Erfolg bringen. Unbedenklich wäre sogar eine Dauertherapie.

der Blätter und Blüten ist anhand zahlreicher Studien belegt worden. Für die Wirkung sind glykosidische Flavone und Flavonole, oligomere Polyamide und Gerbstoffe verantwortlich.

Zubereitungen steigern die Kontraktion des Herzens, erweitern die Herzkranzgefäße, verbessern die Sauerstoffversorgung des Herzmuskels und sind vergleichbar mit Digitalis und ACE-Hemmern, aber der Wirkmechanismus ist ein anderer. Unerwartete Nebenwirkungen entfallen, Weißdornpräparate oder auch Teeaufgüsse sind besser verträglich; sie besitzen eine wesentlich breitere Wirkung auf Stoffwechselprozesse, die Lebensqualität verbessert sich, wenn die Dosierung konventioneller Präparate reduziert werden kann.

In der praktischen Anwendung sollte Weißdorn in der Therapie von Herzinsuffiziens nicht fehlen. Herzinfarktgefahr wird vermindert und freie Radikale werden abgefangen, die Herz-Kreislauf-Funktion wird gestärkt, Blutdruckschwankungen werden ausgeglichen.

In der Erfahrungsheilkunde liegen Erfolge bei nervöser Anspannung, Ängsten, leichten Herzrhythmusstörungen, klimakterischen Beschwerden bis hin zur Schlaflosigkeit vor. Die Wirkung ist ausgleichend und harmonisierend.
Die häufigste Art, die Droge Weißdorn anzuwenden, sind die Fertigpräparate, weil die Wirkstoffe standardisiert sind, während sie in der Teedroge schwanken können. Teezubereitungen haben aber trotzdem ihre Berechtigung, die Wirkung ist nur schwächer.

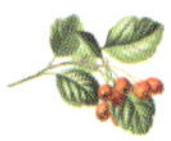

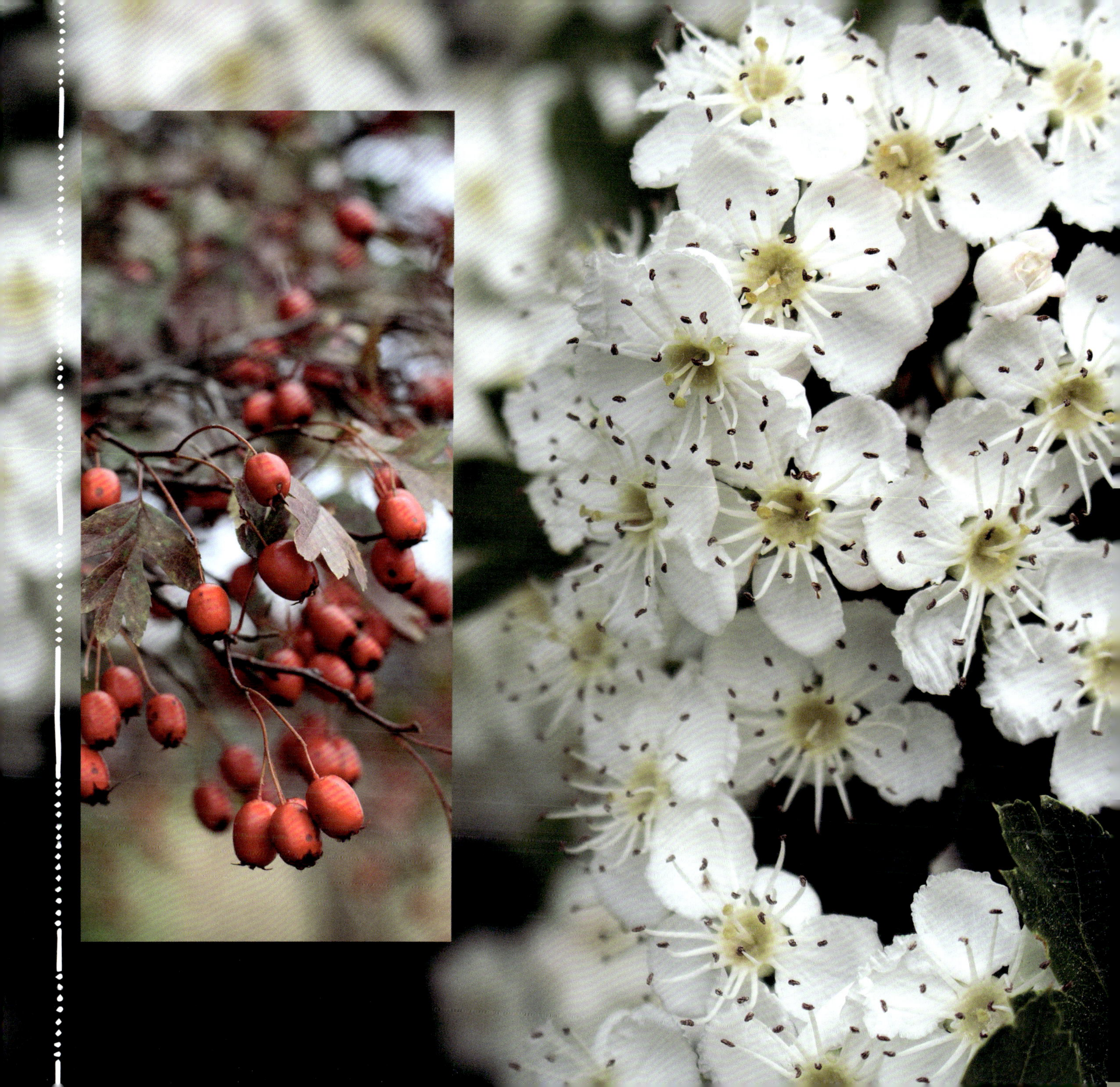

Harzer Kräuterapotheke

PFLANZEN UND HAUSMITTEL HELFEN HEILEN

Unpäßlichkeiten und leichte Erkrankungen mit geringen Beschwerden können häufig durch richtiges Anwenden natürlicher Mittel positiv und oft auch entscheidend beeinflußt werden. Einen Ersatz für eine notwendige ärztliche Behandlung stellen sie nicht dar, können aber ärztliche Anweisungen sinnvoll ergänzen.
Schwere akute und chronische Krankheiten gehören aber stets in die Hand eines Arztes.
Bei den empfohlenen Kräutern wird ausschließlich auf die in diesem Buch ausführlich beschriebenen Pflanzen Bezug genommen.
Am geläufigsten ist die innerliche Anwendung als Tee zum Trinken, äußerlich zum Spülen und Gurgeln oder als Kräuterumschlag. In der Regel wird die Droge mit kochend heißem Wasser übergossen, in einigen Fällen sogar gekocht. Kaltansatz soll die Inhaltsstoffe schonen, zum Trinken wird der Auszug dann angewärmt. Die einfachste Anwendung von Kräutern ist die direkte, also wenn die frische Pflanze oder der entsprechende Pflanzenteil gekaut oder äußerlich unmittelbar auf die Haut aufgelegt werden. Bei einer Wasserdampfinhalation gelangen die Inhaltsstoffe durch die Atmung direkt in den Körper. Entscheidend ist die Atemtechnik: langsam und tief einatmen, kurz anhalten, dann erst ausatmen. Fertigpräparate und geeignete fertige Teemischungen können in der Apotheke besorgt werden.
Wichtig ist die Regelmäßigkeit und Dauer der Anwendung, die zwei bis drei Wochen lang durchgeführt werden sollte. Mit einer Tasse Tee ist es nicht getan!
Zusätzlich wird auf einfache Hausmittel verwiesen, die sich seit alter Zeit bewährt haben und die sich für eine Selbstbehandlung eignen. Heiße oder kalte Wickel, Umschläge oder Kompressen zum Beispiel mit Luvos-Heilerde-Sortiment zur innerlichen, äußerlichen und kosmetischen Anwendung aktivieren die körpereigenen Kräfte und wirken auch krampflösend. Oft genügt sogar ein einfaches nasses Leinentuch.

Akne	*Innerlich* Brennessel *Äußerlich* Luvos Heilerde
Angina	siehe Mandelentzündung
Appetitmangel	*Innerlich* Enzian, Engelwurz, Tausendgüldenkraut, Wegwarte, Löwenzahn, Schafgarbe, Bärlauch
Arteriosklerose	*Innerlich* Bärlauch
Arthrose	*Innerlich* Brennessel *Äußerlich* Arnika [Umschlag]
Ausfluß	*Innerlich* Frauenmantel *Äußerlich* Kamille, Frauenmantel [Sitzbad]
Bettnässen	*Innerlich* Johanniskraut und Schafgarbe zu gleichen Teilen *Äußerlich* Johannisblütenöl [Bauchdecke einreiben]
Blasen-/Nierenerkrankungen	*Innerlich* Brennessel, Labkraut, Goldrute, Bärentraubenblätter, Mädesüß, Engelwurz, Königskerze, Eibisch
Blutungen	*Äußerlich* Arnikatinktur; Sanikel, Schafgarbe und Spitzwegerich direkt auf die Wunde [Wiesenpflaster]
Bronchialerkrankungen	*Innerlich* Spitzwegerich, Engelwurz, Eibisch, Königskerze, Quendel *Äußerlich* Quendel [Bad] *Inhalation* Quendel, Kamille *Hausmittel* Zwiebelsaft mit Honig, frisch geriebener Meerrettich und Honig [3 × tägl. 1 Teelöffel]
Depression	*Innerlich* Johanniskraut, Baldrian [auch Fertigpräparate] *Äußerlich* Johanniskraut [Bad]
Durchfall	*Innerlich* Tausendgüldenkraut, Wegwarte, Frauenmantel, Mädesüß, Isländisch Moos, Eibisch, Luvos-Heilerde *Hausmittel* Schwarzer Tee
Erkältung	*Innerlich* Hagebutte, Kamille, Quendel *Inhalation* Kamille, Quendel *Hausmittel* Schwitzkur [temperaturansteigendes Bad], Fußbad mit Meersalz
Fieberhafte Erkältung	*Innerlich* Mädesüß, Tausendgüldenkraut *Hausmittel* Schwitzkur [siehe Erkältung], Wadenwickel [kalt]

Galle-/Lebererkrankungen	*Innerlich* Engelwurz, Löwenzahn, Schöllkraut [Fertigpräparate], Brennessel, Wegwarte *Äußerlich* Schafgarbe [Leberwickel] *Hausmittel* Frischer Rettichsaft
Gelenkbeschwerden	*Äußerlich* Arnikatinktur [Umschlag, Auflage], Luvos-Heilerde [Packung, Wickel; auch als Bad]
Gicht	*Innerlich* Brennessel, Mädesüß, Beifuß *Äußerlich* Luvos-Heilerde [Umschlag, Auflage]
Haarausfall/-pflege	*Äußerlich* Brennessel [auch als Tinktur, Fertigpräparate], Gänseblümchen, Luvos-Heilerde
Hals-/Rachentzündungen	*Innerlich* Eibisch, Quendel *Äußerlich* Kamille, Spitzwegerich, Sanikel, Eibisch [Gurgeln, Spülen]
Hämorrhoiden	*Äußerlich* Schafgarbe, Kamille, Löwenzahn [Sitzbad]
Hauterkrankungen	*Innerlich* Brennessel, Löwenzahn, Goldrute *Äußerlich* Eibisch [Auflage], Kamille, Luvos-Heilerde [trocken oder feucht]
Heiserkeit	*Innerlich* Isländisch Moos, Spitzwegerich, Königskerze *Äußerlich* Eibisch [Gurgeln]
Herz-Kreislaufbeschwerden	*Innerlich* Weißdorn, Baldrian, Brennessel
Husten	*Innerlich* Isländisch Moos, Spitzwegerich, Eibisch, Quendel, Königskerze, Schlüsselblume, Engelwurz [auch Fertigpräparate] *Hausmittel* frischer Rettichsaft, Meerrettich und Honig
Immunsystem	*Innerlich* Bärlauch, Hagebutte, Brennessel, Gänseblümchen
Insektenstiche	*Äußerlich* Spitzwegerich, Sanikel, Beinwell, Gänseblümchen [frisch als Wiesenpflaster], Luvos-Heilerde *Hausmittel* Zwiebelsaft
Kopfschmerz	*Innerlich* Schafgarbe, Baldrian, Beifuß *Hausmittel* kalte Kompressen, Schlaf
Kosmetik	*Äußerlich* Eibisch-Maske, Isländisch Moos [Creme], Luvos-Heilerde [Maske]
Leber-/Gallebeschwerden	siehe Galle/Leber
Magen-/Darmbeschwerden	*Innerlich* Schafgarbe, Bärwurz, Enzian, Eibisch, Isländisch Moos, Mädesüß, Schöllkraut [Fertigpräparat], Kamille, Luvos-Heilerde

Mandelentzündung	*Äußerlich* Spitzwegerich, Eibisch, Kamille [Gurgeln]
	Inhalation Kamille
	Hausmittel Zwiebel und Kartoffeln/Quark [warmer/kalter Halswickel]
Mund-/Rachenentzündung	*Äußerlich* Kamille, Sanikel, Eibisch, Spitzwegerich [Spülen oder/und Gurgeln]
Menstruationsbeschwerden	*Innerlich* Frauenmantel, Schafgarbe, Kamille, Sanikel
	Äußerlich Schafgarbe [Bad]
Migräne	*Innerlich* Schlüsselblume, Frauenmantel
	Hausmittel Viel trinken; starker Kaffee mit Zitrone. Heißer Umschlag im Nacken.
Nasennebenhöhlen	*Innerlich* Schlüsselblume
	Inhalation Kamille, Quendel
	Hausmittel Meersalz [Nasenspülung]
Nervosität	*Innerlich* Johanniskraut, Baldrian
Prellungen, Verstauchungen, Zerrungen	*Äußerlich* Arnika-Tinktur; Beinwell, Sanikel [Auflagen], Luvos-Heilerde
Prostatabeschwerden	*Innerlich* Weidenröschen, Brennessel
	Hausmittel Kürbiskerne kauen
Rheuma	*Innerlich* Brennessel, Goldrute, Tausendgüldenkraut, Löwenzahn, Mädesüß, Schlüsselblume
	Äußerlich Arnika-Tinktur; Angelika, Quendel [Umschlag], Luvos-Heilerde
Schlafstörungen	*Innerlich* Baldrian, Quendel, Schlüsselblume, Johanniskraut
Sonnenbrand	*Äußerlich* Johannisöl, Kamille [Kompresse], Luvos-Heilerde
Stoffwechsel	*Innerlich* Luvos-Heilerde [bindet Cholesterin]
Venen	*Äußerlich* Arnika-Tinktur, Kamille [Umschlag]
	Hausmittel Zerquetschte Weißkohlblätter [Umschlag]
Verbrennung	*Äußerlich* Kamille, Spitzwegerich [Umschlag], Luvos-Heilerde
Verstopfung	*Innerlich* Isländisch Moos
	Hausmittel Bewegung, viel trinken, ballaststoffreiche Kost, Leinsamen
Warzen	*Äußerlich* Schöllkraut
Wechseljahrbeschwerden	*Innerlich* Johanniskraut, Baldrian, Frauenmantel
Wunden	*Äußerlich* Johannisöl; Kamille, Spitzwegerich, Sanikel, Gänseblümchen, Beinwell, Quendel, Arnika-Tinktur, Luvos-Heilerde, Schafgarbe

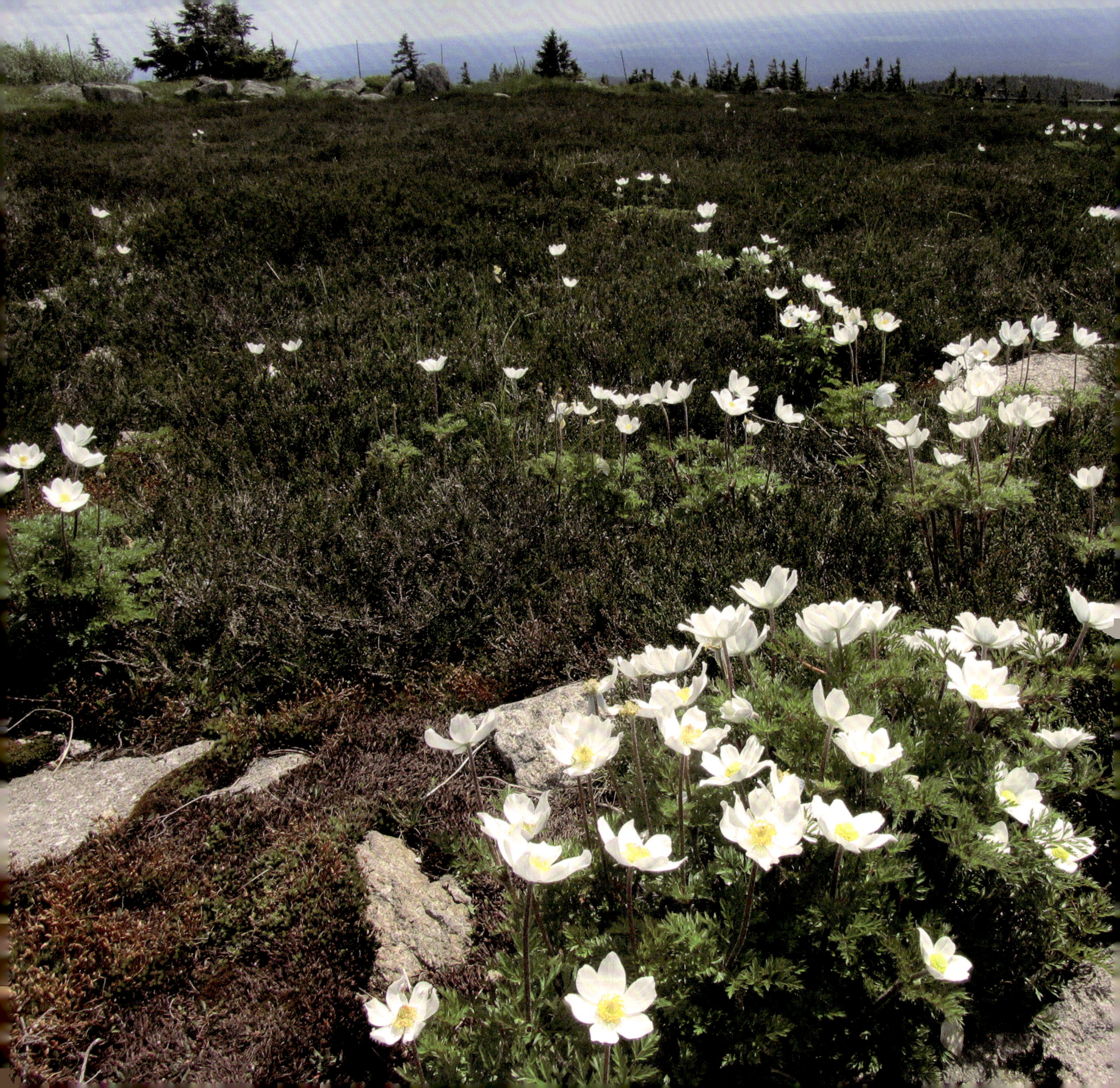

O Täler weit, o Höhen – Mit Flora auf Wanderschaft

»Nur wo Du zu Fuß warst, bist Du auch wirklich gewesen.« *Johann Wolfgang von Goethe*

Im grenzenlosen Harz ist auch die Anzahl der Wandermöglichkeiten nahezu unbegrenzt. Neben den vielen Themenwegen, den sogenannten »Harzer Stiegen«, die auch die Bergwildnis des Nationalparks Harz durchqueren, gibt es unendlich viele kleinere Wanderrouten. Gebietswanderwege und Naturlehrpfade erschließen den Harz und sein Umland. Je abwechslungsreicher die Geländeformen sind, umso mannigfaltiger ist die Pflanzendecke. Zum Kennenlernen der landschaftlichen Vielfalt des Harzes mit seiner artenreichen Flora können nur einige Beispiele empfohlen werden, die sich durch regionale, geologische und klimatische Besonderheiten auszeichnen und stellvertretend für vergleichbare Gebiete mit entsprechender Vegetation stehen.

So gedeiht die Trollblume nur auf den Bergwiesen des Ostharzes, während im Westharz der Wiesenknöterich üppiger vorkommt. In Waldgemeinschaften des Laubwaldes sind der Waldmeister und das Maiglöckchen zu finden. An den lichteren und wärmeren Waldrändern hingegen ist der Rotblaue Steinsame und der Sanikel zu erwarten, an ausgewählten Orten wie am Buchenwaldrand des Hoppelberges große Bestände des Diptam und im sogenannten Zehling bei Ballenstedt der Märzenbecher als größtes zusammenhängendes Vorkommen des Nordharzes. Auf trockenen Hügeln von Halberstadt und Börnecke bei Blankenburg erfreut jährlich das Frühlingsadonisröschen in dichten Beständen. Der Fichtenwald ist blütenarm. Nur an lichten Stellen könnte man dem Roten Fingerhut und dem Waldweidenröschen begegnen.

Die ausgewählten Touren sind Empfehlungen und Anregungen, um vor Ort weitere Möglichkeiten zu erkunden, denn »*wandert er weit, so erfährt er viel und lernt viel erkennen*«, meinte schon Paracelsus.
Naturschutzgebiete befinden sich teilweise ebenso im Nationalpark Harz. Sie zählen auch zu Flora-Fauna-Habitaten – Lebensräume für bestimmte Tier- und Pflanzenarten – und sind Schutzgebiete, deren bedrohte biologische Vielfalt im Rahmen des europaweit vernetzten Schutzgebietssystems Natura 2000 erhalten werden soll.
Erforderlich ist festes Schuhwerk und geeignete Kleidung!

Zum König erhoben im Bergesrevier – ein Brockenkuppenrundgang mit Brockengarten

Jeder Besucher des Harzes hat den Wunsch, wenigstens einmal auf dem Gipfel des Brockens gewesen zu sein – das höchste Wanderziel oberhalb der Waldgrenze. Und seit der Harz wieder grenzenlos ist, entwickelte sich ein nie versiegender Touristenstrom auf den »Berg der Deutschen«. Werden dabei die Lebensräume des Berges noch überleben? Zahlreiches Kommen und Gehen liegen hier sehr dicht beieinander.

»Heller wird es schon im Osten
Durch der Sonne kleines Glimmen,
weit und breit die Bergesgipfel
in dem Meeresnebel schwimmen.« Heinrich Heine, Der Brocken

Der Brocken ist auf dem Wanderwege über den Heinrich-Heine-Weg von Ilsenburg [etwa 10 km und 860 Höhenmeter!] für den gut trainierten Wanderer zu erreichen; von Bad Harzburg führt der Weg über den Hirtenstieg [13 km und 950 Höhenmeter]. Für diesen Aufstieg sind gute Kondition und gute Ausrüstug erfoderlich. Es geht vorbei an der Hermann-Löns-Bank, dem Abenteuerspielplatz, über das Eckertal zur Eckertal-Sperrmauer. Das letzte Ende trifft auf den Heinrich Heine-Weg und ist der steilste Abschnitt.
Von Schierke durch das Eckerloch [ca. 5 km und 500 Höhenmeter] ist der kürzeste, aber auch insgesamt der steilste Aufstieg. Gute Kondition und festes Schuhwerk sind Voraussetzung!
Vom Torfhaus [9 km und 360 Höhenmeter] aus sind die geringsten Höhenunterschiede zu überwinden. Es ist der Goethe-Weg, weil der Dichterfürst auf der ersten seiner drei Harzreisen [1777, 1783 und 1784] den Brocken vom Torfhaus aus erreichte und dazu 3 Stunden benötigte.
Es bleibt noch die Fahrt mit der Brockenbahn ab Wernigerode oder ab Drei Annen Hohne durch den Nationalpark auf den Gipfel – das ist ein anderes Erlebnis.
Der Hexenstieg [ein Gemeinschaftsprojekt vom Harzer Tourismusverband, dem Harzklub und dem Nationalpark Harz von Osterode nach Thale] und der Teufelsstieg [ein weltweit literarischer länderübergreifender Themenweg von Elend nach Bad Harzburg] kreuzen sich auf dem Gipfel.
Der Brocken ist das Herzstück des Nationalparks Harz und besonders schutzbedürftig. Darum ist unbedingt das Wegegebot einzuhalten.
Für den plötzlich eintretenden Wetterwechsel an geeignete Kleidung denken!
Auf der Kuppe des Berges gibt es einen Rundwanderweg, für den man sich Zeit nehmen muß. Hier erlebt jeder

Besucher immer noch den ursprünglichen Eindruck, der Goethe und Heinrich Heine faszinierte – nicht nur den Reiz der herrlichen Aussicht, sondern ebenso den unberechenbaren schnellen Wetterwechsel und, damit verbunden, eigentümliche Stimmungen.
Die Größe und Schönheit der Natur wird durch die wechselnden Naturszenen jeden Besucher lebhaft anziehen, der noch Sinn für das Erhabene besitzt.
Mit Nummernschildern wird man auf dem Rundweg geleitet. Hier gilt absolutes Wegegebot!

Tafel 1 – *Ausblick ins Harzvorland*
Viel Sehenswertes erwartet den »Gipfelstürmer«, der bei guter Sicht an dieser Stelle mit unendlichen Fernblicken in das Harzvorland belohnt wird. Die weitreichende Aussicht ist wohl der höchste Genuß, den Vater Brocken fast von allen Seiten bietet. Eine großartige ausgedehnte Landkarte hat man vor sich.
Bei guter Fernsicht sind insgesamt 89 Städte, 668 Flecken und Dörfer zu sehen!

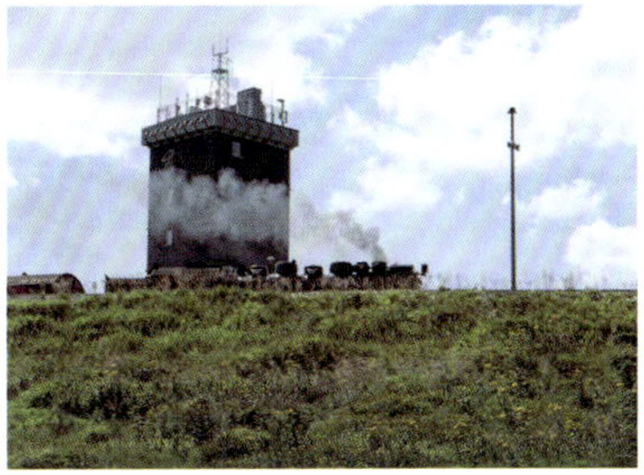

Tafel 2 – *Die Brockenbahn*
Die Brockenbahn, die 1899 erstmalig auf der 16 km langen Strecke den Höhenunterschied von 588 Metern mit Dampflokomotiven überwand, bringt seit 1991 die Besucher wieder auf den Gipfel.

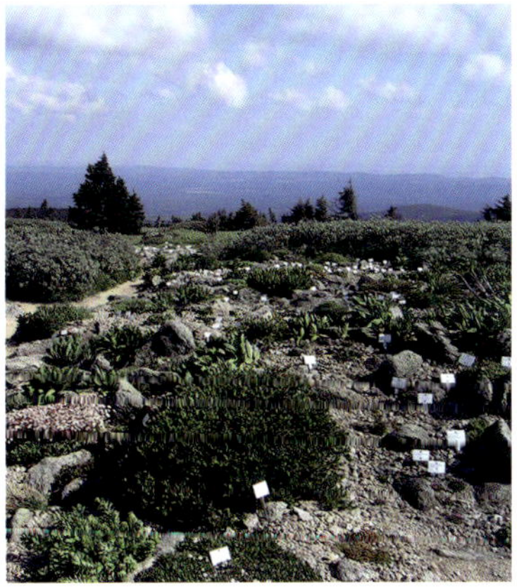

Tafel 3 – *Der Brockengarten*
Der Brockengarten – ein naturbelassenes Versuchsfeld – kann nur mit Führungen besichtigt werden. Ab Mitte Mai von Mo-Fr jeweils 11.30 Uhr und 14 Uhr.
An Wochenenden gehört er zur geführten Rundwegwanderung um 11 Uhr und 13 Uhr. Treffpunkt: Wetterwarte.
Es ist der älteste Hochgebirgspflanzengarten Deutschlands, der 1890 von der Georg-August-Universität Göttingen gegründet und nach 1949 von der Martin-Luther-Universität Halle betreut worden ist. Nach 1990 mußte er durch die Botanischen Gärten beider Universitäten wieder neu aufgebaut werden und ist heute auch Teil des Nationalparks.

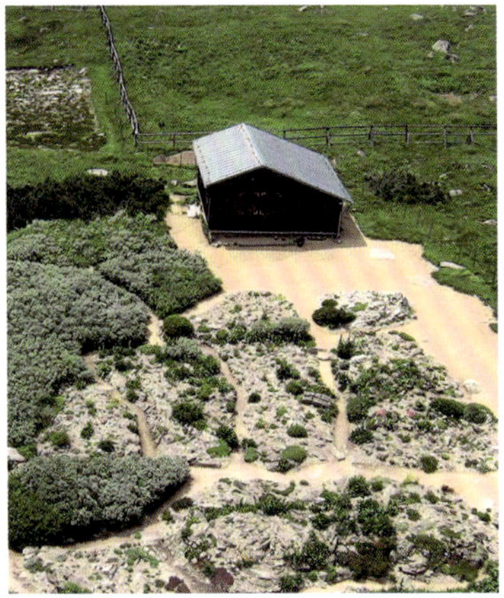

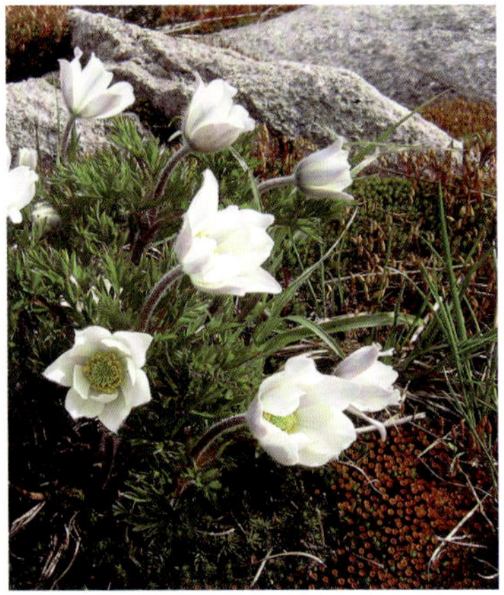

Auf 1000 m² Fläche entstand eine einzigartige Gartenanlage, ein Alpinum mit über 1800 verschiedenen Pflanzenarten aus allen Hochgebirgsregionen der Erde, um sehr seltene und bedrohte Arten zu schützen und zu bewahren. Angepaßt an die rauhen klimatischen Verhältnisse, ist ihr Wuchs zwischen Felsspalten entsprechend niedrig, andere kriechen förmlich über den Boden.

Die Fläche ist in Schau- und Versuchsflächen gegliedert. Die Beete sind nach geographischen Gesichtspunkten bepflanzt, so daß man eine Reise von den Alpen bis nach Südafrika machen kann.

Der Besucher erlebt die Vielfalt der besonderen Pflanzen in einer Mannigfaltigkeit leuchtender Farben und schult sein Auge auch für die Zierde des scheinbar Unscheinbaren. Kostbarkeiten sind neben der Brockenanemone, dem gelben Brocken-Enzian und vielen Enzianarten die Alpenrose, die Darwin-Pantoffelblume und das Schnee-Edelweiß.

Dieser Versuchs- und Schaugarten ist auch ein Lernort für botanisch Interessierte und Studenten. Seine wesentlichsten Aufgaben sind die Renaturierung der Bergkuppe und die Öffentlichkeitsarbeit.

Tafel 4 – *Teufelskanzel und Hexenaltar*

An diesem Platz hat sich Goethe bei seiner ersten Harzreise zur Walpurgisszene in »Faust« inspirieren lassen. Die empfindlichen Landkartenflechten auf den Granitklippen sind in Jahrzehnten gewachsen.

Von hier aus hat man einen guten Ausblick weit über den Wurmberg hinaus.

Tafel 5 – *Zwergstrauchheide*

Die Ausbildung dieser natürlichen Heidegesellschaft ist auf der Bergkuppe nur durch die Waldfreiheit möglich. Hier sind die Charakterpflanzen des Brockens wie die Brockenanemone und das Alpenhabichtskraut zu Hause, beide kommen deutschlandweit nur hier vor; sie sind aber in ihrem Bestand gefährdet. Viele konkurrenzstarke Gräser machen ihnen den Lebensraum streitig. Aber die Flächen der Heidekraut- und Beerkrautheide konnten durch geeignete Pflegemaßnahmen erweitert werden, in der der Bestand der Brockenanemone gesichert ist.

Tafel 6 – *Nationalpark Harz – Sagenumwobene Bergwildnis*
In dieser Zone ist alles geschützt, Lebensräume von Bäumen, Mooren, Tier- und Pflanzenarten; es werden keine Eingriffe vorgenommen. In der Entwicklungszone soll wieder ein naturnaher Mischwald entstehen.

Tafel 7 – *Natürliche Waldgrenze*
Für den Naturschutz ist diese nördlichste natürliche Waldgrenze besonders wertvoll. Es sind vor allem Winde und starke Stürme, die den Waldbewuchs der Kuppe verhindern. Durch die exponierte Lage ist der Gipfel auch der niederschlagsreichste Punkt mit extremen Wetterbedingungen. Die Sommer sind kurz, die Winter dafür lang.

Tafel 8 – *Hirtenstieg – Heinrich Heine-Weg*
Dieser Stieg ist gleichzeitig der alte Kolonnenweg oder Harzer Grenzweg und führt heute entlang des Grünen Bandes. Er ist von Norden her der einzige Wanderweg auf das Brockenplateau. Er wurde seinerzeit von Bad Harzburg aus von Heinrich Heine erwandert und trägt daher heute seinen Namen. Der schönste Aufstieg, zeitlich auch der längste von Norden, ist allerdings der Weg von Ilsenburg aus.

Tafel 9 – *Blockfeld*
Dieser Geotop ist durch Verwitterung entstanden. Die Felder beherbergen viele seltene Flechten, Bärlappe und Moose und dürfen nicht betreten werden! Die Blockfelder sind als »Nationaler Geotop« innerhalb des GEO-Parks »Harz. Braunschweiger Land. Ostfalen« ausgezeichnet.
Der Fernblick richtet sich an dieser Stelle auf Tangermünde und Magdeburg.

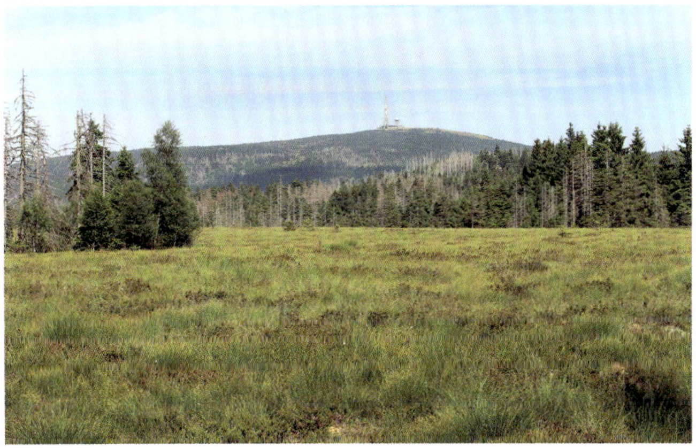

Tafel 10 – *Moore*
Diese empfindlichen Lebensräume sind mosaikartig im Bergfichtenwald verteilt.
Im Sommer fällt das Schmalblättrige Wollgras mit den weißen Fruchtständen auf. In den trockenen Bereichen erkennt man nur durch genaues Hinsehen Moos-, Rausch- und Krähenbeeren und die Rosmarinheide. Zwischen den Moosen versteckt sich der Sonnentau.
Dieser Bereich darf nicht betreten werden!

Tafel 11 – *Die Brockenuhr und das Brockenhaus*

Auf dem höchsten Punkt der Kuppe befindet sich die »Brockenuhr« – ein Ring mit 48 Wegweisern um eine Klippe aus sechs Granitfindlingen. Auf drei Etagen des Brockenhauses findet man verschiedene Ausstellungen mit dem Einblick in die Geschichte, über Mythen und Sagen sowie über Fauna und Flora und andere Lebensräume des Nationalparks.

Das Brocken-Hotel auf dem Dach des Harzes, direkt im Nationalpark gelegen, bietet Komfort-Zimmer im einstigen Fernsehturm, dem ältesten der Welt, und gepflegte Gastronomie.

Ein schneller Imbiß ist im Touristensaal zu haben.

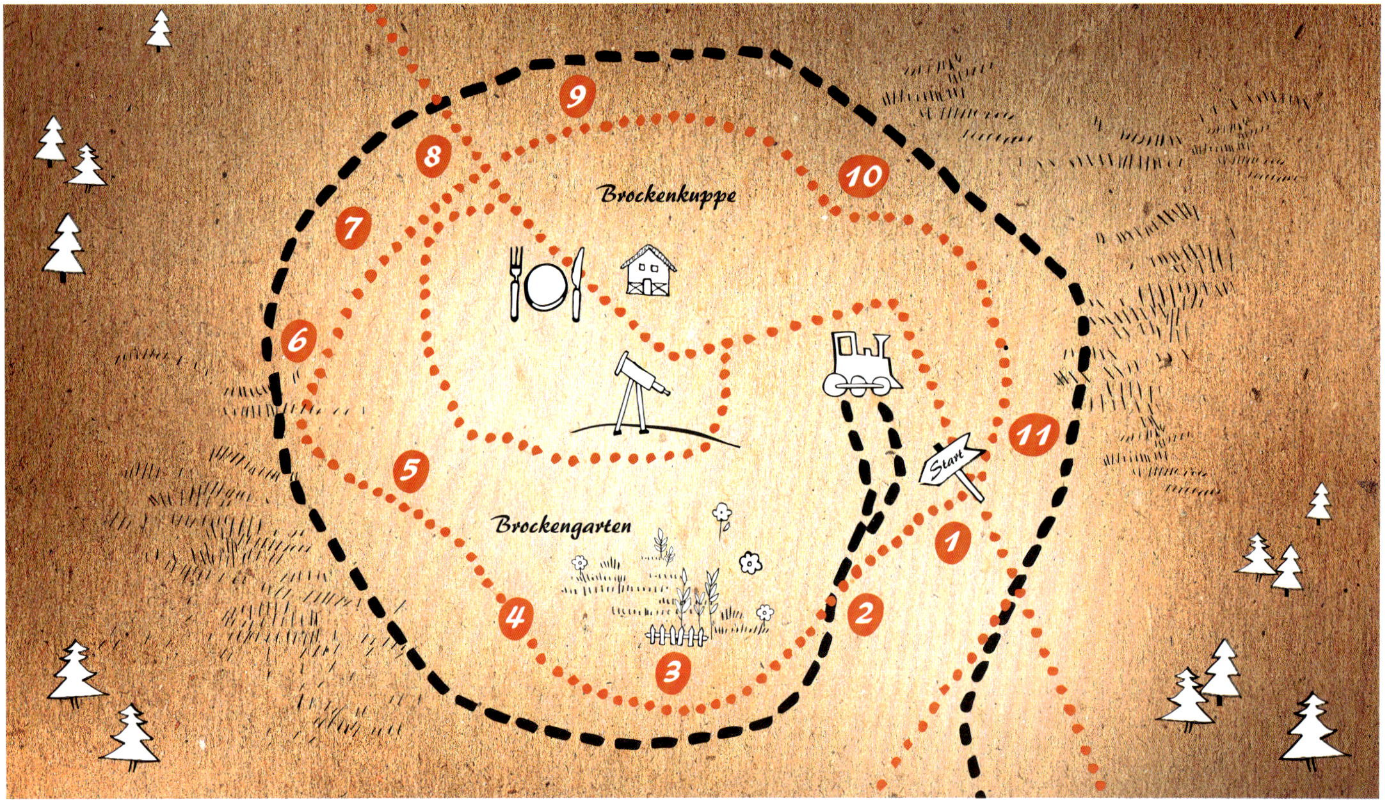

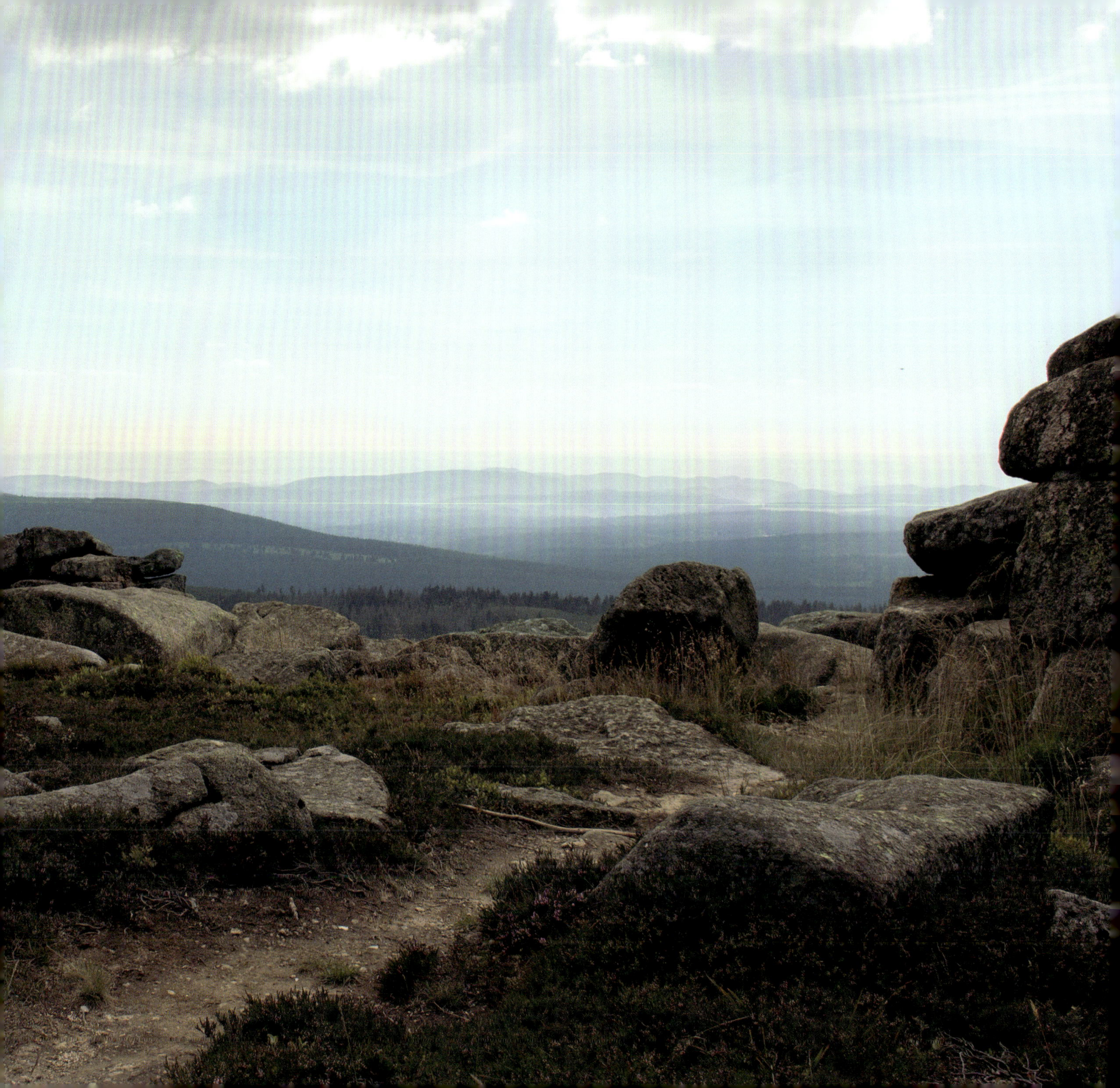

Klimareiz und Kräuterduft in Altenau

Altenau ist eine Perle! Der Ort hat den größten Kräuterpark Europas und gehört zum UNESCO-Weltkulturerbe »Oberharzer Wasserwirtschaft«. Mit über 600 m hoch gelegen, ist Altenau klimatisch mit einer Alpenlage von ca. 1.400 m vergleichbar. Auch in Altenau ist Goethe auf seiner ersten Harzreise am 9. Dezember 1777 gewesen, um über Torfhaus sein eigentliches Ziel, den Brocken, zu erreichen.

In dieser Höhenlage wird der Kurort von Wiesen und ausgedehnten Fichten- und Mischwäldern umgeben. Die Fichtenbestände sind durch regenreiches rauhes Klima und sauren nährstoffarmen Boden gekennzeichnet und damit für viele Pflanzenarten ungeeignet. Durch das immergrüne Nadelkleid ist ein Fichtenwald dunkel. Die Krautschicht wird teilweise von Rippenfarn und Reitgras gebildet.

Die Luft wird durch die Waldbestände gefiltert und gereinigt, Temperaturen werden ausgeglichen; außerdem bieten sie Schutz vor hoher Windgeschwindigkeit.

Im Oberharz sind es nur drei Kurorte, die das Gütesiegel »Heilklimatischer Kurort« besitzen: Hahnenklee bei Goslar, Bad Sachsa und Altenau. Dieses Prädikat setzt bestimmte bioklimatologische und lufthygienische Bedingungen voraus, die zur Vergabe der Qualitätsstufe erforderlich sind. Neben einem Bioklima gelten hohe Anforderungen an die Luftqualität.

Zwölf ausgewiesene und klassifizierte Wege mit unterschiedlichen Anforderungen und Landschaftserlebnissen stehen zur Auswahl. Die Belastungsfaktoren sind minimal, die stimulierenden Reize hingegen überwiegen.

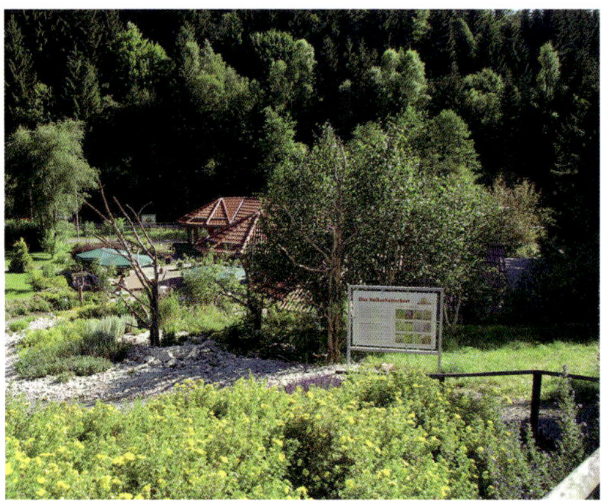

Die Klimatherapie mit dem Heilklima-Wandern gehört heute zu den weltweit als wirksam anerkannten Naturheilverfahren. Die Abwehrkräfte werden gestärkt, Herz-Kreislauf stimuliert und durch die Sonneneinwirkung die Knochendichte erhöht. Gleichzeitig erlebt man die sehenswerte Natur im Harz – für Großstädter ein reines Sauerstoffwunder. In der Kombination von dosiertem Gehen mit leichten Kälte- und Lichtreizen kann man die Langsamkeit trainieren, die Seele baumeln lassen und nach Sebastian Kneipp aktiv Erholung finden. Vor Ort können Sie sich Ihre Route selbst auswählen. Eine der kürzesten Wege ist der Wanderweg Nr. 2 »Brockenblick«.

Start und Ziel	*Kurgast-Zentrum Altenau*
Länge	*6,1 km*
Zeit	*etwa 3 Stunden*
Laufrichtung	*Beginn entgegen dem Uhrzeigersinn*
Gastronomie	*Café im Kräuterpark*

Die Anforderungen an diese Wanderung werden mit »mittel« angegeben. Der Weg ist markiert.
Anfangs geht es auf eher sonnigen Wegabschnitten durch den Ort. Am Hang führt der Weg dann durch den Bereich von gemischtem lichten Baumbestand mit Bänken, die dazu einladen, den reizvollen Blick auf Altenau und Umgebung ruhen zu lassen. Nach der Kehre geht es etwa 1,5 km lang auf einem breiten Schotterweg geradeaus durch Kiefernwald. In seinem Schutz spenden die Bäume die gedämpften Klimareize. Der Wald hat sein eigenes Licht. Das Grün – die Farbe des Lebens, wie es Hildegard von Bingen nannte – tut dem Auge wohl. Aber der Fichtenwald ist düster und gebietet zu schweigen. Hier vergißt man die Hast des Alltags auch am Gleichmaß der Stämme, die den Himmel mit der Erde zu verbinden scheinen. Und in der Stille knistert das Leben.

»Wenn in Wäldern Baum an Baumen, Bruder sich an Bruder nähret,
sei das Wandern, sei das Träumen unverwehrt und ungestöret.« *Johann Wolfgang von Goethe*

Der Wald *»steht schwarz und schweiget…«* so lange, bis die Landschaft sich wieder öffnet und *»aus den Wiesen steiget der weiße Nebel wunderbar«*, Verse von Mathias Claudius fallen einem dabei ein, selbst wenn sich über der offenen Landschaft Sonnenglanz ausbreitet. Es ist ein anderes Grün, ein anderes Licht, das den Gegenreiz setzt.

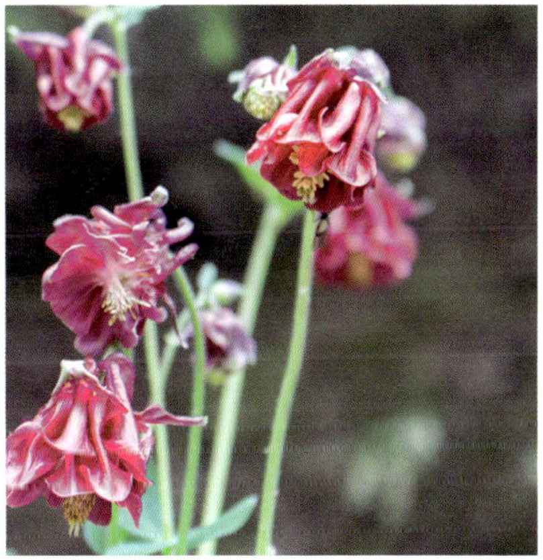

Der Abstieg in Kehren ist wieder kurzweilig und führt durch kleine Wiesengründe. Für Bänke sind Sichtachsen gemäht, alles ist sehr gepflegt.
Am Ausgangspunkt wieder angekommen, ist man ausgeglichen und bereit, den europaweit größten Kräuterpark ganz in der Nähe zu besuchen, um die Vielfalt heimischer und exotischer Kräuter zu erkunden. Auf einer großen Hangfläche, auf der man in der Höhenlage viele dieser Pflanzen nicht vermutet, kann man etliche wiederentdecken, die in Vergessenheit gerieten – ein Refugium für Botaniker, Kräuterliebhaber und Gourmets.
Die Beete und Pflanzen sind gekennzeichnet, und man darf probieren.
Die Geschichte der Gewürze wird in einer Gewürzpagode sehr anschaulich

dargestellt. In der Gewürzgalerie findet man unzählige Tees und Teemischungen, Gewürze und Gewürzmischungen sowie eine große Anzahl verschiedener Zubereitungen im Direktverkauf. Wo hat man die Nase so voll von Düften und Aromen als in diesem kleinen Laden?
Auch Pflanzentöpfe stehen zum Verkauf bereit. Ebenso kann sich der Besucher in einem kleinen Café stärken. Bewegung zu Fuß, Klimareiz, saubere Luft, Duft und Aroma der Kräuter – ganzheitlicher kann dieser Ausflug der Gesundheit nicht dienen.

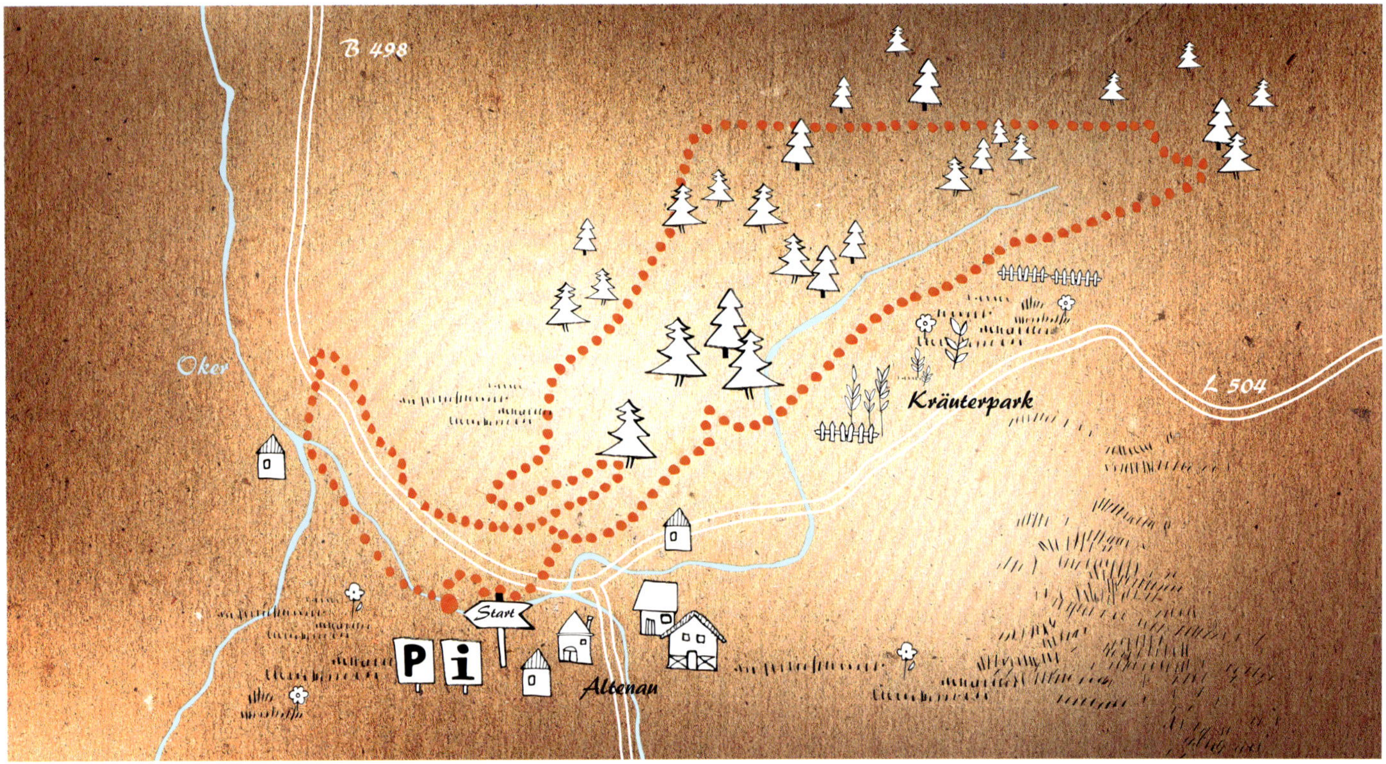

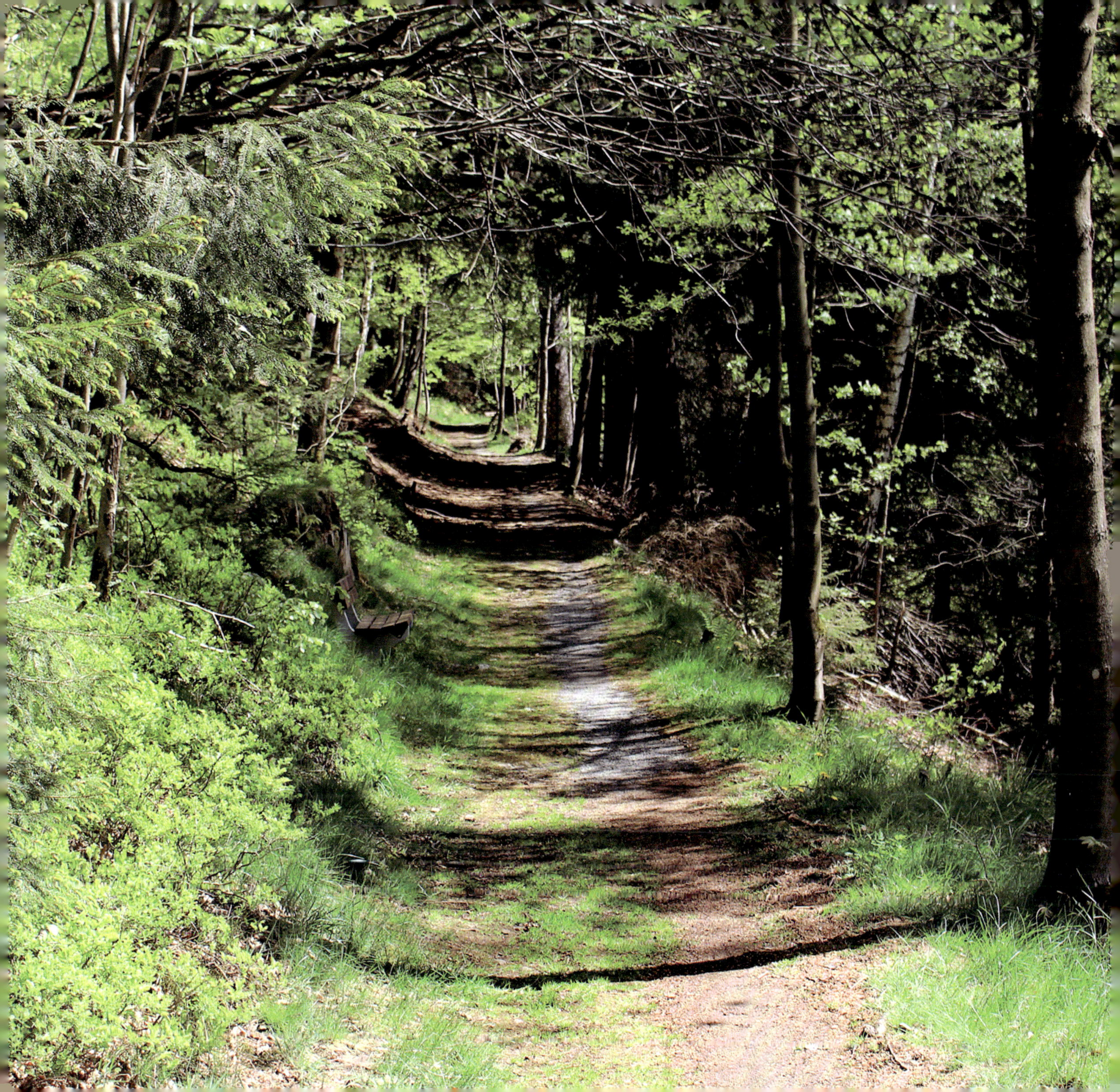

Wo Heilung mit Natur beginnt – Luftkurort Sankt Andreasberg

Sankt Andreasberg, ein Ortsteil von Braunlage, ist mit 600 bis 900 Metern die höchstgelegene Bergstadt mit der steilsten Bergstraße im gesamten Harz. Der Ort befindet sich im Nationalpark Harz und bietet dem Touristen ein vielfältiges Angebot für eine aktive Erholung.
Er ist vor allem im Frühjahr und Sommer wegen seiner artenreichen Bergwiesen berühmt, die wegen der Wiesengesellschaften besonders wertvoll und schützenswert sind. Für die Ausprägung der Artengemeinschaft sind niedrige Temperaturen, die länger liegende Schneedecke, erhöhte Niederschlagsmengen und eine relativ kurze Vegetationszeit verantwortlich. Viele Pflanzen sind auch als nutzbare Kräuter bekannt.
Das Naturschutzgebiet »Bergwiesen St. Andreasberg« ist der größte Bergwiesenkomplex im Harzgebiet Niedersachsens mit einer vielfältigen Geländestruktur. In keinem anderen Mittelgebirge Deutschlands wird die Kulturlandschaft so strukturreich geprägt wie hier. Farbenfrohe Bergwiesen, Sümpfe, Hochstaudengebiete und Moore werden im mosaikartigen Nebeneinander vom Wald umgeben. Die Hanglagen werden wieder landwirtschaftlich genutzt, das wertvolle Erbe bleibt dadurch erhalten. Wegen dieser üppigen Bergwiesen begeht Sankt Andreasberg jedes Jahr das Wiesenblütenfest als Oberharzer Tradition.
Um die höchstgelegenen Bergwiesen in ihrer reizvollen natürlichen Schönheit kennen zu lernen, ist ein Rundweg von der Jordanshöhe aus empfehlenswert. Auf dem sonnenbeschienenen Hochplateau mit dem Bergpanomara im Hintergrund haben die Wiesen eine offene Lage. Hier ist man zum Augenschmaus eingeladen!

Start	*Parkplatz nördlich des Stadtzentrums an der Jordanshöhe*
Strecke	*etwa 5 km*
Dauer	*ca. 2 Stunden*
Gastronomie	*Bergcafé »Roter Bär«*

Der Weg hat leichtes Gefälle, verläuft weitgehend aber auf gleichbleibender Höhe, ist teilweise als Heilklimaweg markiert und Teil des Höhenwanderweges um Sankt Andreasberg.
Diese Wanderung beginnt direkt neben dem Parkplatz und der Bushaltestelle auf dem höchsten Punkt der Jordanshöhe an der Straße Sankt Andreasberg-Sonnenberg. Bereits von hier an bietet sich in faszinierender Lage ein wunderschöner Rundblick auf den Hochharz, den Südharz und dessen Vorland. Von der Bergstadt selbst ist noch nicht viel zu sehen. Erst später öffnen sich viele Ein- und Ausblicke. Der Weg führt horizontal in östlicher

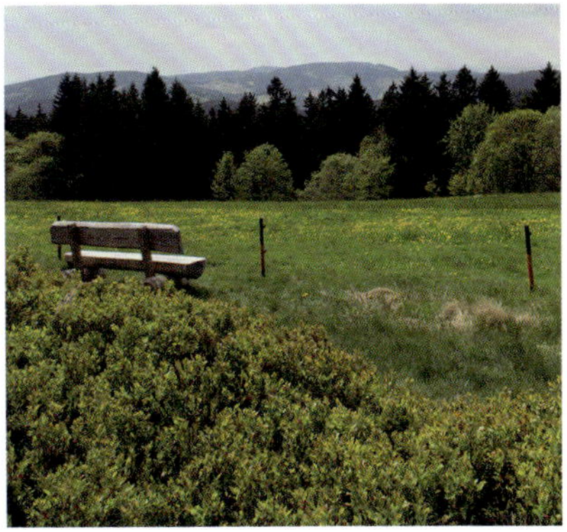

Richtung auf die Wiesenflächen am Nordhang der Jordanshöhe. Hier wird die Wanderung zu beiden Seiten von den höchst gelegenen und artenreichsten Wiesenflächen des gesamten Harzes begleitet. Soweit das Auge schaut, kann es sich satt trinken an dem Blütenüberfluß. Abgelegen und in Waldstücken versteckt, lugen ab und an Holzhäuser neugierig hervor und grüßen herüber. Man kann nicht anders als innehalten und genießen und im stillen Betrachten ganz Eins werden mit der paradiesischen Landschaft; dazu laden am Wegrand Bänke ein.

Viele seltene und davon auch gefährdete Pflanzen sind fast nur noch hier zu finden wie die vom Aussterben bedrohte Feuerlilie, der Schlangenknöterich, das Nordische Labkraut, das Wiesen-Leinblatt und die schwarze Teufelskralle, die im Harz sehr selten ist. Auch Arnika hat hier noch einen Wuchsplatz.

Der Gesamteindruck der farbenprächtigen Bergwiesen zur Hauptblütezeit Mitte Juni ist einfach überwältigend, wenn der Beschauer diesen Schmuck mit Herz und Sinn betrachtet.

Nach ungefähr zwei Kilometer gelangt man zu einem ummauerten Wasserhochbehälter, an dem sich verschiedene Wege anbieten. Biegt man rechts in Richtung Andreasberg ab, öffnen sich neue, reichlich ausgeschmückte Wiesenflächen, die die üppige Bärwurz mit einem weißen Teppich überzieht, dazwischen Wiesenschaumkraut, Kuckuckslichtnelke, Wiesen-Storchschnabel und Löwenzahn mit munterer bunter Farbintensität - eine Fülle, die das Auge nicht fassen kann! Nach wenigen Metern gelangt man an der linken Seite an einen kleinen Holzsteg als Einstieg in ein überwältigendes Orchideenreservoir, begleitet von Wollgras und riesigen Sumpfdotterblumen! Daran sollte kein Wanderer vorbeigehen. Nach einigen hundert Metern endet der Weg an der Braunlager Straße am südöstlichen Ortseingang von Andreasberg. Im Bergcafé »Roter Bär« kann eingekehrt werden.

Nach einer Verweilzeit geht es hinter dem Bergcafé über einen schmalen Wiesenweg wieder bergauf bis an den Waldrand, man kommt an urigen, vorwiegend aber an modernen Ferienhäusern vorbei, bis ein schmaler Weg nach rechts wieder auf einen Wiesenpfad führt, der parallel zur Straße verläuft. Am »Marienstift« überquert der Weg die Straße und man wandert zum Ausgangspunkt zurück.

Lange noch bleibt das wogende Blütenmeer lebendig im Gedächtnis. Diese Wanderung ist eine der eindrucksvollsten Erlebnisse zur Blütezeit, die Ende Mai beginnt und in der Regel bis Anfang Juli anhält. Aber auch zu allen anderen Jahreszeiten hat der Weg seine Reize.

Umfangreicher ist eine Ganztagswanderung auf dem Höhenwanderweg »Rund um Sankt Andreasberg« mit 18 Kilometer, der auch auf der Jordanshöhe beginnt und endet.

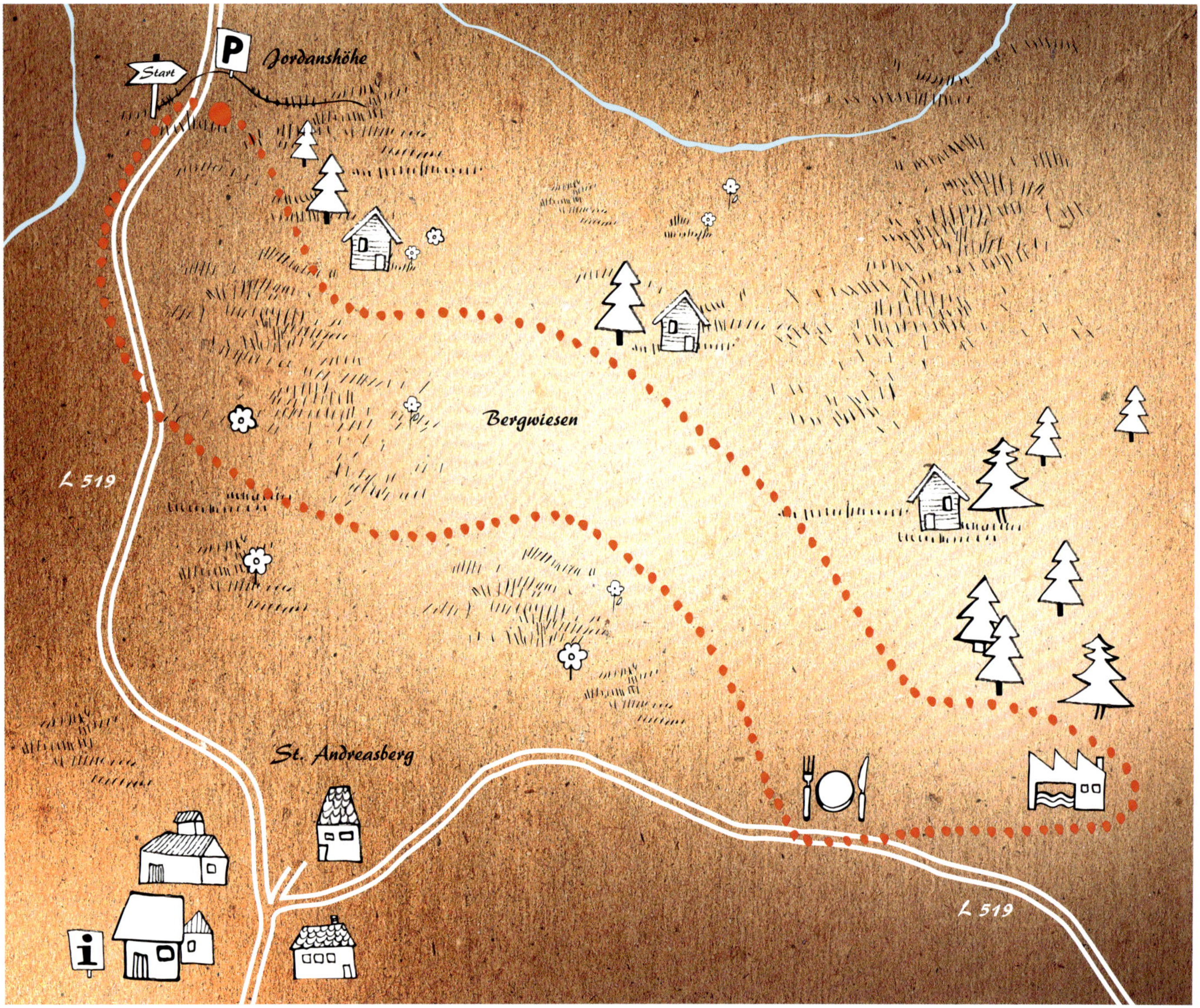
Start
P
Jordanshöhe
Bergwiesen
L 519
St. Andreasberg
L 519
i

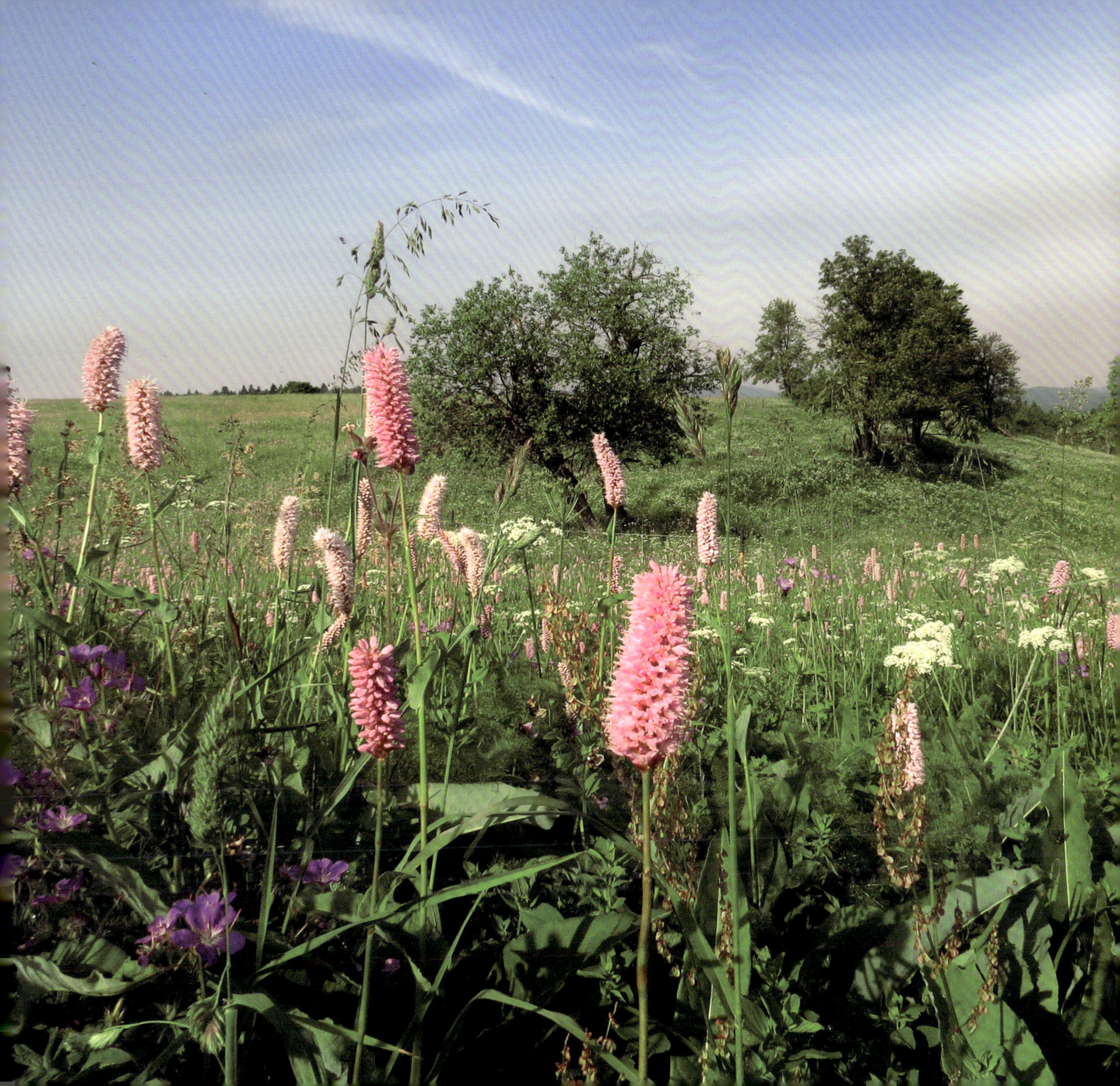

Über Gipskarstklippen ins Himmelreich – Wanderweg um Walkenried

Die Karstlandschaft Südharz ist ein Naturraum, der für Europa einzigartig ist. »Karst« ist die Auflösung der ursprünglich abgelagerten Gips- und Dolomitgesteine, so daß die Entwässerung überwiegend unterirdisch verläuft. In Trockenzeiten versickern die Gewässer in die Höhlen des Untergrundes. Die Auflösung von Gips führt zu einer Veränderung der Karsterscheinungen.

Ein 233,2 Kilometer langer, mit einem »K« auf rotem Querbalken markierter Wanderweg, der im Landkreis Mansfeld [Sachsen-Anhalt] beginnt, über Nordhausen [Thüringen] führt und im Landkreis Osterode [Niedersachsen] endet, bietet eine Landschaft mit einem enormen geologischen Reichtum und biologischer Vielfalt. Ein Teil der wertvollen Gebiete steht unter Naturschutz mit besonderen Schutzbestimmungen – ein Biosphärenreservat. Höhlen, Quellen, verlandete Seen sind heute Fundplätze frühgeschichtlicher Forschung.

Steiles Relief im Gipskarst hat die Besiedelung nicht zugelassen, darum sind viele hier typische Buchenwälder naturbelassen. Unberührter Gipssteinbruch weist eine Fülle von Moosen, Flechten, Gräsern und Farnen auf.

In Walkenried beeindruckt neben der Zisterzienser-Klosteranlage, die zum UNESCO-Weltkulturerbe gehört, vor allem die Teichlandschaft. Der Überlieferung nach sollen die Mönche 365 Teiche, also für jeden Tag einen Teich angelegt haben. Rund 50 Teiche sind noch nachweisbar. Als erfahrene Berg- und Hüttenherren entwickelten sie Systeme der Montanwirtschaft und gelten heute als Väter der Oberharzer Wasserlandschaft.

Ihre Spuren sind sichtbar erhalten geblieben.

Mehr lernst Du in den Wäldern als aus Büchern.
Holz und Stein werden dich lehren, was du
von den Lehrern nicht lernen kannst. (Bernhard von Clairvaux)

Eine Etappe des langen Karstwanderweges ist der Rundwanderweg Walkenried – Itelteich – Himmelreich – Walkenried

Anstieg	*ca. 100 m*
Gesamtstrecke	*ca. 6,5 km*
Wanderdauer	*ca. 3,5 Stunden mit Ruhepausen*
Gastronomie	*Kloster-Café*

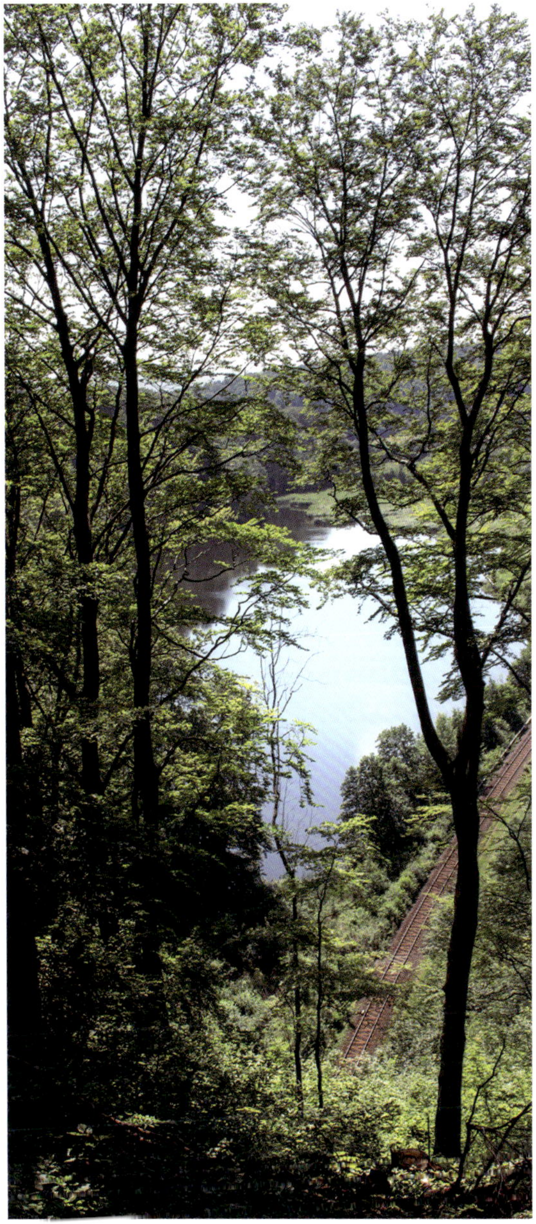

Der Weg ist überwiegend mit dem »K« auf rotem Querbalken und Hinweisschildern markiert, als Rundwanderweg Nr. 2 mit gelbem Dreieck in gelber Umrandung für die Himmelreich-Wanderung.
Der Rundwanderweg kann am Bahnhof Walkenried beginnen. Auf der Ortsstraße geht es zu Hotel und Gasthof »Goldener Löwe« und führt bis zum Torhaus hindurch zu den ehemaligen Anlagen des Klosterbezirkes.
Im Uhrzeigersinn um die Klostergebäude und die höchst beeindruckende Klosterkirchenruine herum führt der Weg am rechten Ufer der Wieda entlang, dann über den Kloster-Museumsparkplatz, an dem auch begonnen werden kann, weiter bis zur Straßenbrücke. Von hier aus geht es auf dem Wanderweg Nr. 2 parallel zur Bahnlinie bis zum Itelteich, der zum Naturschutzgebiet »Itelteich« als Bestandteil eines Flora-Fauna-Habitats gehört. Vor dem bald erreichten Bahnübergang muß allerdings links zum Waldsaum abgebogen werden, um den Anstieg in das Naturschutzgebiet zu erreichen, das neben dem namensgleichen Teich die Itelklippen, das Gipsmassiv »Himmelreich« und eine Reihe von weiteren Teichen umfaßt.

Der Itelteich ist der größte von den genannten 50 Teichen. Gespeist wird er von verschiedenen Karstquellen und der Wieda. Die Klosterbrüder ließen hier ein Stauprojekt entstehen, aus dem ein Fischgewässer wurde.
Mächtige alte Buchen säumen nun den Weg hinauf auf die Anhöhen. Wer aufmerksam schaut, kann am Wegrand die Ährige Teufelskralle, den Waldziest, die Knotige Braunwurz und das Kleine Waldvögelein nicht übersehen. Nach kurzer Wegstrecke wandert man den als Karstwanderweg gekennzeichneten Weg weiter bis zum Himmelreich, einer Anhöhe über dem Itelteich, auf dem sich im Monat Mai ein üppiger Himmelschlüssel-Teppich ausbreitet. Durch diesen Berg ist im 19. Jahrhundert ein 268 Meter langer

Tunnel gelegt worden für die Bahnstrecke Nordhausen-Göttingen, der Walkenrieder Tunnel. Dabei ist der größte Natur-Hohlraum Deutschlands, die Himmelreichhöhle, entdeckt worden, die *»wunderinteressante Riesenhöhle«* [Nordhäuser Zeitung 1869], welche durch den Tunnel aber nicht zugänglich ist.
Das Gipsmassiv Himmelreich ist ein beliebtes Wanderziel, das den Wanderer nach dem Aufstieg mit einem herrlichen Blick auf das südliche Harzvorland und westlich auf Ellrich belohnt, preisgegeben der großen Weite.
Auf der Bank neben einer Stempelstelle »Harzer Wandernadel« schaut man in Ruhe in diese Weite hinein und wird gegebenenfalls belohnt, wenn ein Zug in den Berg hineinfährt. Auf der Ellricher Seite im Naturschutzgebiet »Igelsumpf« gedeiht noch das Gipsfettkraut, das weltweit einzigartig und auch nur noch in wenigen Exemplaren in der Südharzer Gipslandschaft vorkommt. Diese kleine »fleischfressende« Pflanze hat im Igelsumpf bereits ihren Sekundärstandort, weil sie durch den Gipsabbau im Landkreis Nordhausen so stark gefährdet war, daß dort kein Bestand mehr nachweisbar ist. Hierher versetzt, wurzelt es direkt in den Gips-Untergrund ein. Die Blattrosette bildet Klebtropfen, an der Insekten hängen bleiben. Im Mai entfaltet sich eine hellblaue Blüte – ein kleines Wunder der Natur. Eine Einsicht gewährt der Sitzplatz in der Höhe leider nicht.

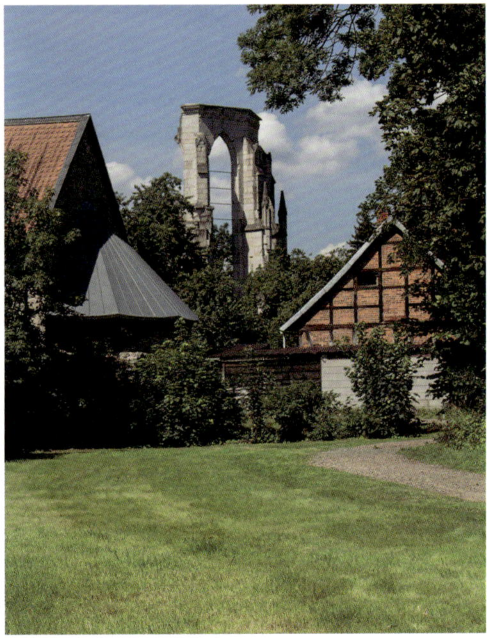

Weiter geht es bis zum sogenannten Hexentanzplatz. Ringsherum begegnet man einer artenreichen Laubwaldvegetation und mehrfarbigen Akelei-Beständen, der Türkenbundlilie, dem Sanikel und dem Wald-Habichtskraut. Nordöstlich vom Hexentanzplatz findet man den Seggen- und Orchideen-Buchenwald. Der Wanderer genießt eine wahrhaftig einzigartige Landschaft. Mit dem von Buchen bestandenen Gipsrücken ist das Himmelreich eines der schönsten Teile des südlichen Vorharzes mit dem Blick auf den Itelteich. Nach wenigen Metern erreicht man eine Schutzhütte. Absterbende Bäume, entblößte knorrige Wurzeln, Totholz, Bäume, die teilweise älter sind als 250 Jahre, charakterisieren den fast wildromantischen Naturschutzcharakter des Himmelreichgebietes. Das Absterben einer Buche kann über einen längeren Zeitraum beobachtet werden. Eindringende Pilze zersetzen den Hohlkörper, der dann Opfer von Sturm werden kann. Wegen der Umsturzgefahr dieser uralten Exemplare auf dem unsicheren stockenden Gips-Untergrund erfolgt das Betreten des Gebietes auf eigene Gefahr.

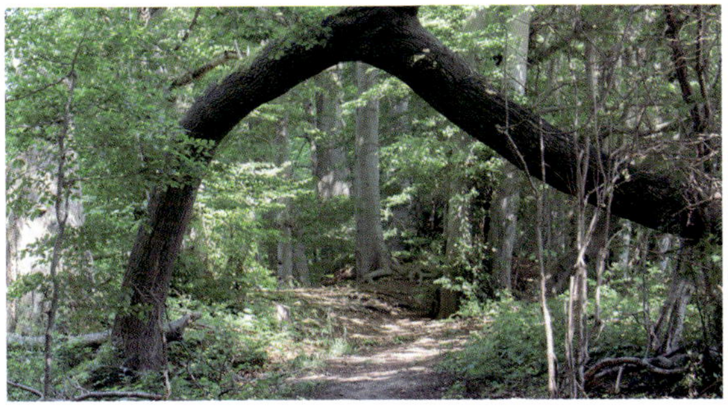

Von hier oben brechen die Itelklippen ca. 50 Meter senkrecht zum Itelteich ab. Im Erlenbruch am Itelteich findet man den vom Aussterben bedrohten Zungen-Hahnenfuß, und an schuttreichen Hängen nicht alltägliche Mondviolengesellschaften, die hier wegen der hohen Luftfeuchtigkeit gedeihen können. Entlang der weiteren Wanderung befindet man sich immer noch auf dem markierten Karstwanderweg »K«.

Hinab an den Itelklippen nach Süden führt der nun offene asphaltierte Weg rechts zum Röseberg, dem das Ortsbild von Walkenried prägenden Berg, der durch Steinbrucharbeiten leider an Substanz verliert. Vorbei an der gewaltigen Abbaustelle quert der Wanderweg die südliche Straßenbrücke über das Flußbett der Wieda mit riesigen Pestwurzpflanzen. Der Bach ist zu Trockenzeiten oft im Untergrund versiegt. Der Weg führt weiter nach rechts auf die Wiedigshofer Straße nach Walkenried, bis nach wenigen Metern links der »K«-Wanderweg vorbei an einem Gehöft wieder in den Wald führt. Ein Wegweiser zeigt dann den Abzweig nach rechts an; auf schmalem Pfad geht es unterhalb des Röseberges weiter vorbei an seinen Gipsklippen und der feuchten Schluchtwaldvegetation mit der Vielblütigen Weißwurz, auch Wald-Salomonsiegel genannt und Goldrutenbeständen, sowie an weiteren Klosterteichen, bis es nach der beidseitig lesbaren Informationstafel »Röseberg« nach rechts über einen Damm am Kalkteich weiter über die Bahnschienen und die Straße zurück geht bis zum Klosterbezirk.

Wenn auch die Landschaft durch die Gipsindustrie an vielen Stellen durch tiefe Wunden in das Karstgestein zurückgedrängt wird, wogegen sich die Bürger von Walkenried vehement einsetzen, so bleiben dem Wanderer doch die herrlichen Wälder, wunderbare Ausblicke, interessante botanische Besonderheiten und die Karstklippen als ein außergewöhnliches schönes Erlebnis in Erinnerung.
Ein Besuch der Klausurgebäude des Klosters rundet den Wanderweg ab.
Im Kloster-Café ist die wohlschmeckende Klosterkräutersuppe fast schon ein Muß.
Auch die sieben Kilometer lange westliche Route Walkenried - Priorteich - Sachsenstein - Höllenstein - Walkenried wird von mir empfohlen.

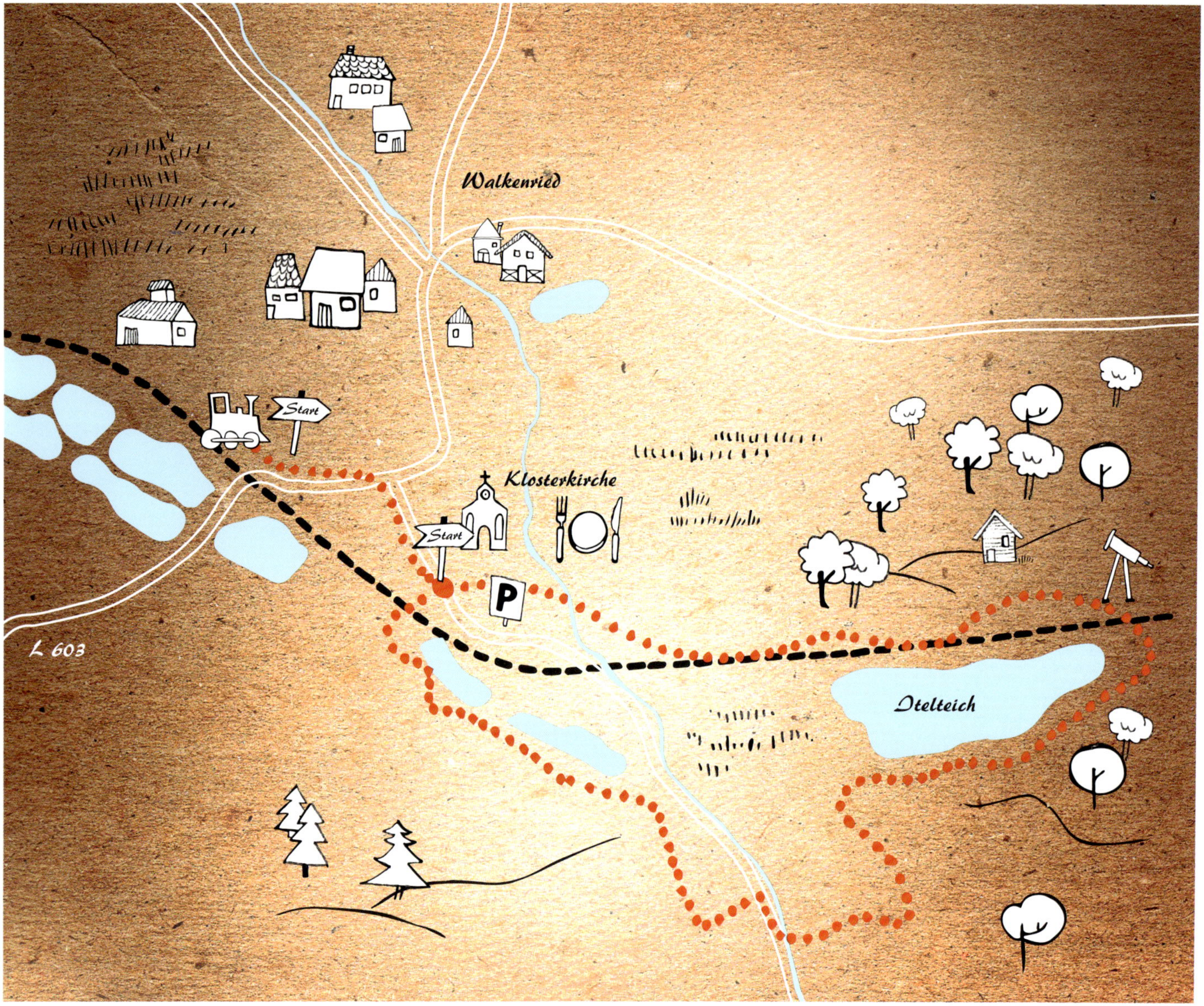
Walkenried
Start
Klosterkirche
Start
P
L 603
Itelteich

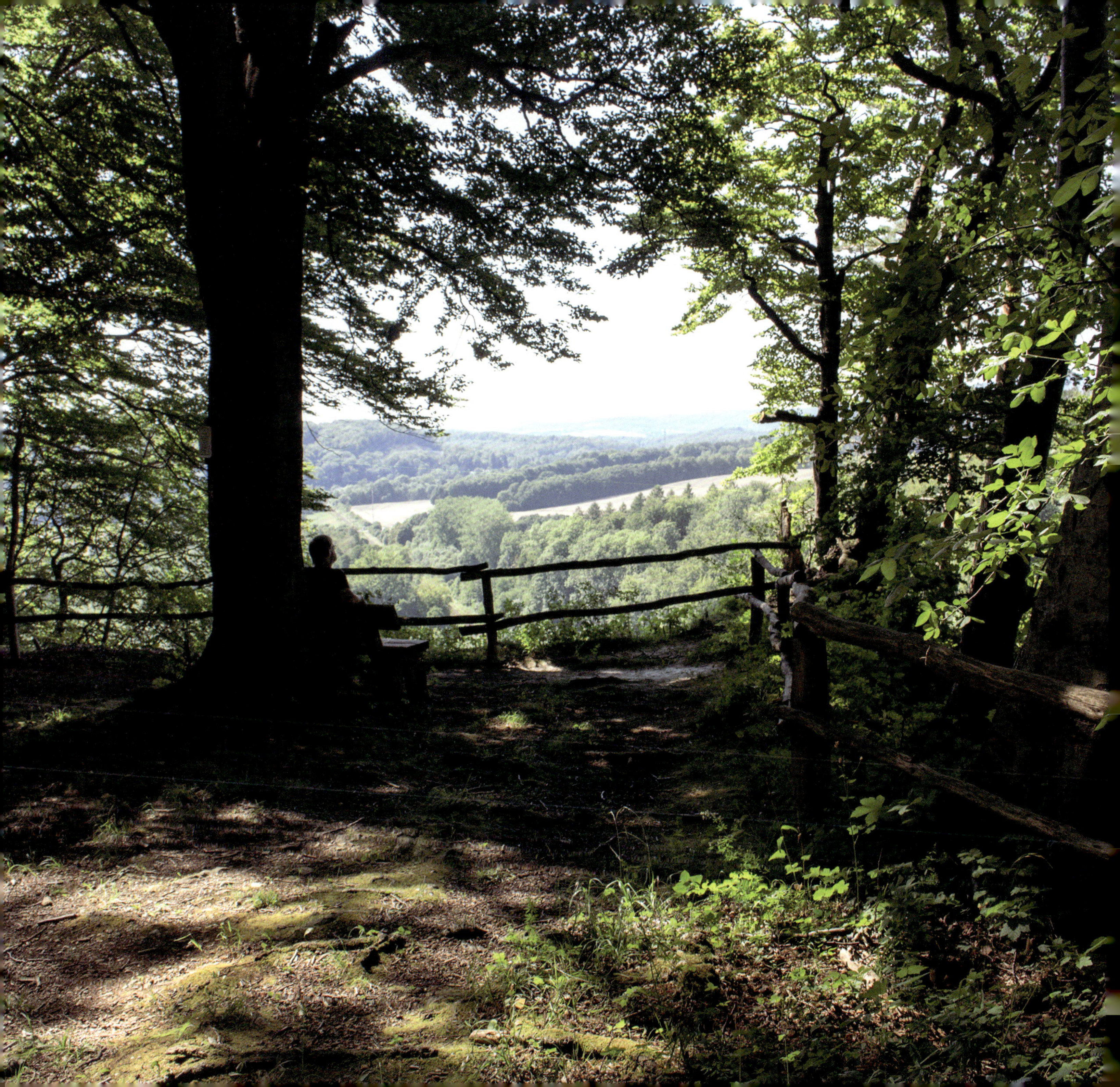

Bei bester Pflanzengesellschaft zu Gast in Benneckenstein

Bergwiesen sind ein Lebensraum, der vor Jahrtausenden von Menschen durch Bewirtschaftung geschaffen wurde. Durch traditionelle Nutzung in Form von Mahd und Weide, vorwiegend durch robustes Höhenvieh, sind sie erhalten worden. Heute gehören sie zu den besonders wertvollen, aber auch zu den besonders bedrohten und schutzwürdigsten Lebensräumen im Naturpark Harz. Ohne Pflege würde diese jahrhundertealte Landschaft als Kulturbiotop verschwinden. Die Wiesengesellschaft ist ein Paradies für viele seltene Pflanzen und Tiere. Ihre Artenvielfalt wird von der Häufigkeit des Mähens bestimmt.

Benneckenstein im Landkreis Harz auf der Harzhochfläche ist geprägt von einer einmaligen strukturierten Kulturlandschaft und der eindrucksvollen Kulisse des Brockenmassivs. Die Stadt ist von Wiesen, diese wiederum von Harzwald umgeben. Die Plateaus werden von Tälern durchbrochen, das Rappbodetal zählt zu den größten. In diesen Tälern verzahnen sich Berg- und Mähwiesen mit Borstgrasrasen.

Start und Ziel	*Waldschneise am Café »Waldschlößchen« an der Nordhäuser Straße von Benneckenstein in Richtung Rothesütte*
Länge	*5 km*
Dauer	*1,5-2 Stunden*
Höhenunterschied	*ca. 60 m*
Wegemarkierung	*sehr gut*
Gastronomie	*Café »Waldschlößchen«*

Die Route, mit »Bergwiesen-Lehrpfad« beschildert, beginnt schräg gegenüber vom Café »Waldschlößchen« an der Waldschneise und erweist sich als eine herrliche Welt voller Kleinode.

Gleich zu Beginn steht die erste von fünf Informationstafeln, die entlang des gesamten Weges aufgestellt sind und die über die Bergwiesen früher und heute informieren. Sie sind mit römischen Ziffern gekennzeichnet: I. Entdecken und Genießen – II. Vielfalt der Lebensräume – III. Lebendiges Erbe – IV. Vielfalt der Arten – V. Mensch und Natur.

Der Weg geht etwas bergab bis zum »Harzhaus«, das man links liegen läßt. Man folgt dem Wegweiser nach rechts, bis der Wiesenpfad erreicht ist. Dieser führt durch das Naturschutzgebiet »Harzer Bachtäler« zum Ziegenkopf mit seinem Echopunkt und zum Pfeiferberg, die beide umrundet werden. Die Waldwiesen links am Waldrand sind streifenförmig oder terrassenförmig angelegt, sie werden »Gehren« genannt und sind einzigartig. Der Weg führt weiter bis zur sogenannten Teilung. Die Rappbode war ursprünglich Grenze zwischen zwei Herrschaftsbereichen. Die Bezeichnung Teilung blieb erhalten.

Von Wiese zu Wiese wechselt deren Charakter und damit die Kombination der Pflanzenarten. Wie mit Reichtum überschüttet sind die Wiesengesellschaften zu gegebener Jahreszeit: bunt, farbenfroh und artenreich, einfach schön. Je nach Wiesentyp kann man die Ährige Teufelskralle, die Wiesenmargarite, den Schlangenknöterich, den Wiesenbockbart, die Kuckuckslichtnelke, das Echte Mädesüß, das Johanniskraut, den Feld-Thymian, die Färberscharte und viele andere entdecken. Arnika und Bärwurz sind eher selten. Neben vielen Gräsern findet man auf den Magerbiotopen am Pfeiferberg auch Zwergstrauchheiden in mosaikartigem Wechsel mit dem Borstgrasrasen. Zum Ausruhen und Genießen der Landschaft laden hin und wieder effektvoll postierte Bänke ein, um auch den Blick auf das Brockenpanorama auszukosten. Und über der weiten großartigen Natur spannt sich der Himmel wie ein Tuch. Nichts stört hier die Muße und die Inspiration.

Über den Grauberg, der keineswegs grau ist sondern mit bunten, aber eher nährstoffarmen Bergwiesen aufwartet, geht es in Richtung Ausgangspunkt zurück. Von der Höhe dieses Berges nimmt man von der Erhabenheit des Brockenpanoramas und der Landschaft Abschied.

Der Rückweg stößt wieder auf den Anfang der Route, führt nach wenigen Metern dann aber nach links vorbei an der Benneckensteiner Waldbühne. Im Café »Waldschlößchen« besteht Einkehrmöglichkeit.

Alternativ kann man seine Wanderung auch direkt am Café »Waldschlößchen« starten und über Vogelschutzhecke und Bürgerpark zum Heilkräuterlehrpfad, zur Rappbodequelle und über den Dreiländerstein und Jungbrunnen zum Tast- und Fühlpfad wandern. Die Strecke mißt ca. 6,5 Kilometer; viele botanische Kostbarkeiten am Wegesrand erfreuen den Betrachter!

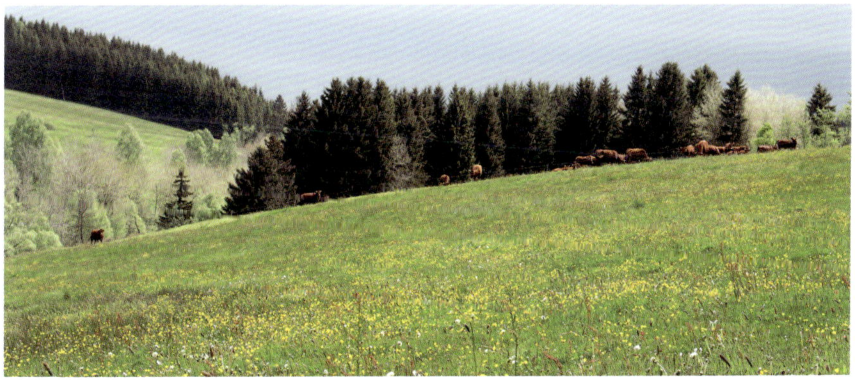

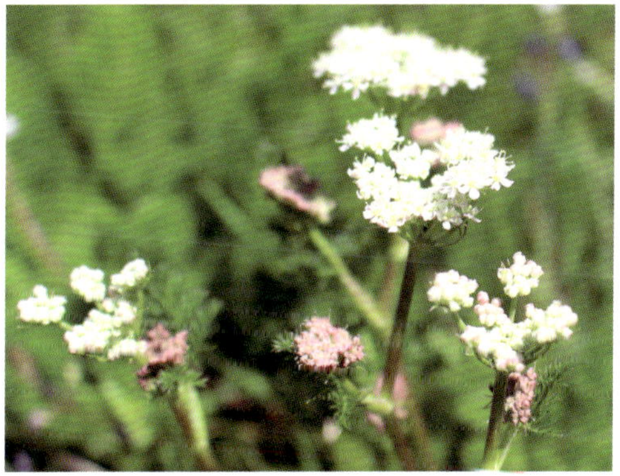

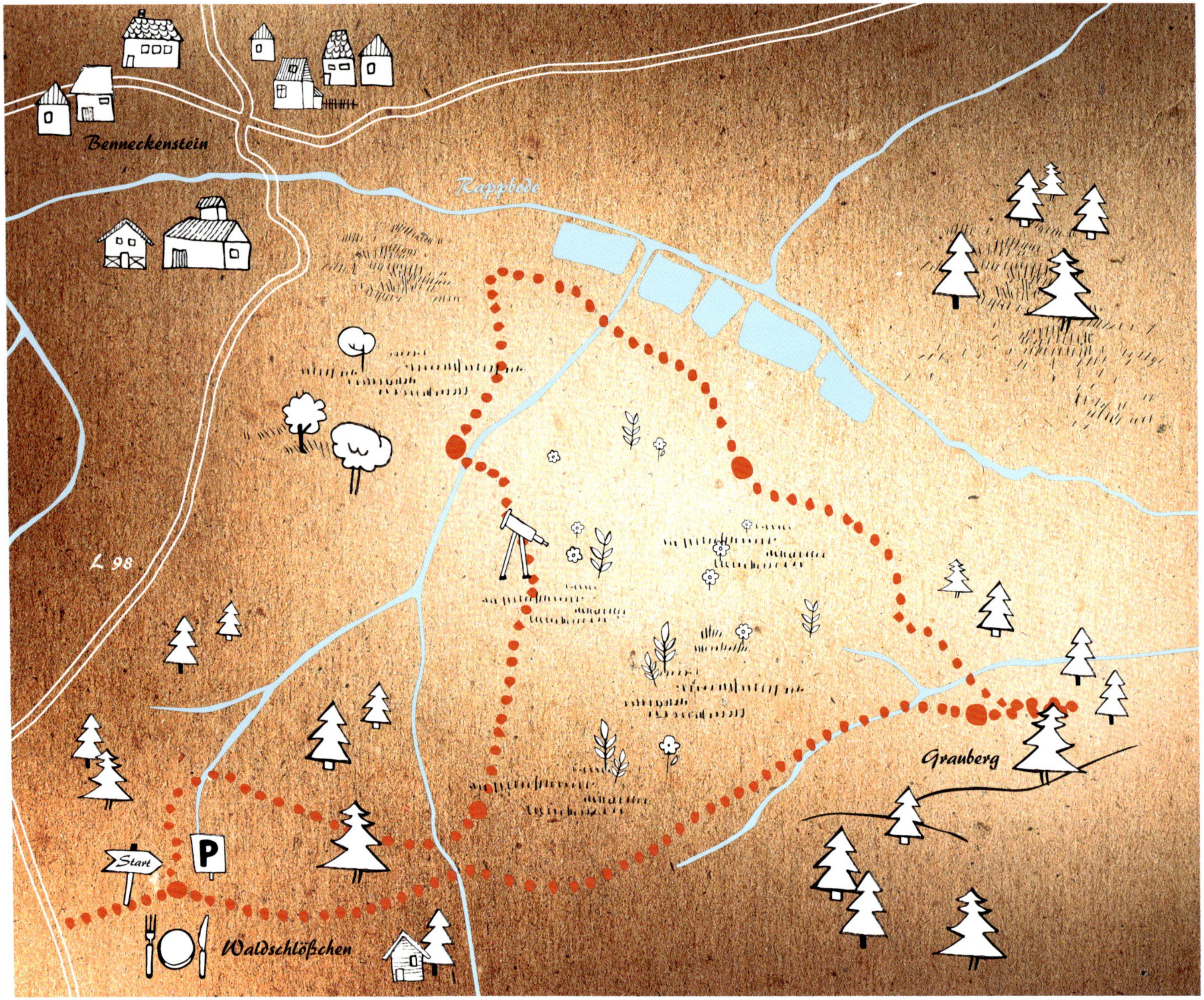
Benneckenstein
Rappbode
L 98
Start
P
Waldschlößchen
Grauberg

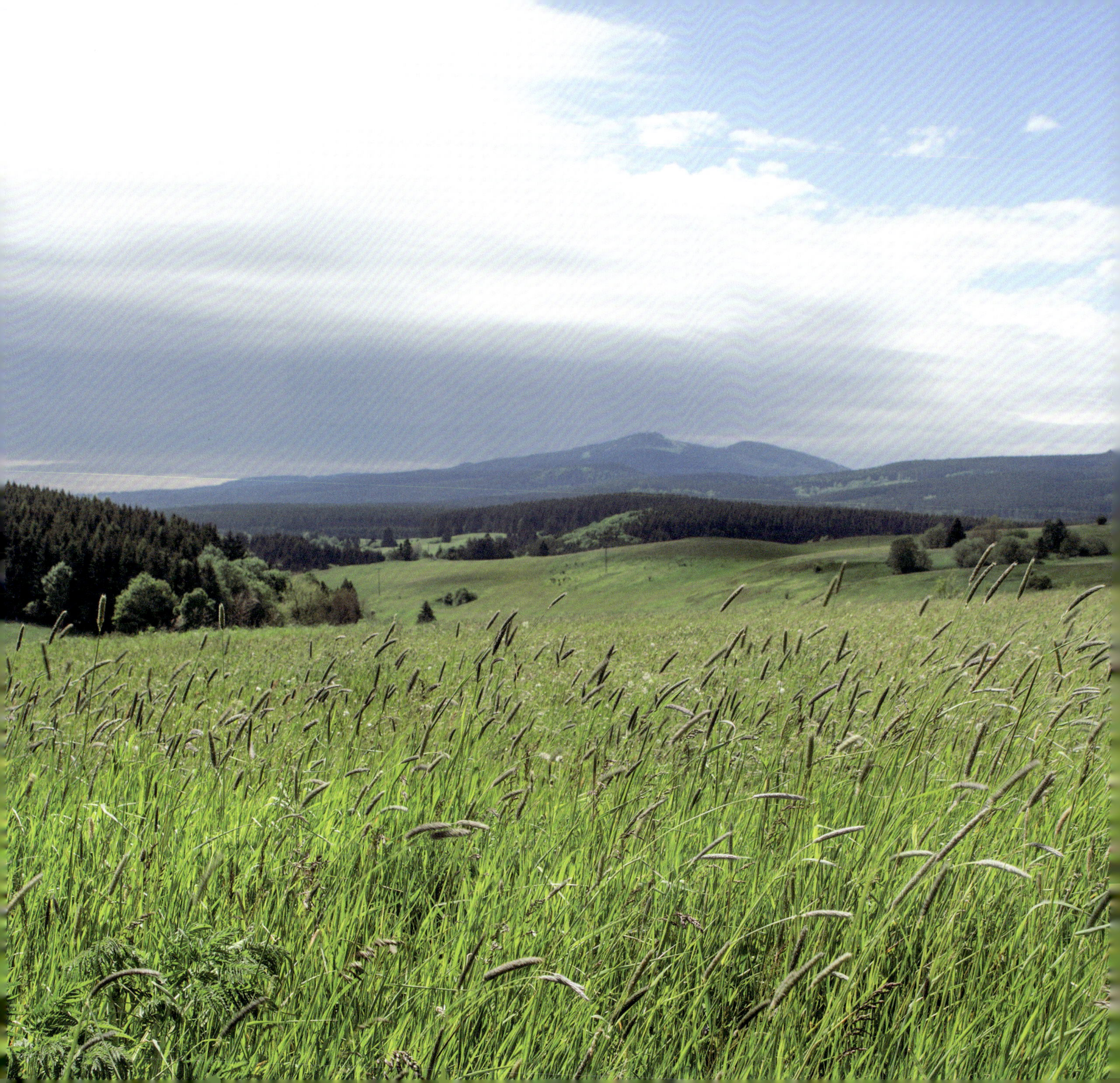

Liebliches Bachtal mit Quellengemurmel – Von Tanne nach Königshütte

Das Naturschutzgebiet »Harzer Bachtäler« umfaßt die Bachtäler der Warmen Bode und der Rappbode mit einer Vielzahl von Nebenbächen. Zahlreiche Wanderrouten führen hier entlang. Dabei ist die Erhaltung und der Schutz der für diesen Naturraum charakteristischen Mittelgebirgsbäche mit ihren artenreichen, natürlichen bachbegleitenden Pflanzenbeständen und der angrenzenden Bergwiesen mit ihrer typischen Fauna und Flora Anliegen aller Besucher.

Einer der vielen Wanderwege durch dieses Naturschutzgebiet ist der Weg von Tanne nach Königshütte entlang der Warmen Bode. Er ist besonders reizvoll, interessant und ungewöhnlich schön.

Route	*Tanne – Kapitelsberg – Silberkulk – Ruine Königsburg – Königshütte und zurück*
Start und Ziel	*Parkplatz am Ortsausgang von Tanne in Richtung Königshütte*
Länge	*ca. 13 km*
Dauer	*ca. 5 Stunden*
Wegemarkierung	*Bis zum Kapitelsberg sehr gut, in Richtung Königshütte nur in großen Abständen ein Hinweisschild*
Gastronomie	*Restaurant »Am Felsen«, Ackertklippe 1*

Vom Parkplatz aus geht es direkt über die Brücke auf die östliche Uferseite der Warmen Bode, wo der Wanderweg beginnt. Nach kurzem Wegstück geht es rechts hinauf zum Kapitelsberg [528 m], dem Hausberg von Tanne, den man nach leichtem Anstieg von ungefähr einem Kilometer erreicht.

An der Wegböschung des Fichtenwaldes bergauf begegnet man zahlreich dem Roten Fingerhut, dem Wald-Sauerklee, dem Wald-Wachtelweizen und dem Buschwindröschen. Oben angekommen, trifft man auf eine Wanderhütte mit Stempelstelle und ein originelles Gipfelbuch. Nur etwa 50 Meter entfernt erwartet uns der beliebte Aussichtspunkt mit dem Gipfelkreuz. Von hier aus wird man mit einem wunderbaren Blick auf den Ort Tanne und das Brockenpanorama belohnt. Eine gußeiserne Tafel erleichtert die Orientierung. Bevor es auf gleichem Weg wieder hinab geht, ist eine kleine Rast auf der Bank ratsam.

Am unteren Wanderweg nimmt die Warme Bode den Wanderer nun mit in den blühenden Lebensraum und weist selbst den weiteren Weg. Zunächst befindet sich auf der linken Seite eine nicht mehr genutzte Wiesenbrache, auf der noch die Bärwurz, das Echte Mädesüß, der Sauerampfer und die Wilde Engelwurz anzutreffen sind, nicht zu vergessen die Trollblume, die zu den besonders geschützten Pflanzen gehört, und die Sumpfdotterblume. Außerdem fallen die vielen Seggen-Arten am Uferrand auf. Hier ist mit einem nassen Untergrund zu rechnen. Weiter geht es in der Talsohle, in der sich die Warme Bode in ihrem Verlauf nach links verlagert und sich ein trockenes Wiesengelände ausbreitet, auf dem der große Bestand an Bärwurz und Arnika überrascht.

Danach erreicht man den Standort einer alten Silber- und Kupferhütte aus dem 12. Jahrhundert, den Silberkulk. Reste der Eisenschlacke aus der Zeit der Ottonen sind bis heute erhalten! Der Schwermetallrasen ist eingezäunt, um die interessante Fläche durch entsprechende Pflege erhalten zu können. Die meisten Pflanzen können auf solchen Standorten nicht existieren. Es hat sich daher eine spezielle Vegetation entwickelt. Typisch sind die Frühlingsmiere, auch »Kupferblümchen« genannt, die schwermetalltolerante Form des Taubenkropf-Leimkrauts und sogar Isländisches Moos und andere Flechten. Eine Schautafel, leider die einzig erhaltene auf dem weiteren Weg, informiert über den Silberabbau und die Flora.

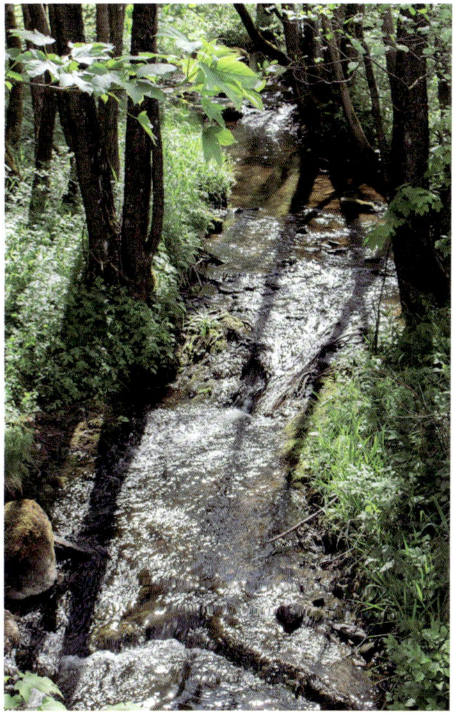

Der Weg – eigentlich als Naturlehrpfad ausgewiesen – führt immer dicht am Flußufer entlang weiter, begleitet von charakteristischen Vegetationsbeständen mit Hahnenfuß, Sumpfschachtelhalm und Sumpfschafgarbe. Oft genug bleibt zwischen sumpfiger Wiese links und Geröllhang rechts nur ein schmaler Trampelpfad. Aber der Weg ist einfach idyllisch und besonders reizvoll, wenn sich die Warme Bode abwechslungsreich wie ein Mäander durch das Tal schlängelt.

Um die Pflanzen nicht zu übersehen, sollten die Augen offen gehalten werden. Im Frühjahr sind es die Schlüsselblume, das Veilchen, das Wiesenschaumkraut, der Wald-Storchschnabel, das Bingelkraut und das Scharbockskraut. Auch um den Weg nicht aus den Augen zu verlieren, ist Aufmerksamkeit vonnöten! Viel quer liegendes Totholz ist bergauf und bergab zu umgehen. Über die seitlich einfließenden Bäche sind kleine, inzwischen recht morsche Holzbrücken gelegt.

Die saftigen Wiesen in dem Bachtal werden teilweise gemäht, teilweise wieder von dem Harzer Höhenvieh – einfarbig rot und eine der ältesten Nutztierrassen – beweidet, die die abwechslungsreiche Tallandschaft erfreulich wiederbeleben. Je nach Jahreszeit begegnet man noch vielen

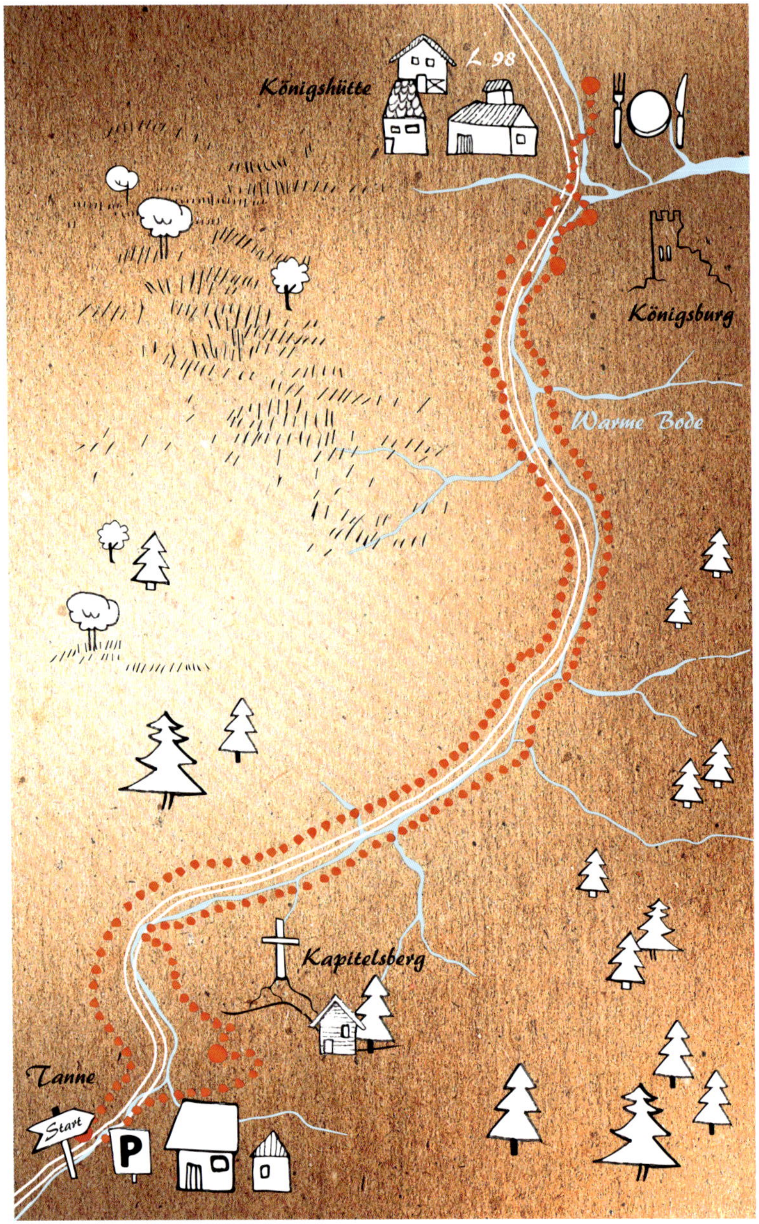

bemerkenswerten Kräutern und Pflanzen, teilweise in großen Beständen, die nicht alle genannt werden können. Vor dem Ortseingang von Königshütte trifft man auf den bequem begehbaren Harzer Hexenstieg [Südroute]. Hoch oben auf der Bergkuppe thront die Ruine der Königsburg [486 m], eine ehemalige Adelsburg aus dem 13./14. Jahrhundert, die man nach etwa einem Kilometer Aufstieg erreicht. Teile des Bergfriedes sowie Gräben und Wälle der Festung sind erhalten. Auch hier gibt es eine Stempelstelle der Harzer Wandernadel. Goethe besuchte diese Ruine auf seiner dritten Harzreise am 5. September 1784.

Auf einer Bank Platz genommen, öffnet sich der Kreis des Horizonts erneut für einen großartigen Überblick über das gesamte Panorama des Hochharzes mit dem Brockenmassiv und den Hohneklippen, eine erhabene Schönheit. Unterhalb der Höhe schaut man auf den Ort Königshütte, wo sich Warme und Kalte Bode vereinen.

Nach einer kurzen Rast geht es über einen schmalen Serpentinenweg wieder hinab bis zu einer Brücke, die über die Bode an das andere Ufer führt.

Für eine sehr willkommene längere Pause vor Antritt des Rückweges bietet das Restaurant »Am Felsen«, Ackertklippe 1 in der Verlängerung der Tanner Straße eine schöne Möglichkeit, um sich zu stärken.

Am Ortsausgangsschild in Richtung Tanne beginnt der Radfahrweg, der teilweise parallel, aber erhöht zur Straße verläuft, zurück nach Tanne [sieben Kilometer]. Immer wieder öffnet sich der Blick in das Tal, in dem die Bode ihre Lebensader eigenwillig in den Boden einbettet.
Kurz vor Tanne leuchtet von der Höhe des Kapitelberges noch einmal das Gipfelkreuz auf, man nimmt Abschied von der eindrucksvollen Landschaft und kehrt zum Ausgangspunkt zurück.
Oder man nutzt nach der erschöpfenden Wanderung die Busverbindung Königshütte-Tanne [264].
In Tanne hat man die Möglichkeit, in der »Schusterklause«, Bodetalstraße 33, einzukehren.

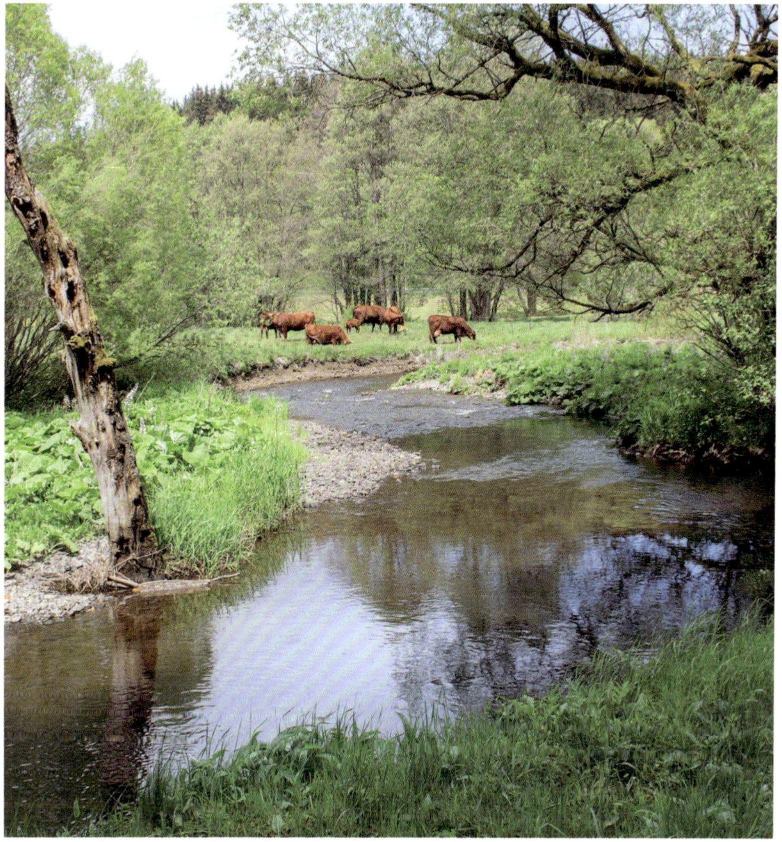

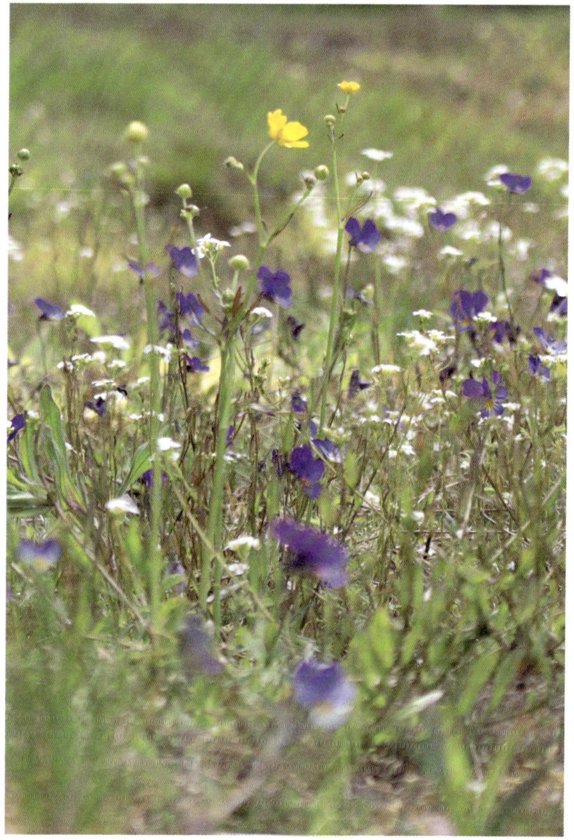

Ans Herz der Sonne gelegt – Von Heimburg über den Kammweg zum Austberg

Dieser Wanderweg führt am Nordostrand des Harzes in Kammlage über Trocken- und Halbtrockenrasen. Durch den Harz als Regenbarriere ist das östliche Harzvorland niederschlagsarm, die meisten Steppen-Trockenrasen in Deutschland sind daher in dieser Region anzutreffen. Mit speziellen Pflanzengemeinschaften ist dieser südlich exponierte Kammweg über den Ziegenrücken ein einmaliger Biotop – ein Kalkmagerrasen mit guten Drainagebedingungen. Niederschläge werden schnell abgeführt beziehungsweise verdunstet. Diese Vegetationsform zeichnet sich durch geringes Wasserspeichervermögen, hohe Strahlungsintensität, Trockenheit und niedrigen Entwicklungsstand aus. Die genannten Bedingungen machen den Trockenrasen zum Rückzugsgebiet gefährdeter Tier- und Pflanzenarten. Beherrschende Pflanzengemeinschaft ist der Enzian-Schillergras-Halbtrockenrasen. Er bedarf eines besonderen Schutzes und einer regelmäßigen Pflege durch Beweidung durch Ziegen und Schafe und Entbuschungsmaßnahmen.

Start	*Parkplatz Gaststätte »Zur Horst« an der Straße von Heimburg [ein Ortsteil von Blankenburg] in Richtung Elbingerode*
Route	*Heimburg – Ziegenberg – Struvenberg – Benzingerode – Austberg und zurück*
Länge	*ca. 7-8 km*
Dauer	*ca. 3 Stunden*
Gastronomie	*Gaststätte »Zur Horst«*

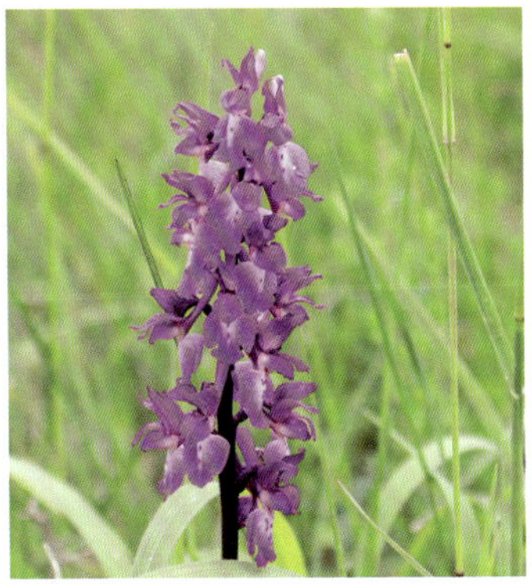

Gegenüber auf der rechten Seite der Straße beginnt das Naturschutzgebiet »Ziegenberg-Struvenberg«, ein Muschelkalkgebiet der geologischen Aufrichtungszone des Harzes.

Ein schmaler Pfad führt hinauf. Auf der Höhe angekommen, bietet der Kammweg eine einzigartige Landschaft mit abwechslungsreichen Ausblicken in das nördliche Harzvorland, auf die Festung Regenstein. Im Aufwind über dem Schauenden kreist ein Rotmilanpärchen. Es öffnet sich eine Weite und Tiefe, auf der verschwenderisch botanische Schönheiten verstreut gedeihen. Rasengesellschaften sind teilweise mit verschiedenen Rosenarten verbuscht. Auf diesem Trocken- bzw. Halb-

trockenrasen begegnet man einer artenreichen Vielfalt an besonderen Pflanzen und Kräutern. Hervorzuheben sind der Fransen-Enzian mit seinen faszinierend blauen gefransten Blüten, die Silberdistel, die Golddistel, das Katzenpfötchen, das Sichelblättrige Hasenohr, das Wiesenlabkraut, der Wiesensalbei, die kleine Pimpinelle und die Wiesenschlüsselblume, die zur Blütezeit am Hang einen ganzen Teppich bildet.
Eine Besonderheit ist der Lothringer Lein, der mit seiner Zartheit und der hellblauen Blüte Aufmerksamkeit verlangt! Hier hat er sein nördlichstes Vorkommen. Hat man ihn entdeckt, erlebt man einen köstlichen Moment! Unterhalb des Kammweges findet man am nördlichen Hangweg zahlreiche Orchideen, die zum Stehenbleiben zwingen. Die Vielzahl ist so faszinierend, daß beim Betrachter einfach eine stille Freude Einkehr hält. Je nach Jahreszeit begegnet man der Händelwurz, dem Knabenkraut und dem Bleichen Waldvögelein. Die Faszination ist nicht nur in den prächtigen Blütenfarben und -formen begründet, sondern in geheimnisvollen biologischen Besonderheiten, die von Art zu Art unterschiedlich sind und die noch manches Rätsel aufgeben.

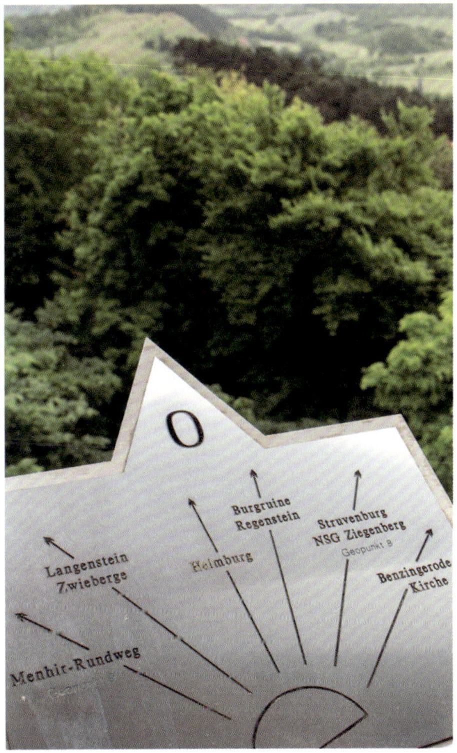

An der großen Einkerbung – im Volksmund Arschkerbe genannt – wartet eine Bank auf Gäste, eine Tafel informiert über das Naturschutzgebiet Ziegenberg und der Wanderer findet auch hier eine Stempelstelle der Harzer Wandernadel.
Der Kammweg führt durch Kieferbestände weiter, bis es kurz vor Abfall des Berges relativ steil abwärts geht, vorbei an den Resten der Struvenburg, einer ehemaligen Schutzburg aus dem 10. Jahrhundert, nach Benzingerode, einem Ortsteil von Wernigerode.
Bei der Benzingeröder Kirche überquert man die alte B6 und wandert hinauf zum Austberg, einer komplett sanierten Warte mit Aussichtsturmcharakter. Bänke am Wegesrand ermöglichen eine kurze Rast vor dem Aufstieg. Inmitten der Gräser leuchtet der honiggelbe Hornklee, dazwischen eingestreut der dunkelblaue Wiesensalbei, und zahlreiches Vorkommen der Schlüsselblume, des Bingelkrautes und des Blauen Steinsame schmückt den Aufstiegspfad zum Austbergturm. Von ihm aus schaut man nicht nur weit in das nördliche Harzvorland, wetterabhängig sogar bis zum Brocken, sondern auch zurück auf die Höhen des Struven- und Ziegenberges. Der Blick ins Harzvorland ist beeindruckend! Nach einer Pause auf einer Bank geht es entweder über den Rundweg um den Aust-

berg wieder zurück oder weiter hinab in nördlicher Richtung bis zum Wolfsholz, von dort wandert man am Waldrand auf dem R1 in Richtung Benzingerode bis zum Hellbach und an ihm entlang bis zum Ausgangspunkt zurück. Zauberhafte Eindrücke bleiben lange im Gedächtnis, und man kehrt anders zurück, als man gegangen ist. Der Wanderweg kann individuell mehrfach modifiziert und das ganze Jahr über genutzt werden, die beste Jahreszeit sind jedoch die Monate Mai und Juni.

Am Ausgangspunkt lädt die Gaststätte »Zur Horst« zu einer Erfrischung und Stärkung ein [Montag und Dienstag Ruhetage].

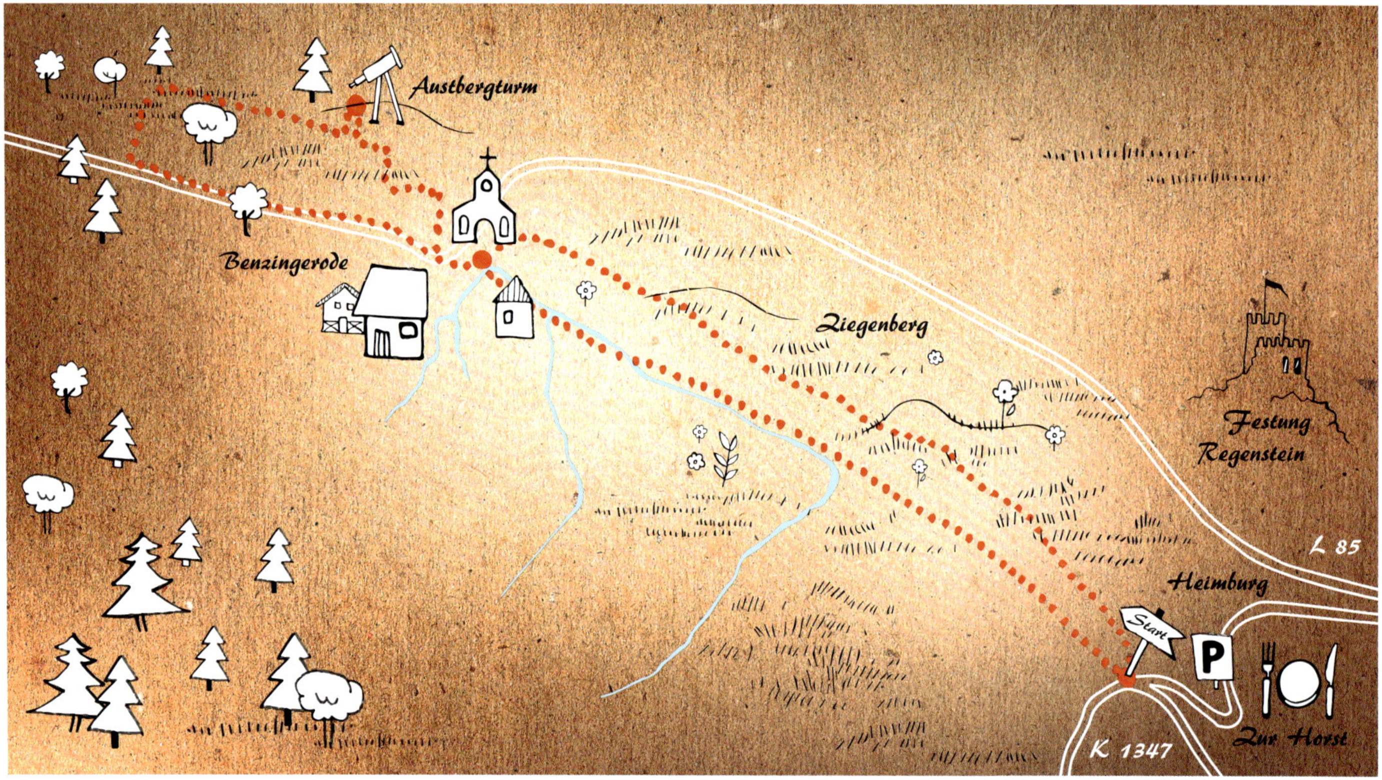

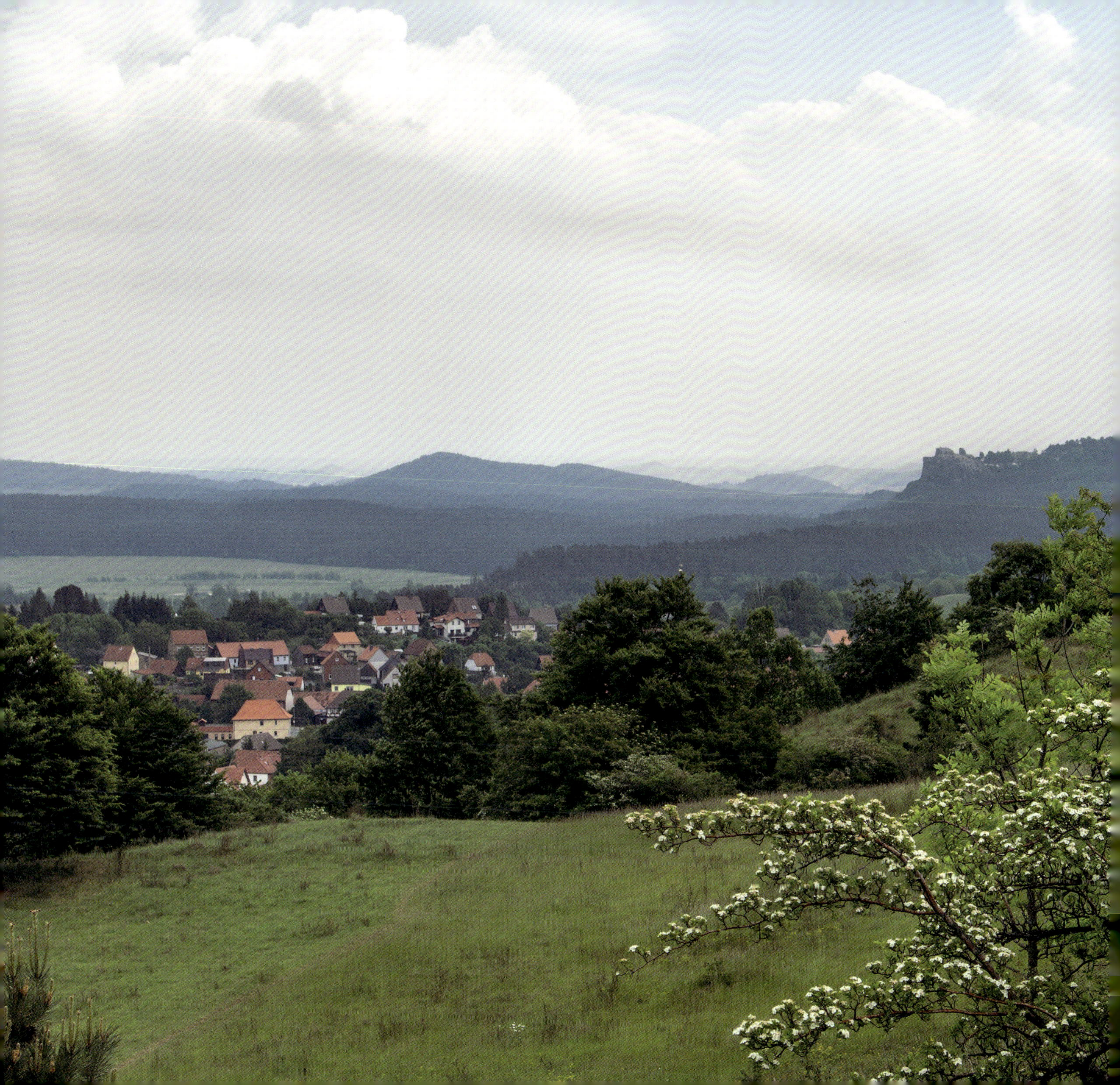

Kräutergärten, Kräuter-/Wandervereine und geführte Kräuterwanderungen zu Heil- und Genußkräutern rund um den Harz

Thematische Spaziergänge gehen hinaus in die freie Natur zu Wiesen und Feldern. Unter der Leitung von erfahrenen Fachleuten lernt man nicht nur die natürlichen Standorte von bekannten und unbekannten Kräutern und Heilpflanzen kennen, sondern wird auch auf ihre wichtigsten Merkmale hingewiesen, um sie mit ähnlichen Pflanzen nicht zu verwechseln. Das gemeinsame Wandern, die Begegnungen mit den Harzer Wildkräutern in einmaligen Landschaften sind ein Genuß! In den Kloster- und Kräutergärten wird die Tradition des Harzer Heilkräuterwissens sorgsam gepflegt und im Kontakt mit Kräuterkundigen von Altenau bis nach Zorge spürt man, wie die uralten Kenntnisse von der Kraft der Kräuter durch Weitergeben lebendig bleiben.

KRÄUTERGÄRTEN

Brockengarten
Brocken,
Eingang Wetterwarte
Der Brockengarten wurde schon 1890 zu Lehr- und Forschungszwecken gegründet. Er ist Deutschlands ältester Hochgebirgspflanzengarten. Nach seinem Wiederaufbau seit 1990 ist er heute ein Refugium für seltene und vom Aussterben bedrohte Pflanzenarten. Wer Hochgebirgs- und Tundrenpflanzen sehen möchte, ist hier richtig: 1800 Pflanzenarten aus dem Hochgebirge wachsen heute auf der Brockenkuppe.
Von Mitte Mai bis Mitte Oktober
Mo–Fr 11.30 & 14.00 Uhr
Sa/So 11.00 & 13.00 Uhr
mit Rundwanderweg-führung
03943-550220 oder
0170-5709015
www.nationalpark-harz.de

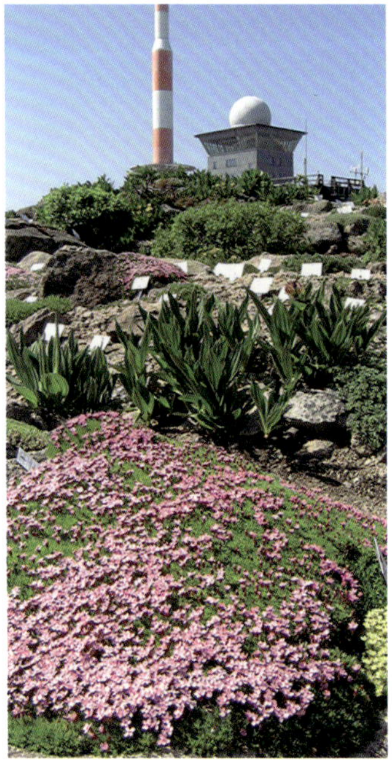

Kräuterpark Altenau
In Europas größtem Kräuterpark ist die Vielfalt heimischer und exotischer Kräuter und Gewürze zu entdecken. Zu den Pflanzen gibt es Infotafeln mit Namen und Wissenswertem über Herkunft, Heilkraft und Verwendung. Man kann den Duft der Kräuter genießen und bewundern, was die Natur uns bietet: Viele vergessene Hausmittel finden sich im Kräuterpark, Heilkräuter aus »Gottes

Apotheke«, die schon früher in der Volksmedizin ihren Platz hatten. Was den Besucher im Park blühend und duftend umgibt, findet er in der Gewürzgalerie als Tee- oder Küchengewürz wieder. Geöffnet täglich 1.4. – 14.11. von 10 – 17 Uhr; Montag Ruhetag

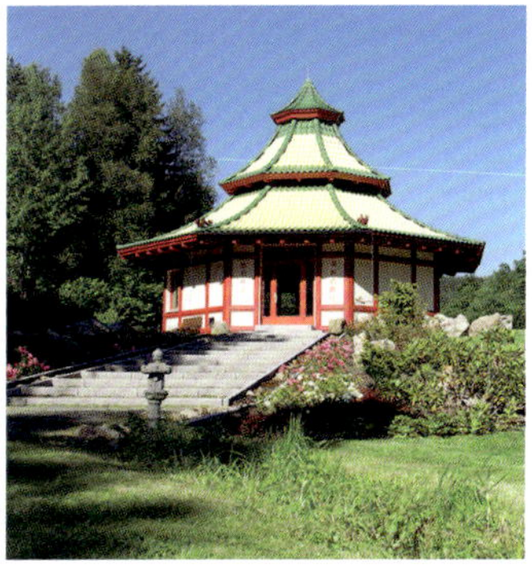

Galerie ganzjährig geöffnet von 10 – 17 Uhr. Über 600 Gewürzmischungen und Pflanzen im Direktverkauf!
Schultal 11
38707 Altenau
05328-911684
www.kraeuterpark-altenau.de

Klostergärten Kloster Drübeck

Kloster Drübeck beherbergt schon viele Jahrhunderte klösterliches Leben. Der Garten der Äbtissin, die Gärten der Stiftsdamen, ein Küchengarten und das Kleinod: ein versteckter Rosengarten sind an historischen Plätzen wiederentstanden, die heute zum Netzwerk »Gartenträume – historische Parks und Gärten« gehören. Man wandelt auf den Spuren der Domina und kann sich sogar in eines der fünf ehemaligen Bethäuschen der Stiftsdamengärten, die von Mauern umschlossen sind, zurückziehen. Es sind Gärten der Stille.
Die Klostergärten sind ganzjährig frei zugänglich.
Das Kloster-Café im Gärtnerhaus lädt zum Verweilen ein und ist Dienstag bis Sonntag von 11.00 – 17.30 Uhr geöffnet [Januar und Februar ab 14.00 Uhr].
Führungen finden von April bis Oktober, Dienstag bis Samstag um 14.00 Uhr, sowie an Sonn- und Feiertagen um 11.00 und 14.00 Uhr und nach Anmeldung statt.
Evangelische Kirche in / Mitteldeutschland / Kloster Drübeck
Klostergarten 6
38871 Ilsenburg
039452-94345
www.kloster-druebeck.de

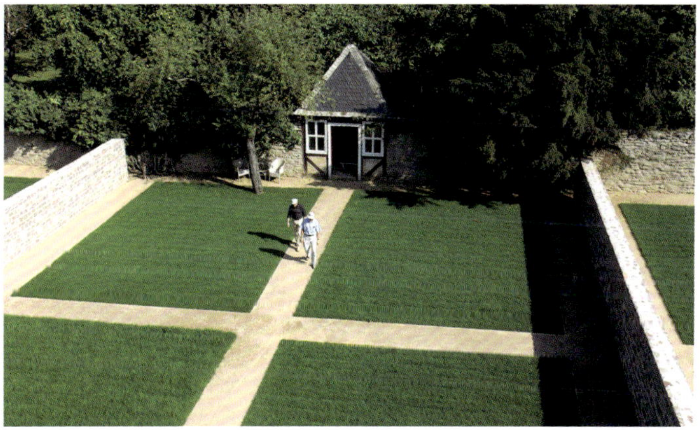

Klostergärten Kloster Michaelstein

Zu einem Kloster gehörten stets drei typische Gärten, die in Michaelstein nach mittelalterlichem Vorbild nachempfunden und nachgestaltet werden konnten. Im Kräutergarten und im Küchen- und Gemüsegarten haben weit über 200 verschiedene Pflanzenarten und Gewächse ihren

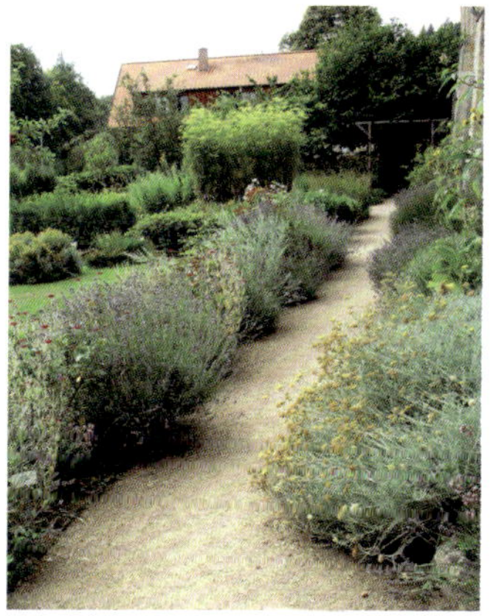

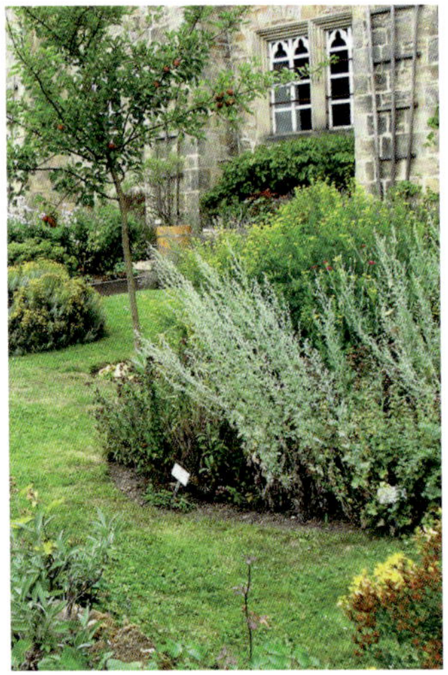

Platz gefunden. Die Fläche des kleinen Obstgartens ist mit einem Wegekreuz aufgeteilt und enthält alte Obstsorten. In allen Gartenbereichen verteilt stehen Bänke zum Ausruhen und Genießen. Zum Verkauf stehen verschiedene Pflanzen in Töpfen und auch Samentütchen bereit. Eine Ausstellung ergänzt die Gartenthematik. Führungen können angemeldet werden.

Öffnungszeiten:
April – Oktober
täglich 10 -18.00 Uhr
November – März,
Di – Fr 14-18 Uhr
Wochenende und Feiertag
10-17 Uhr
Stiftung Kloster
Michaelstein
Michaelstein 3
38889 Blankenburg
Tel. 03944-9030-0
www.kloster-michaelstein.de

Kräutergarten Burchardikloster Halberstadt

Seit dem Frühjahr 2013 wurden in einer Maßnahme des Garten- und Landschaftsbaus Ideen für einen Kräutergarten gesammelt, der erste Bauabschnitt war Hildegard von Bingen gewidmet. Derzeit präsentiert sich der Klostergarten mit ca. 40 unterschiedlichen Arten. Geplant sind thematische Kräuterflächen unter anderem für Apothekenkräuter, Johanniskräuter und Küchenkräuter. Der Kräutergarten ist frei zugänglich.

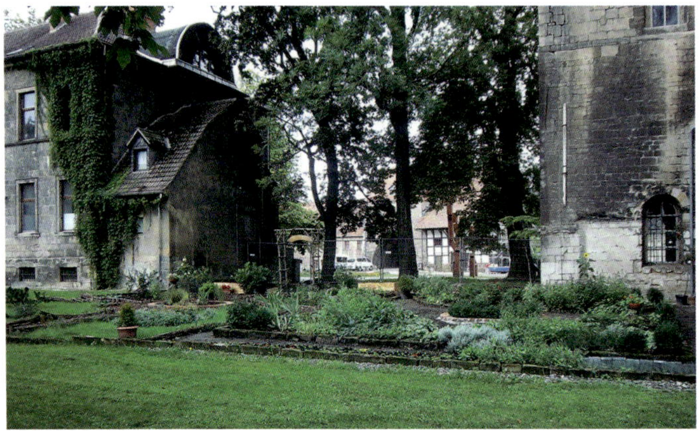

Harzer Kräuterstieg

In dem kleinen Erholungsort Stangerode ist oberhalb des Leinetals

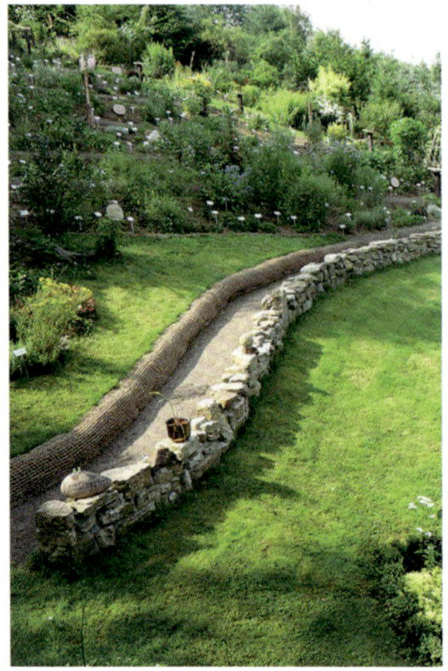

ein Kräutergarten mit etwa 450 verschiedenen Kräutern angelegt – ein großartiger Einblick in die Volks- und Naturkeilkunde. Herr Obst hat diesen Kräuterstieg angelegt und gestaltet ihn – mehr noch, er lebt diesen Garten im ganzheitlichen Verwurzeltsein in den Kreisläufen der Natur. Empfehlenswert ist anschließend die Wanderung durch das reizvolle Leinetal bis zur Leinemühle [Gaststätte] und zurück. Insgesamt 14 km.

Friedrich Obst

Deistraße 12 a
06543 Arnstein/ OT Stangerode
0172-6400960

Kräutergarten Bad Lauterberg

In Bad Lauterberg werden moderne Ganzheitskuren nach Sebastian Kneipp und Schrothkuren angeboten. Der Kurpark, östlich des Stadtzentrums direkt an der Oder gelegen, beherbergt einen kleinen Kräutergarten, der vom Kneipp-Verein des Kurortes gepflegt wird. Ein Barfußweg führt an den ausgezeichneten Kräutern vorbei. Das Areal des Parks mit seinen prachtvollen alten Bäumen lädt zum Wandern und Schauen ein. Man hat schöne Ausblicke auf die Berge der Umgebung und den Hausberg des Kneippheilbades Bad Lauterberg.

Mathildengarten Quedlinburg

Aromagärtnerei – Historischer Schaugarten – Hofcafé: Auf 3 ha parkähnlicher Gartenfläche entlang des Wasserlaufes der Bode präsentiert der Mathildengarten historische Kräuter- und Heilpflanzen in Quedlinburger Genußtradition. Das Sprudeln des Wasserfalls und die malerische Kulisse alter Bäume und der historischen Orangerie laden zum Träumen, Flanieren und Verweilen direkt vor den Toren Quedlinburgs ein.
Öffnungszeiten:
1.5. – 10.10.
Do–So 13 -18.00 Uhr
Dr. Maya Behrens
Harzweg 33
0176-50213741
www.mathildengarten.de

Romanischer Garten Goslar

Der Romanische Garten liegt im Herzen Goslars an der Neuwerkskirche. Dort wächst eine Mischung aus Heil- und Nutzpflanzen. Grundlage der Anlage sind der St. Gallener Klosterplan und der »Hortulus« des Abtes Walahfrid Strabo. Der Garten ist frei zugänglich.

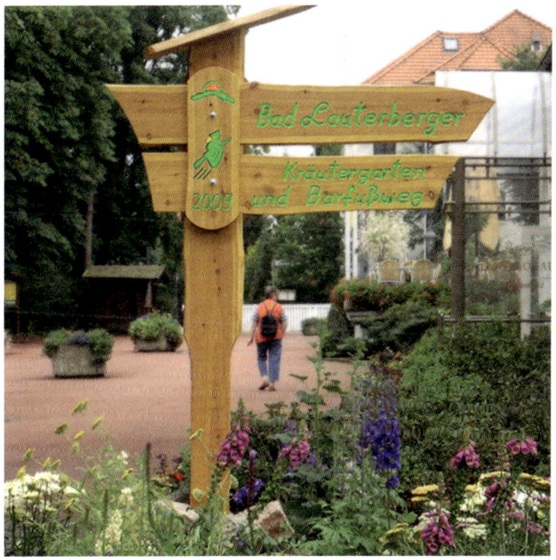

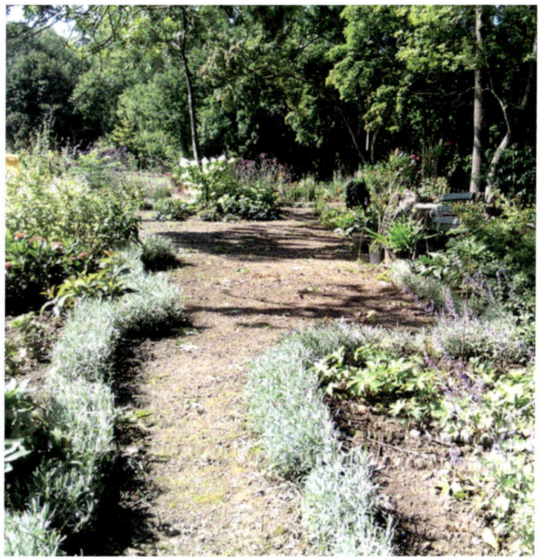

KRÄUTER-/ WANDERVEREINE

Harzklub

Der Harzklub e. V., 1886 in Seesen gegründet, sah zunächst seine Aufgabe in der Erschließung des Harzes für Wanderer und den Fremdenverkehr, bis sich sehr schnell Zweigvereine gründeten und zahlreiche Heimatgruppen sich der Pflege des Harzer Brauchtums annahmen. Ein wichtiges Ziel wurde auch der Naturschutz. Heute ist der Harzklub fast flächendeckend im gesamten Harz und Harzrand

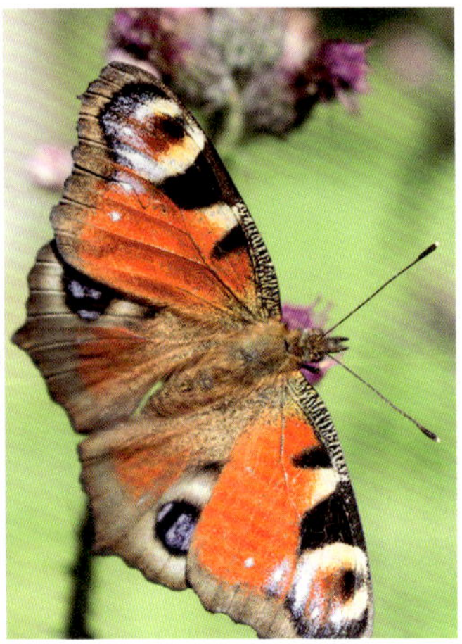

mit ca. 13.000 Mitgliedern vertreten. Die Aufgaben haben sich erweitert auf Landschaftspflege, Unterhaltung von Wandereinrichtungen und Kennzeichnung von Wanderwegen, geführte Wanderungen und Öffentlichkeitsarbeit; sie dokumentieren eine maßgebliche Beteiligung an der Gestaltung und Entwicklung der Natur- und Kulturlandschaft des Harzes. Einige Zweigvereine des Harzklubs stellen ihr Jahreswanderprogramm ins Internet, dazu gibt es auch eine Printausgabe.
Bahnhofstraße 5a
38678 Clausthal-Zellerfeld
Tel.: 05323-81758
info@harzklub.de
www.harzklub.de

Landschaftspflegeverband Harz

Der Landschaftspflegeverband Harz e.V. hat seinen Sitz in Hasselfelde im Harz. Mit seiner Arbeit will er die einmalige Harzer Landschaft mit ihrer vielfältigen Tier- und Pflanzenwelt erhalten. Die Kulturlandschaften im Harz und Harzvorland stehen dabei im Mittelpunkt. Wiesen, Weiden, Hutungen und Heiden sind durch jahrhundertelange Nutzung des Menschen entstanden. Die Fortführung einer extensiven landwirtschaftlichen Nutzung ist die Voraussetzung für die Erhaltung dieser artenreichen Lebensräume. Vor allem dort, wo eine wirtschaftliche Nutzung nicht mehr betrieben wird, ist Pflege unersetzbar. Der Landschaftspflegeverband organisiert mehrmals im Jahr geführte Bergwiesen- und Kräuterwanderungen zu wechselnden Orten im Harz und am Harzrand. Informationen gibt es auf der website!
Rosentalstraße 12 b
38899 Hasselfelde
Tel.: 039459-71607
lpv-harz@t-online.de
www.lpv-harz.de

Regionalverband Harz

Als Träger des Natur- und Geoparks Harz zeigt der Regionalverband Harz Bewohnern und Gästen die natürlichen Schätze der Region. Wanderkarten, Broschüren und Faltblätter helfen bei der Orientierung. Ein besonderer Fokus liegt auf den Pflanzen, die links und rechts vom Weg zu entdecken sind.
Hohe Straße 6
06484 Quedlinburg
Tel.: 03946-96410
rvh@harzregion.de
www.harzregion.de

Schlanstedter Kräuterverein

Die Mitglieder des Schlanstedter Kräutervereins

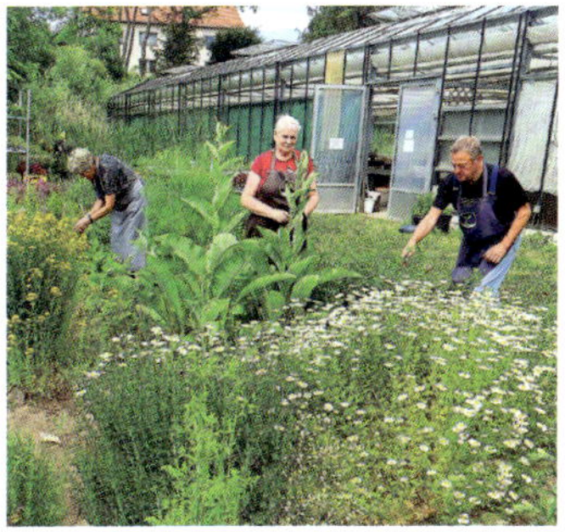

erarbeiten und erhalten das Wissen zum natürlichen Anbau von Pflanzen für kommende Generationen. Hauptthemen sind dabei: Biodiversität, gesunde Ernährung, Heilwirkungen, Analoges Leben, Selbstversorgung, Pflanzenzucht. Dazu dient ihnen ein modernes Gewächshaus einer stillgelegten Gärtnerei. Dies wird durch unterschiedliche Projekte genutzt und bildet einen kulturellen Treffpunkt in der Region Huy. Schlanstedter Kräuter ist ein gemeinnütziger Verein und wurde erst im März 2014 gegründet.
Kampweg 6
38838 Schlanstedt
www.schlanstedter-kraeuter.de

KRÄUTERADRESSEN

Allstedt

Frau Becke, in der Region besser bekannt als Kräuterhexe Tilly, hat die Summe ihrer Leidenschaft für die Heilkräft der Kräuter in einer Ausstellung versammelt, die sich in der Allstedter Wigberti-Kirche befindet und viele Kräuterbüchauszüge, Kräuterzeichnungen und historisches Zubehör umfaßt. Gruppenführungen werden auf Anfrage von ihr selbst durch die Ausstellung begleitet.
Weimarische Straße 21
Tel.: 034652-10229

Heilklima-Kurort Altenau

Altenau ist einer der drei Heilklimatischen Kurorte des Harzes mit Bioreizklima und lufthygienischen Voraussetzungen. Die Touristinformation organisiert geführte Kräuterwanderungen. Im Kurpark kann man an einem kleinen Brunnen das Denkmal für die Kräuterfrauen des Harzes finden.
Tourist-Information Altenau
Hüttenstraße 9
38707 Altenau
Tel.: 05328-8020
www.oberharz.de
info@oberharz.de

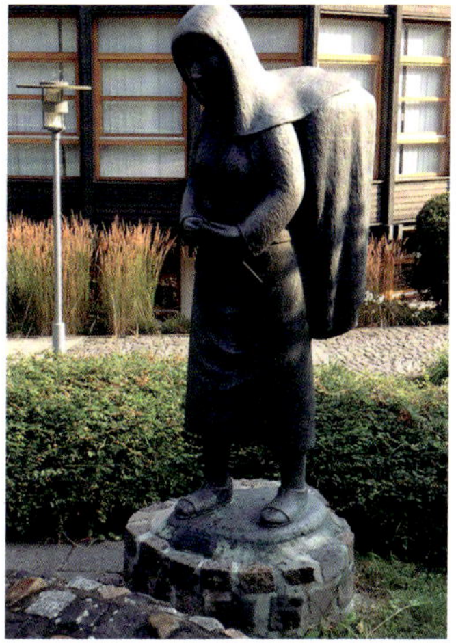

Bad Grund

Kräuterwissen in der Bronzezeit

Im Museum über die Toten aus der Lichtensteinhöhle im HöhlenErlebnisZentrum wird neben spektakulärer DNA-Forschung, heute lebenden wahrscheinlichen Nachfahren und vielfältigen Funden auch das Pflanzenwissen der späten Bronzezeit vorgestellt: Auf kaum einer bronzezeitlichen Fundstätte wurden bislang mehr Pflanzen nachgewiesen als in dem einstigen Höhlengrab. Unscheinbar und winzig, erzählen die verkohlt erhaltenen Samen doch Erstaunliches: Die Speisekammer Natur bot Erlesenes für köstliche und gesunde Speisen. Die hohe Funddichte von Heilpflanzen läßt annehmen, daß man ihre vielfältige Wirkung als Gift-, Heil- oder auch Zauberpflanzen kannte und nutzte. Die Pflanzen dienten aber auch dem Färben, Bauen und Flechten, für Textilarbeiten und Gefäße, dem Schmücken und dem Duft.
Ganzjährig geöffnet: Di-So

10-17; November teilweise nur Sa-So; 24.12. geschlossen. Im Juli, August, Oktober, zu den niedersächsischen Schulferien und bundesweiten Feiertagen auch Mo 10-17 Uhr.
HöhlenErlebnisZentrum
Iberger Tropfsteinhöhle
An der Tropfsteinhöhle 1
[B 242]
37539 Bad Grund [Harz]
Tel.: 05327-829391
www.hoehlen-erlebnis-zentrum.de
info@hoehlen-erlebnis-zentrum.de

Naturkosthotel Harz

Im Naturkosthotel Harz hat man sich auf vegane Rohkost spezialisiert und da dürfen natürlich die einheimischen Kräuter nicht fehlen. Zu jedem Frühstück gibt es grüne Smoothies mit Löwenzahn, Brennessel, Giersch, Gänsefingerkraut oder auch anderen in der Nähe wachsenden Pflanzen. Selbst aus Wildgras werden chlorophyllhaltige Säfte gepreßt.
Nicht nur Hotelgäste kommen der Rohkost wegen, und das nicht ohne Grund. Rohkost mit vielen Wildkräutern ist ideal um sich und seinen Körper wieder in Form zu bringen. Besonders beliebt aber sind die organisierten Wildkräuter- und Fastenwanderungen mit ausgewählten Kräuterpädagogen.
Infos dazu gibt es im Hotel.
Naturkost-Hotel-Harz
Von-Eichendorff-Str. 18
37539 Bad Grund
Tel.: 05327-2072
info@naturkost-hotel.de
www.naturkost-hotel.de

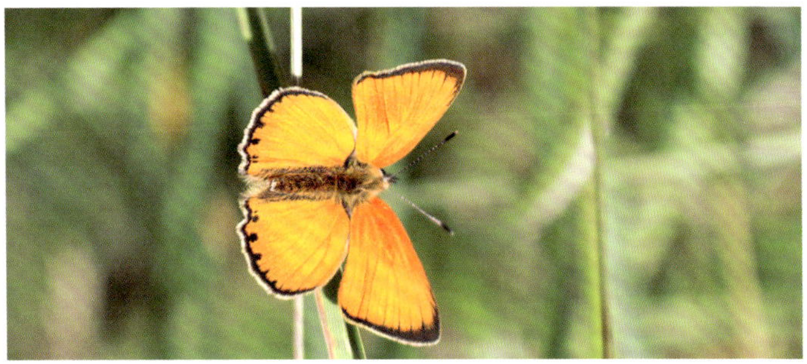

Bad Harzburg

Bad Harzburg lädt zum Wandern auf schmalen Pfaden oder entlang der wild rauschenden Radau ein. Geführte Kräuterwanderungen werden in der Tourist-Info angeboten; ausführliche Informationen gibt es auf der website der Tourist-Info!
Touristeninformationszentrum
Nordhäuser Straße 4
38667 Bad Harzburg
Tel.: 05322-75330
info@bad-harzburg.de
www.bad-harzburg.de

Otto Pake

ist ein erfahrener Wanderführer, der in einem breit gefächerten Themenspektrum naturkundliche Wanderungen führt. Seine Wanderberichte kann man übrigens auf der Harzburger Wanderseite *http://www.harzklub-badharzburg.de* nachlesen. Die Termine für die Wanderungen sind am einfachsten über die Internet-Seite des Harzklub-Zweigvereins abrufbar.
Eichendorffstraße 65
Tel.: 05322-787901
otto-pake@t-online.de

Bad Lauterberg

Cafe Schnibbe

Frau Elke Schnibbe ist eine Institution weit über ihren Heimatort hinaus. Ihre persönliche Philosophie formuliert sie so: »*Wir – meine Generation und ich voran – haben versäumt, das Wissen unserer Großel-*

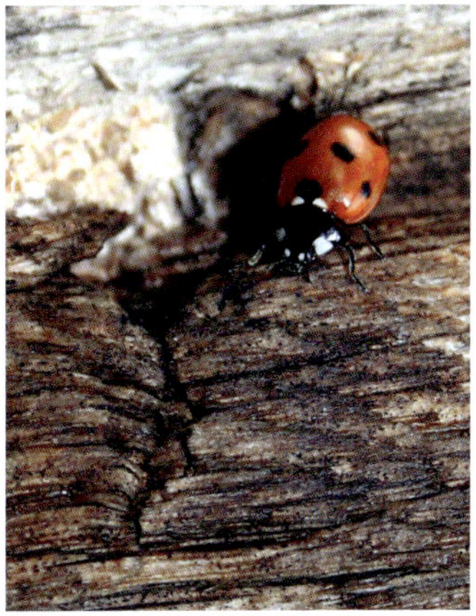

tern in puncto Wildkräuter aufzunehmen. Wir müssen aber wissen: Alle Wildkräuter, von Brennessel bis Vogelmiere, von Gundermann bis Knoblauchrauke, sind nicht nur geschmackvoll, unglaublich reich an Vitaminen und Mineralstoffen, sondern sie weisen ebenso Heilkraft auf! Unsere Region ist reich an einer großen Vielzahl von Pflanzen, die wir sorglos nutzen können! Fern vom Dauertourismus finden wir Mengen an Wiesenbärenklau, Sauerklee, Indischem Springkraut, Löwenzahn, Spitz- und Breitwegerich, Giersch und Goldrute, Holunder, Fichtennadeln, Beifuß, Beinwell, Bärwurz, Bärlauch bis zu Schlehen und Sauerampfer. Wir müssen nur sechs Abläufe durchführen: bücken, pflücken, waschen, schleudern, kochen, essen!«

Cafe Konditorei Schnibbe
Hauptstraße 137
Tel.: 05524-92100
info@cafe-schnibbe.de

Benneckenstein

Schullandheim und Naturerlebniszentrum Dreiländereck

Schwerpunkte der Bildungsarbeit des Schullandheims sind Erlebnis-, Wald- und Kräuterpädagogik. Seit 18 Jahren werden Kräuter-, Wurzel- und Pilzseminare für alle Altersklassen veranstaltet. In harztypischen Holzblockhütten, auf 570 Meter Höhe umgeben von Bergwiesen, werden kind- und altersgerechte Angebote gemacht. Man geht mit der Kräuterfrau auf Entdeckungstour, erwandert die Wellness-Bergwiese entlang des Heilkräutererlebnispfades – mit Kneipp-Becken, Tast- und Fühlpfad – und kann mit Heilräuchern Streßbewältigung und Verbesserung des Lernverhaltens unter Anwendung heimischer Kräuter erreichen. In der Heilkräuterstube können Heilsalben, Wundauflagen, Essig, Tees und vieles mehr hergestellt werden. Gruppen ab 12 Personen werden beherbergt.

Am Waldschlößchen 6
Tel.: 039457-2204
slh-dreilaendereck-fvsn@gmx.de
www.slhdreilaendereck.de.vu

Blankenburg

Celenus Teufelsbad Fachklinik Blankenburg

Die Celenus Teufelsbad Fachklinik liegt mitten in malerischen Wäldern unweit der Blütenstadt Blankenburg, einer Stadt mit 150-jähriger Kurtradition. Mildes Mittelgebirgsklima lädt zu Spaziergängen und Wanderungen ein. Es ist ideal zur Stärkung der körperlichen Leistungsfähigkeit und der Abwehrkräfte. Die Klinik ist spezialisiert auf die Betreuung von Orthopädischen und onkologischen Erkrankungen aller Art. Sie ist aus einem

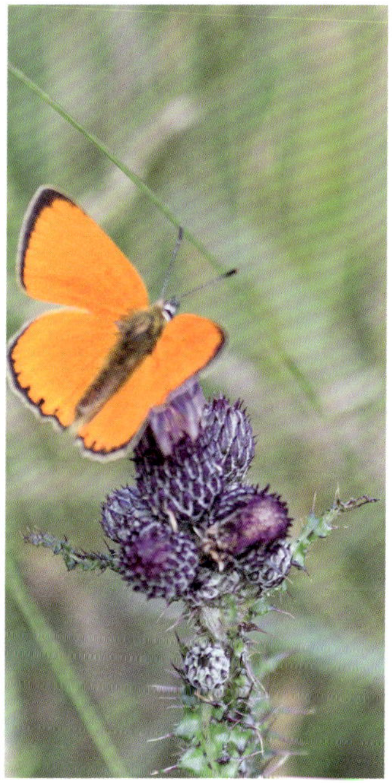

klassischen Moorbad hervorgegangen. Moderne und umfangreiche medizinisch-therapeutische Ausstattungen bieten die Gewähr für eine umfangreiche Rehabilitation. Die Reha-Konzepte haben einen ganzheitlichen Ansatz und orientieren sich an den neuesten wissenschaftlichen Erkenntnissen.
Michaelstein 18
38889 Blankenburg
Tel.: 03944 -9440

Börßum

»Wildes« Ayurveda

Heilpflanzen und Gewürze sind ihre Leidenschaft. Sie können sich in Seminaren und Workshops bei Frau Trautmann davon überzeugen, dass Ayurveda nicht unbedingt indisch sein muss. Lust auf eine selbst hergestellte Hausapotheke, Kosmetikanwendungen oder ein »wildes« ayurvedisches Menü? Kräuter und Gewürze sind einfach so spannend...
Sabine Trautmann,
Ayurveda Gesundheitscoach (IHK)
Tel.: 05334- 9780305
www.natürlichsabine.de
sabine@ayurveda-health.de

Buntenbock

In diesem idyllisch gelegenen Ortsteil von Clausthal-Zellerfeld werden geführte Bergwiesenwanderungen in der Tourist-Info angeboten.
Am Schwarzenbacher Teich
Schwarzenbacher Straße 19
Tel.: 05323-7128960

Drei Annen Hohne

In Drei Annen Hohne gibt es ein Kräuterhotel! Und vom Hotel Kräuterhof ist es nicht weit bis auf die Brockenkuppe zum Brockengarten. Im Haus gibt es eine Kräuterbar und liebevoll gemalte Pflanzenillustrationen. Infoaufsteller informieren über die Kräuterwelt des Harzes. Hinter dem Hotel startet der Löwenzahn-Entdeckerpfad für Kinder.
Tel.: 039455-840
rezeption@hotel-kraeuterhof.de
www.hotel-kraeuterhof.de

Gernrode

Fastenwandern

Die Kräfte der Pflanzen für sich selbst und die Familie zu entdecken und nutzen zu können, unter Anleitung eine eigene Hausapotheke zu erstellen: Dazu bietet Frau Altendorf Kräuterwanderungen und Fastenwandern mit Kräuterkunde an. Die zwei- bis vierstündigen Wanderungen finden mehrmals im Monat von April bis September auf unterschiedlichen Biotopen um Gernrode/Quedlinburg, Ballenstedt, Friedrichsbrunn/Thale und Huy bei Halberstadt statt. Im Kräuterseminar gibt es ergänzend Vorträge rund ums Fasten, gesunde Lebensweise und Heilpflanzen.
Heilpraktikerin
Christine Altendorf
Feldweg 15
06485 Quedlinburg
OT Gernrode
Tel.: 039485-659944
c.altendorf@gmx.de

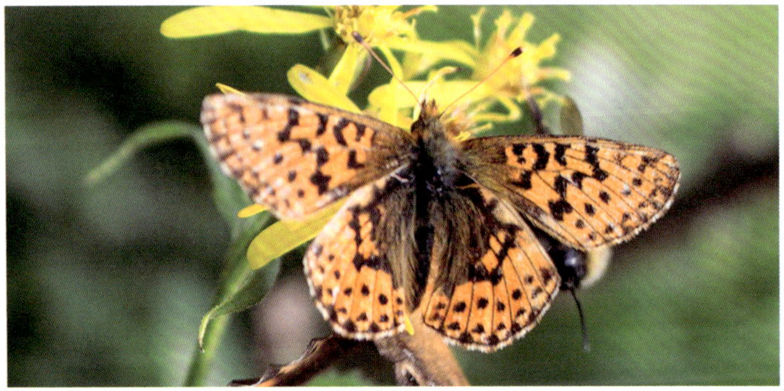

Goslar

Kräuterexpertin Gudrun Zunke

Von Frühjahr bis Herbst bietet Gudrun Zunke Wildkräuterwanderungen rund um Goslar an und damit die Möglichkeit, Natur in ihrer Vielfalt zu genießen. Die Teilnehmer bekommen Tips zur Verwendung und Verarbeitung eßbarer Wildkräuter und Rezeptideen. Eine Anmeldung ist erforderlich, die jeweiligen Wanderziele können auf Wunsch mit ausgesucht werden. Frau Zunke bietet auch Seminare zum Kochen mit Wildkräutern an; auch hier ist eine Anmeldung erforderlich. Weitere Infos gibt es auf der website!

Gudrun Zunke
Feldstraße 108
Tel.: 0176-34077718
oder 05321-41604
wildkraeuter-harz@kabelmail.de

Wildkräuter und Wellness

Frau Schweiger benutzt im Massage- und Wellnessbereich Pflege- und Massageöl und animiert die Teilnehmer auf ihren Wildkräuterführungen zur Sensibilisierung und Aufmerksamkeit den Kräutern gegenüber. Spätestens nach einem kleinen Picknick mit selbstgeschüttelter Kräuterbutter, selbstgebackenem Brot, Briekäse mit Löwenzahngelee überbacken und Gundermannblättern in Schokolade weiß sie, daß die Teilnehmer in Zukunft achtsamer nach unten schauen werden.

Tel.: 05321-3891600
s.schweiger21@gmail.com

Wildkräuterführungen, Waldpädagogik, Bergwiesenführungen und Waldbaden

Die Wald und Kräuterpädagogin Barbara Dancs bietet das ganze Jahr über Wildkräuterführungen für Kinder und Erwachsene an. Neben dem sicheren Bestimmen werden die Wildkräuter immer unter allen Wirkungsaspekten betrachtet. Entweder gibt es zu den Führungen Rezeptideen - Wildkräuter werden nach dem Sammeln zu leckeren Speisen zubereitet - oder sie werden zu wohltuenden Mitteln verarbeitet. Aber auch achtsam mit allen Sinnen werden Wildkräuter beim Waldbaden entdeckt. Anmeldungen sind immer über die Homepage oder E-Mail-Adresse erforderlich.

Barbara Dancs
Dipl.-Sozialpädagogin
Zertifizierte Wald- und Kräuterpädagogin
Kursleiterin für Waldbaden-Achtsamkeit im Wald
Bürgermeister-Papen-Str. 17 d
38642 Goslar
Tel.: 05321 398810
www.waldfee-harz.de
info@waldfee-harz.de

Hahnenklee-Bockswiese

Rund um Hahnenklee werden in jedem Jahr Kräuterwanderungen angeboten. Infos gibt es in der Tourismus-Information!

Tourist-Information Hahnenklee
Kurhausweg 7
Tel.: 05325-51040
info@hahnenklee.de
www.hahnenklee.de

Halberstadt

Wichtelzauber – Kräuter aus dem Harz

Unkraut oder kein Unkraut, das ist hier die Frage. Genau diese Frage beantworte ich in meinen Kursen und Wanderungen sowie im Kräuterladen, wo man wohlduftende und schmackhafte Sachen bekommt. Diese werden in meiner Kräuterküche hergestellt.

Julia Wirth, Voigtei 8,
38820 Halberstadt
www.wichtelzauber-kraeuter.de
Tel.: 01575/ 0386077

Hasselfelde

Christian Westphal ist Apotheker aus Leidenschaft und Inhaber der Linden-Apotheke. In die großen Fußstapfen seiner Vorgänger tretend, hat er gelernt, daß die Universität nicht das gesamte Wissen vermitteln kann. Herr Westphal ist interessiert an Allopathie und Naturheilkunde und kann Kenntnisse in der Heilkräuterkunde vermitteln.

Linden-Apotheke
Am Markt 15
Tel.: 039459-71346
info@apoharz.de
www.apotheke-hasselfelde.de

Bergdorf Hohegeiß

Bergwiesenportal

Das Bergwiesenportal Hohegeiß in der Langen Straße 22 bietet in Verbindung mit einem dort beginnenden Rundweg durch die Wiesen des Kurparks [Länge ca. 1,5 km] Information auf sieben Schautafeln, Schaubeete und einen lebendigen Eindruck von der Blütenpracht der Bergwiesen.
Über die Möglichkeit geführter Kräuterwanderungen gibt die Tourist-Information Auskunft.

Tourist-Info Hohegeiß
Kirchstraße 15 a
Tel.: 05583-241
tourist-info@hohegeiss.de

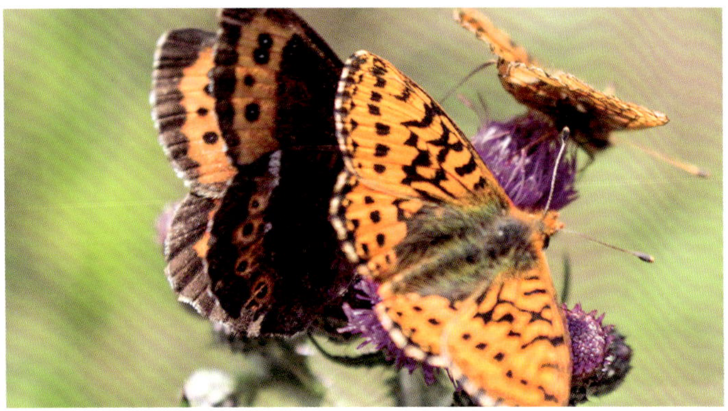

Meisdorf

Die Kräuterhexe

Frau Grashoff kommt als ausgebildete Kräuterfrau oder auch als Kräuterhexe, um ihre Gäste in eine andere Welt zu führen, wo Kräuter als Nahrung und heilsame Medizin zum Nutzen der Menschen verwendet wurden. Über die Kräuter hinaus erzählt Frau Grashoff außerdem im Gewand einer Kräuterhexe Geschichten, Sagen und Mythen aus ihrer Region, und das ist nicht nur für Kinder ein Abenteuer.

Christel Grashoff
Schmiedeplatz 174
Tel.: 034743-8197
grashoff-meisdorf@gmx.de

Nationalpark Harz

In diesem Großschutzgebiet der höchsten internationalen Schutzkategorie darf sich die sagenumwobene Bergwildnis des Harzes wieder entfalten.
Alle wichtigen Informationen erhält man in den Nationalparkhäusern und Besucherzentren auf dem Brocken, in Torfhaus, St. Andreasberg, 3-Annen-Hohne, Ilsenburg, Schierke, am Scharfenstein und in Bad Harzburg.
Um tiefere Einblicke in den Wandel des Waldes zu erhalten, werden geführte Wanderungen empfohlen. In jedem Jahr wird ein Naturerlebnisprogramm mit einem vielfältigen Angebot herausgegeben, dem man Termine und Kontaktadressen zu den einzelnen Ausflügen entnehmen kann. Das Programmheft ist in den Nationalparkeinrichtungen und Touristinformationen erhältlich.

www.nationalpark-harz.de

Nordhausen

Ernährungstherapie

Sigrun Grahl ist gelernte Diätassistentin und als Ernährungstherapeutin und Kräuterfrau tätig. Ihr Aufgabengebiet umfaßt die gesamte Problematik der Fehlernährung in unserer heutigen Zeit. Ihre Stärke liegt in der intensiven Einzelberatung, immer in Richtung Ernährungsumstellung und dem Ziel einer natürlichen Vollwerternährung. Seit sechs Jahren widmet sich Frau Grahl auch der Kräuterkunde mit viel Herz und Seele und hat eine Ausbildung zur Kräuterfrau gemacht. Gerade der Naturpark Südharz bietet mit seiner besonderen Flora und Fauna eine außergewöhnlich große Vielfalt und hat alles, was wir brauchen. Frau Grahl bietet dazu Kräuterwanderungen, Natur-Kur-Wochen, Waldwellness und Kräuter-Ernährungs-Workshops an.

Sigrun Grahl
staatl. anerk. Ernährungstherapeutin und Kräuterfrau
Freiherr-vom-Stein Str. 26
Tel.: 03631-465094
info@sigrun-grahl.de
www.sigrun-grahl.de

Coaching und Workshops/ Wildkräuterevents

Anja Illiger versteht sich als Kräuter-Pädagogin, als Botschafter der Natur. Sie möchte Natur im ländlichen Raum erlebbar machen und die Menschen wieder sanft an die Natur heranführen; bereits vergessenes Wissen über die Pflanzen soll Kindern und Erwachsenen wieder zugänglich werden. Denn Wildkräuter zu sammeln und in kulinarische Delikatessen zu verwandeln ist nicht nur ein Vergnügen für alle Sinne, sondern auch sehr gesund. Frau Illiger veranstaltet Wildkräuterführungen für verschiedene Altersgruppen, mit gemeinsamen Kochevents unter Themenschwerpunkten; Kreativworkshops zum Beispiel zu Naturkosmetik, Hochprozentigem, Essigen und Gelees; Gesunde Ernährung – Grüne Smoothies und Wildkräuter, Projektangebote für Kinder, Vereine, Kliniken und Hotels.

Vita Joy UG
Susan Illiger -Eckhardt
Feldstraße 66
Tel.: 03631-4786635
info@my-vitajoy.de
www.my-vitajoy.de

Osterode am Harz

Die Touristinformation organisiert Wildkräuterspaziergänge. Frau Hoffmann führt, je nach Jahreszeit, zu Heil- und Genußkräutern und läßt auch die Küchenkräuter nicht zu kurz kommen.

Touristinformation Osterode am Harz
Eisensteinstraße 1
Tel.: 05522-318333
touristinfo@osterode.de

Quedlinburg

Das Spagyro-System

Wir können eine sanfte und alternative Heilmethode bei den unterschiedlichsten Krankheitsbildern anbieten: Spagyrik wird als ganzheitliches, uraltes Verfahren der Naturheilkunde in der Adler-Ratsapotheke praktiziert. Das Spagyro-System® vereint die Kraft der Pflanzen, die Energie der Homöopathie, das Potenzial der Bachblüten und die Mineralstoffe der Schüsslersalze! Was wir alles können: 95 Essenzen nach Dr. Zimpel und C.J. Glückselig; 12 spagyrische Schüßler Salze und 16 Sorten spagyrische Globuli.

Adler & Ratsapotheke Quedlinburg
Inhaber: Apothekerin

Katrin Riemay e.K.
Kornmarkt 8
Tel.: 03946-2615
info@adler-ratsapotheke.de
www.adler-ratsapotheke.de

Schierke am Brocken

Frau Hintze startet zu ihren Kräuterwanderungen vor der Schierker Tourismus-Information in der Brockenstraße 10. Das Ziel der Tour ist saisonabhängig; vier bis fünf Kräuter stehen jeweils im Mittelpunkt. Jeder Teilnehmer erhält einen selbstgestrickten Beutel, in dem Kräuter zu sammeln sind, die auf einem Zettel vorgeschlagen werden. Es gibt Quizfragen zum Kräuterthema; kleine Preise winken.

Ingrid Hintze
Brockenstraße 38 A
Tel.: 039455-51479

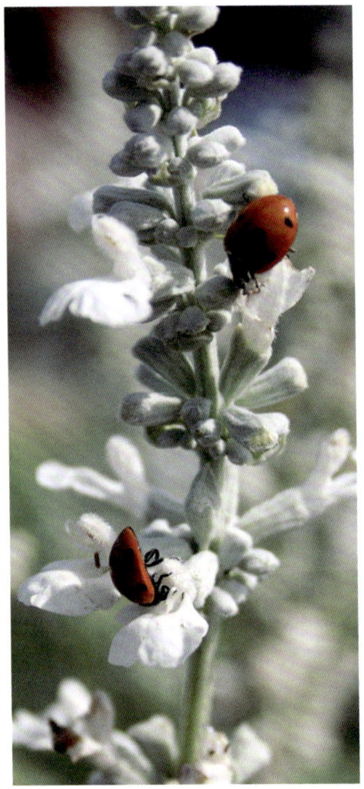

Bergstadt St. Andreasberg

Nationalparkhaus

Das Nationalparkhaus bietet nicht nur interessante Ausstellungen, sondern auch geführte Kräuter-Wanderungen über die artenreichen und duftenden Bergwiesen rund um St. Andreasberg an, auf denen Pflanzen zu finden sind, die man sonst nur im Alpenraum ab 1500 Meter entdecken kann. Und was man hier zu sehen bekommt, ist eine Augenweide! Das Team vom Nationalparkhaus organisiert diese Exkursionen mit großer Sachkenntnis und Leidenschaft. Ein Erlebnis nicht nur für jeden Kräuterinteressierten!

Nationalparkhaus
Sankt Andreasberg
Erzwäsche 1
37444 Sankt Andreasberg
Tel.: 05582-923074
nph-st.andreasberg@t-online.de

Kräuter und Bergbau

Herr Kehr kennt die Geschichte der Bergstadt und des Silbererzabbaus und die Bergwiesen gut und erzählt vom Miteinander von Mensch und Natur auf seinen Wiesenwanderungen. Dabei werden sowohl Heil- als auch Küchenkräuter gesucht und charakterisiert.

Albert Kehr
Tel.: 05582-8283
andreakehr@web.de

Wiesenblütenfest

In Sankt Andreasberg findet jedes Jahr im Juni das traditionelle Wiesenblütenfest mit Viehaustrieb statt. Traditionell, wie es seit Jahrzehnten hier Brauch ist, werden zur Wiesenblüte die Kühe durch den Ort auf die saftigen, bunt blühenden Weiden getrieben und können ihre Ställe bis zum Spätherbst verlassen. Oft wird dieser Viehtrieb mit einer Kräuter-Exkursion über die Bergwiesen unter fachkundiger Führung verbunden.

Tourist-Information
Sankt Andreasberg
Am Kurpark 9
Tel.: 05582-8033
tourist-info@sankt-andreasberg.de

Luftkurort Stolberg

Individuelle Kräuter-Ausflüge

Frau Franke organisiert mit ihrem Team Wiesenkräuterwanderungen rund um Stolberg. Unter anderem werden Heilkräuter gesucht und erklärt. Die Wanderungen können im Vorfeld mit Frau Franke individuell abgestimmt und organisiert werden.

Elke Franke
Tel.: 034653-72376
info@proharztours.de
www.proharztours.de

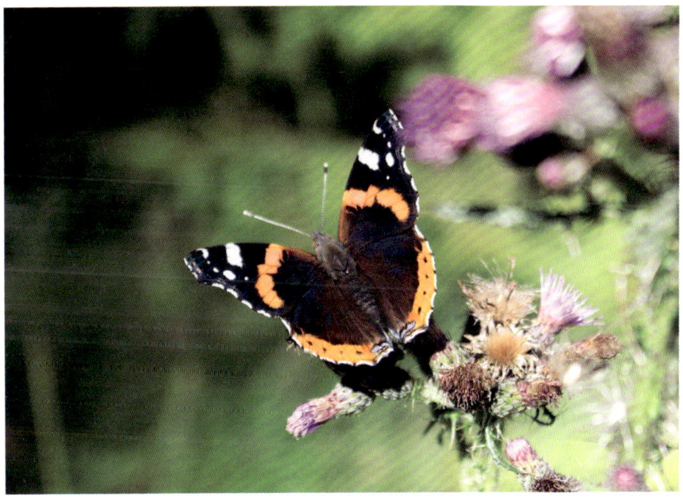

Straßberg

Seelenmassage

Sabine Sauerbier lebt mit dem natürlichen Zyklus der Jahreszeiten, schöpft aus dem Wissen ihrer Vorfahren und dem Fundus ihrer Kräuterbücher, und das gibt sie gern beim privaten Kräutersammeln auch an andere weiter. Auf ihren kleinen Kräuterführungen verteilt sie Sammelkörbchen und charakterisiert dann die Fundstücke. Auch mit Kindern unternimmt sie diese Wanderungen. Aber vor allem möchte sie den Blick schärfen und den Sinn wachrufen für die unterschätzten Schönheiten am Wegesrand; allein dies ist schon für den aufgeschlossenen Wanderer gemütsaufhellend und für den ganzen Organismus ein Gewinn.

Sabine Sauerbier
Hauptstraße 212
Tel.: 0174-8158463
seeleinsee@gmx.de

Südharz

Biosphärenreservat Karstlandschaft Südharz

Frau Funkel und ihr Team bieten für die ganze Familie die Möglichkeit, mit fachkundigen Führern die Geheimnisse des Südharzes, zum Beispiel auf einer der beliebten »Sonntagswanderungen« oder bei speziellen Themenausflügen wie den Kräuterwanderungen oder -vorträgen zu entdecken. Der Veranstaltungskalender – auf der Homepage oder unter *www.karstwanderweg.de* – umfaßt Vorträge, Veranstaltungen für Kinder, geführte Wanderungen und vieles mehr.

Christiane Funkel
Hallesche Straße 68 a
OT Roßla
06536 Südharz
Tel.: 034651-2988916
www.biosphärenreservat-karstlandschaft-suedharz.de
christiane.funkel@suedharz.mule.sachsen-anhalt.de

Wernigerode

Mitgehen am Mittwoch

Frau Dr. Schlage ist Inhaberin der ehrwürdigen Hirsch-Apotheke und hat das Mittwochswandern, eine Idee der ehemaligen Gesundheitsministerin Ulla Schmidt, nach Wernigerode gebracht. Auf ihren Wanderungen spielen Heilpflanzen eine große Rolle, die sie

aus phytotherapeutischer Kenntnis sachkundig zu charakterisieren weiß! Gleichwohl wird kulturhistorisch Interessantes mit in die Betrachtung einbezogen. Der Hofgarten hinter der Apotheke, Preisträger des Wettbewerbs »Höfe halten Hof«, beherbergt viele Kräuter und kann an besonderen Terminen und nach Voranmeldung besichtigt werden.
Dr. Christina Schlage
Burgstraße 22
03943-632517
hirsch-apo-wernigerode@web.de
www.hirsch-apotheke-wernigerode.de

Wildemann

Geführte Kräuterwanderungen zu Bärlauch, Waldmeister & Co. werden in der Tourist-Info angeboten.
Bohlweg 5
Tel.: 05323-6111

Luftkurort Wolfshagen

Wolfshäger Hexenbrut

Das kann man auf einer Kräuterwanderung mit der »Wolfshäger Hexenbrut« erleben: Auf unterschiedlichen Strecken für Groß und Klein lernt man die sagenumwobene Bergwildnis kennen. Mit Hexenhappen, Harzer Döntjes, Teufelstrunk und Kräutererklärungen geht es auf die rund zweistündigen Wanderungen, die jeweils nachmittags beginnen. Infos gibt es in der Touristinformation!
Helgrit Korsch
05326-4088
info@wolfshagen.de
Oder direkt bei
Oberhexe Antje
Tel.: 05326-7392

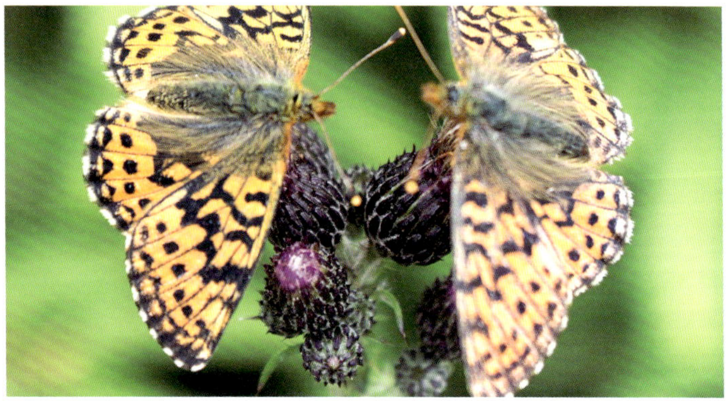

Zorge

Magister Botanicus - Heilkräuterschule

In den letzten Jahren hat eine positive Entwicklung auf dem Gebiet der Forschung zur Heilpflanzenkunde stattgefunden, so durch die Einbeziehung historischer Rezepturen aus dem Bereich der Klostermedizin in Deutschland, alte Heilkräuterschriften aus England und tradierte Anwendungen von Heilkräutern in Süd- und Osteuropa. Die Jahres-Ausbildung zum Heilkräuterexperten oder zur Heilkräuterpädagogin – inklusive einer Zertifizierung nach erfolgreichem Test – fußt auf dieser eigenständigen europäischen Tradition. Mit Tagesexkursionen, Heilkräuterwanderungen im Harz und Wochenendseminaren sowie Workshops zu den Grundlagen der Phytotherapie und Rationalen Aromatherapie werden theoretische Kenntnisse vermittelt – die praktische Erprobung auf den Wildwiesen und botanischen Gärten des Harzes gehört dazu. Auch Kulinarisches kommt nicht zu kurz: Wir verwenden Wildkräuter in der Küche!
Holger Jordan
Am Staufenberg 1
37445 Zorge
Tel.: 05586 8008050
kontakt@magister-botanicus-heilkraeuterschule.de
www.magister-botanicus-heilkraeuterschule.com

Weiterführende Literatur und Quellen

Ahrens, W., Kison, H.-U., Unterwegs im Natur- und Geopark Harzer Pflanzenwelt erleben, Quedlinburg 2010

Bäumler, G., Heilpflanzenpraxis heute, U&F Verlag 2007

Bartsch, A., Ferdinand Heinrich GERMAR (1707-1790), 50 Jahre Stadtphysikus und Botaniker zu Wernigerode, Wernigerode 2012

Bingen, Hildegard von, Naturkunde, 4. Auflage, Salzburg 1989

Diesing, W., Der Himmel auf Erden in Blankenburg am Harz. 3. Auflage 2005, Eigenverlag. ISBN 3-00-014524-9

Dörfler, H.-P., Roselt, E., Heilpflanzen gestern und heute, 2. Auflage 1987, Leipzig-Jena-Berlin

Ebel, F., Karste, G., Der Brockengarten. Ein Versuchs- und Schaugarten, Goslar 1999

Frauen in der Geschichte. Kräuterweiber, Kiepenfrauen und Botengängerinnen im Harz. Herausgegeben vom Landkreis Goslar, Frauenbüro. Goslar 1991

Haase-Hauptmann, E., Die Heilkräuter der Hildegard von Bingen, München 1997

Hampe, E., Flora Hercynica. Halle 1875. Neu herausgegeben vom Botanischen Arbeitskreis Nordharz e. V. mit Lebensbild und Würdigung des wissenschaftlichen Werkes, bearbeitet von H.-U. Kison und P. Sacher

Hertzka, G., Strehlow, W., Handbuch der Hildegard-Medizin, 2. Auflage 1987, Bauer Verlag Freiburg

Keil, G., Schnitzer, P. (Hrsg.), Das Lorscher Arzneibuch und die frühmittelalterliche Medizin, Lorsch 1991

Knappe, H., Brocken, Harz und Hexentanz, Wernigerode 1995

Kölbl's Kräuterfibel, Reprint-Verlag Konrad Kölbl K. G. München 1993

Kortzfleisch von, A. und andere, Der Harzklub - Bürgerinitiative und Tradition, 1996, Papierflieger-Verlag Clausthal-Zellerfeld

Landesamt für Umweltschutz Sachsen-Anhalt (Hrsg), Handbuch der Fauna-Flora-Habitat-Gebiete Sachsen-Anhalts. Europäischer Landwirtschaftsfonds für die Entwicklung des ländlichen Raums Sachsen-Anhalt 2007-2013

Marzell, H., Zauberpflanzen, Hexentränke, Stuttgart 1963

Mayer, J.G. u. a. (Hrsg.), Höhepunkte der Klostermedizin. Der „Macer floridus“ und das Herbarium des Vitus Auslasser (erweiterte Reprintauflage v. 1832), Leipzig 2001

Mayer, J.G., Uehleke, B., Saum, K., Handbuch der Klosterheilkunde, 11. Auflage, München 2007

Peuckert, W.-E., Paracelsus, Die Geheimnisse, Leipzig 1941

Reisehandbuch Harz mit Kyffhäusergebirge, 4. Auflage 1983, VEB Tourist Verlag Berlin-Leipzig

Sander, G.(1935), Die Ratsapotheke in Blankenburg. Heimatblätter für Blankenburg am Harz und Umgegend 1957

Rieger, B., Das Heilwissen der Mönche und Kräuterhexen. Rezepte und Anwendungen Traditioneller Naturheilkunde, Nymphenburger 2011

Schipperges, H., Der Garten der Gesundheit. Medizin im Mittelalter. 2. Auflage 1987, Artemis München

Schulze, R. (Hrsg.), Der Harz mit seinen Merkwürdigkeiten, Volkssagen und Legenden, Leipzig 1986 (Reprint der Originalausgabe 1839-44)

Thoms, H., Der Klostergarten Michaelstein, Janos Stekovics Verlag 2005

Treben, M., Heilkräuter aus dem Garten Gottes. München 1987

Wolff, B., Siepmann, W., Thierfelder, S. und W., Das Buch vom Wald, Stürtz Verlag Würzburg 1996

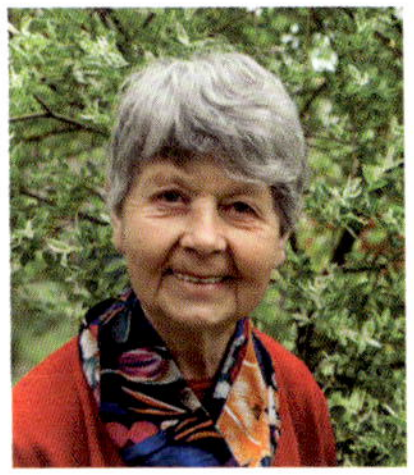

Autorenvita

Hilde Thoms, 1937 in Grevesmühlen/Mecklenburg geboren. Fachhochschulstudium. Bis 1988 als Pharmazie-Ingenieur im Apothekenwesen gearbeitet. Danach in Blankenburg/Harz Aufbau eines mittelalterlichen Klostergartens und Publikation »Klostergarten Michaelstein«. Schreibt botanische, kulturelle, geschichtliche Beiträge und Ausstellungstexte. Lebt in Blankenburg

Danksagungen

Die Autorin und der Verlag bedanken sich ganz herzlich bei all denen, ohne deren Rat und Mithilfe dieses Buch nicht möglich gewesen wäre:
Matthias Appelt Quedlinburg, Sabine Barnert Altenau, Bettina Beimel Altenau, Thomas Fieweger Halberstadt, Jens Haase Nürnberg, Wolfgang Jurgk Blankenburg, Dr. Gunter Karste Nationalpark Harz, Dr. Hans-Ulrich Kison Nationalpark Harz, Prof. Karin Kluge Blankenburg, Ursula Odenbach Halberstadt, Gisela und Jürgen Schaaf Wienrode, Dr. Jürgen Schwarzl Hamburg, Christine Trosin Wernigerode, Bernd Wolff Blankenburg, Firouz Vladi Osterode.

Bildnachweise

Neue Wernigeröder Zeitung: 5 | Kurbetriebsges. Die Oberharzer mbH: 11o, 11u, 12, 217u | Sonderauflage des Bot. Arbeitskreises aus Anlaß des 200. Geb. von E. Hampe, 1995/ Laboratoire de Cryptogamie Paris: 13 | Hirsch-Apotheke Goslar: 14 | Wiss. Buchgesellschaft Darmstadt: 27o | Gr. Schloß Blankenburg/Jens Haase: Tapeten 42-174 | Ursula Odenbach: 48,57u,77,85l,96l,108,113,121,136,161,169 | Bernd Wolff: 72 | Urheber: <a href=‘https://de.123rf.com/profile_zosimus‘>zosimus / 123RF Lizenzfreie Bilder</a>: 96 Hans-Ulrich Kison: 105 | Urheber: <a href=‘http://de.123rf.com/profile_debu55y‘>debu55y / 123RF Lizenzfreie Bilder</a>: 116 | Urheber: <a href=‘http://de.123rf.com/profile_sarkao‘>sarkao / 123RF Lizenzfreie Bilder</a>: 128 | Urheber: <a href=‘http://de.123rf.com/profile_dutchlight‘>dutchlight / 123RF Lizenzfreie Bilder</a>: 173l | Jean de Laet, plantsystematics.org: 141 | Gunter Karste: 176, 179u, 180o, 180u | Kräuterpark Altenau: 184, 211o | Walter Wimmer: 191 | Ev. Zentrum Kloster Drübeck/Fotostudio Ulrich Schrader Halberstadt: 213u | AWZ Halberstadt/ Birgit Fritsch: 214u | Kräuterstieg Stangerode/Friedrich Obst: 214r | Stadt Bad Lauterberg: 215l | Sternenlicht e.K./Maya Behrens: 215m | Schlanstedter Kräuter e.V.: 217l | Free Texture Stock Photos, http://lostandtaken.com/: 50, 70, 90, 102, 118, 130, 170

Inhaltsverzeichnis

Unsere Bestseller

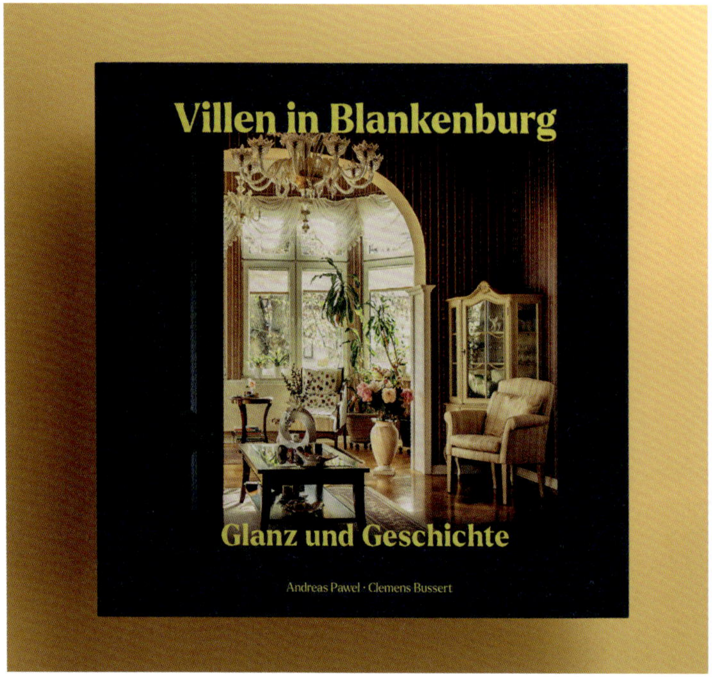

Blankenburg, die alte Residenzstadt der Welfenherzöge, kann mit Glanz und Geschichte wie kaum eine andere Harzstadt aufwarten.
Hinter den opulent eingefangenen Fassaden von 42 der schönsten und interessantesten Villen verbirgt sich spannend erzählte Familiengeschichte, Stadtgeschichte, Sittengeschichte aus 150 Jahren.
Am Ende aber sind es die Menschen, ihre Mühe und Arbeit über Generationen, die das Unverwechselbare der Villen ausmachen. So ist die Schönheit dieser Blankenburger Villen nur eine andere Perspektive für das Gefühl: Hier bin ich zu Hause.

Hard Cover, 24 x 28 cm, ISBN 978-3-942115-78-0, Ladenpreis 19,90 €
Entdecke deinen Harz: *www.harzwelten.online*

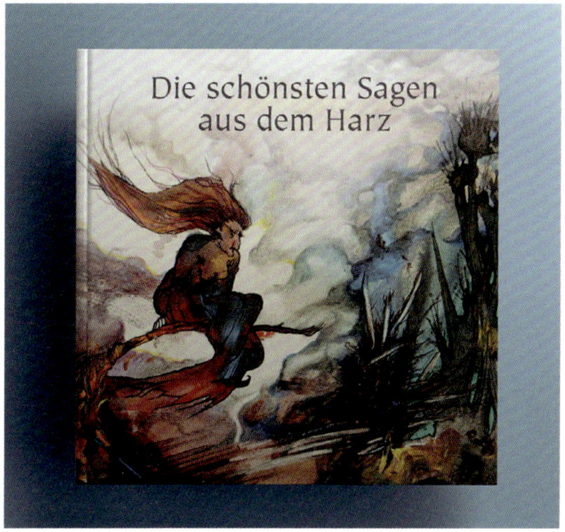

Seit alters her begegnen sich am Harzgebirge mächtige Herzöge und hochgemute Helden, Hexen und Teufelsgelichter, zwielichtige Zwerge und ruppige Räuber.
Wer ihrer noch nicht ansichtig wurde an Walpurgis, auf der Burg Falkenstein, rings um Wernigerode, auf der Roßtrappe oder unterm Kyffhäuser; hier wird er sie finden: in den zauberhaften Bildern und Geschichten der schönsten Sagen des Harzes.

Hard Cover, 23 x 21 cm, ISBN 978-3-942115-14-8,
Ladenpreis 14,90 €
Entdecke deinen Harz: *www.harzwelten.online*

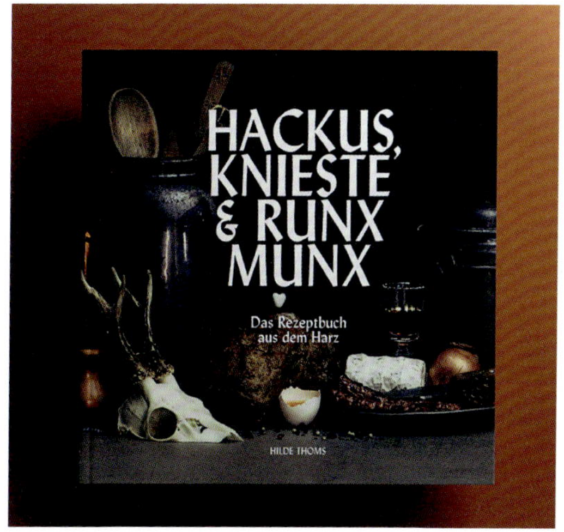

Das ißt der Harz: Was für ein Genuß ist das einfache, deftige Mahl! Wenn wir die Rezepte ausprobieren, sind wir wieder in Großmutters Küche. Harzer Eßkultur ist in diesem Buch zu entdecken: Rotes Höhenvieh auf den Harzwiesen; eine Ziegenherde, vom Schäfer begleitet; der unverwechselbare Duft des Harzer Käses; Fischreichtum in den Teichen; das Wild in den dunklen Wäldern; alte Obstsorten und die Schokoladenvielfalt. Das macht Lust auf Kochen, auf den gedeckten Tisch und das genußvolle Zusammensein, so daß es uns den Gaumen kitzelt und das Herz aufgeht: Das ist der Harz.

Hard Cover, 23 x 21 cm, ISBN 978-3-942115-88-9,
Ladenpreis 19,90 €
Entdecke deinen Harz: *www.harzwelten.online*